全民科学素质行动
计划纲要书系

社区科普书系

人生必须知道的健康知识

科普系列丛书

女性生殖健康（下）

妊娠保健及产科疾病

RENSHEN BAOJIAN JI CHANKE JIBING

郑静晨　总主编

张咏梅　主　编

U0189274

中国科学技术出版社

·北　京·

图书在版编目（CIP）数据

女性生殖健康：妊娠保健及产科疾病.下/张咏梅主编. —北京：中国科学技术出版社，2016.5

（人生必须知道的健康知识科普系列丛书/郑静晨总主编）

ISBN 978-7-5046-7113-4

I.①女… II.①张… III.①女性－生殖医学 IV.①R339.2-64

中国版本图书馆CIP数据核字（2016）第053513号

策划编辑	徐扬科　谭建新
责任编辑	林　然
责任校对	焦　宁
责任印制	李春利
封面设计	周新河　程　涛
版式设计	潘通印艺文化传媒・ARTSUN

出版发行	中国科学技术出版社
地　　址	北京市海淀区中关村南大街16号
邮　　编	100081
发行电话	010-63583170
传　　真	010-62173081
投稿电话	010-62176522
网　　址	http://www.cspbooks.com.cn

开　　本	720mm×1000mm　1/16
字　　数	360千字
印　　张	22.5
印　　数	1－10000册
版　　次	2017年5月第1版
印　　次	2017年5月第1次印刷
印　　刷	北京东方明珠印刷有限公司

书　　号	ISBN 978-7-5046-7113-4/R・2004
定　　价	63.00元

（凡购买本社图书，如有缺页、倒页、脱页者，本社发行部负责调换）

人生必须知道的健康知识科普系列丛书

编委会

总　主　编　郑静晨

副总主编　沈中阳　　王发强　　梁立武　　刘惠亮　　孙振学

　　　　　　刘海峰　　陈金宏　　李晓雪

编　　　委　（按姓氏笔画排序）

马伏英　马春梅　王　奇　王　莉　王贵生

王晓东　王梅康　王鲜平　王黎娜　邓笑伟

白晓东　白晓东　邢更彦　刘　勇　刘　静

刘卫星　刘庆春　刘振华　刘爱兵　刘惠亮

许建阳　孙　勍　纪小龙　杜明奎　杨　成

杨贵荣　李向晖　李志强　李晓雪　吴士文

吴海洋　张　华　张利岩　张建荣　张咏梅

陈秀荣　陈金宏　陈湘龙　金哈斯　郑静晨

单希征　郝晋东　赵京石　侯世科　徐　红

徐　春　袁　红　唐红卫　陶　海　曹　力

韩承新　程　芮　雷志礼　樊毫军　黎　功

穆学涛

《女性生殖健康（下）：妊娠保健及产科疾病》编委会

主　　　编　张咏梅

副　主　编　夏义欣　赵春艳　刘卫红

编　　　委　（按姓氏笔画排序）

　　　　　　　万　琼　王　蕃　同　军　刘卫红　李　梅

　　　　　　　李晓雪　宋　琪　张咏梅　张卓梅　张颖莹

　　　　　　　杨　炯　陈　琳　陈金宏　赵春艳　夏义欣

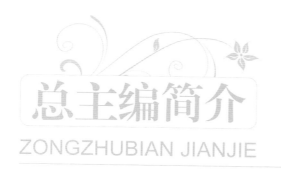

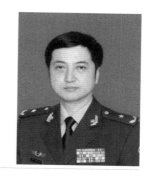

郑静晨，中国工程院院士、国务院应急管理专家组专家、中国国际救援队首席医疗官、武警后勤部副部长兼武警总医院院长，博士生导师。现兼任中国医院协会副会长、《中华灾害救援医学》杂志主编、《中国急救复苏与灾害医学杂志》常务副主编等。先后被授予"中国优秀医院院长""中国最具领导力院长""杰出救援医学专家"荣誉称号，2006年被国务院、中央军委授予一等功。

"谦谦为人，温润如玉；激情似火，和善如风"和敬业攀登、意志如钢是郑静晨院士的一贯品格。在他带领的团队中，秉承了"特别能吃苦、特别能学习、特别能合作、特别能战斗、特别能攻关、特别能奉献"的六种精神，瞄准新问题、开展新思维、形成新思路、实现新突破，攻克前进道路上的一个又一个堡垒，先后在现代化医院管理、灾害救援医学、军队卫勤保障、医学科学普及、社会公益救助等领域取得了可喜成就。

在现代化医院管理方面，凭借创新思维实施了"做大做强、以优带强"与"整体推进、重点突破"的学科发展战略，秉承"不图顶尖人才归己有，但揽一流专家为我用"的广义人才观，造就了武警总医院在较短时间内形成肝移植外科、眼眶肿瘤、神经外科、骨科等一批知名学科，推动医疗技术发展的局面。凭借更新理念，实施"感动服务""极致化服务"和"快捷服务补救"的新举措，通过开展"说好接诊一句话，温暖病人一颗心"和"学习白求恩，争当合格医务人员"等培训，让职业化、标准化、礼仪化走进医院、走进病区，深化了卫生部提出的开展"三好一满意"活动的实践。凭借"他山之石可以攻玉"的思路,在全军医院较先推行了"标杆管理""精细化管理""落地绩效管理""质量内涵式管理""临床路径管理"和"研究型医院管理"等,有力地促进了医院的可持续发展。

在灾害救援医学领域,以重大灾害医学救援需求为牵引,主持建立了灾害救援医学这门新的学科,并引入系统优化理论,提出了"三位一体"救治体系及制定预案、人员配备、随行装备、技能培训等标准化方案,成为组建国家和省(市)救援体系的指导性文件。2001年参与组建了第一支中国国际救援队,并带领团队先后十余次参加国内外重大灾害医疗救援,圆满完成了任务,为祖国争得了荣誉,先后多次受到党和国家领导人的接见。

在推广医学科普上,着眼于让医学走进公众,提高公众的科学素养,帮助公众用科学的态度看待医学、理解医学、支持医学,有效贯通医患之间的隔阂。提出了作为一名专家、医生和医务工作者,要承担医学知识传播链中"第一发球员"的神圣职责,促使医、患"握手",让医患关系走向和谐的明天。科普是一项重要的社会公益事业,受益者是全体公民和整个国家。面对科普队伍严重老龄化、科普创作观念陈旧、运行机制急功近利等现象,身为中华医学会科学普及分会主任委员,他首次提出了"公众健康学""公众疾病学"和"公众急救学"等概念,并吸纳新鲜血液,培养年轻科普专家,广泛开展学术活动,利用电视和报纸两大载体,加强对灾害救援、现场急救、科技推广、营养指导、健康咨询等进行科普宣传,极大地提高了我国公众的医学科学素养。

在社会公益救助方面,积极响应党中央、国务院、中央军委的号召,发扬人民军队的优良传统,为解决群众"看病难、看病贵"及构建和谐社会,自2005年武警总医院与中国红十字会在国内率先开展了"扶贫救心"活动,先后救助贫困家庭心脏病患儿2000余人。武警总医院由此获得了"中国十大公益之星"殊荣,郑静晨院士获得全国医学人文管理奖。2001年,武警总医院与中华慈善总会联手启动了"为了我们的孩子——救治千名少数民族贫困家庭先心病患儿"行动,先后赴新疆、西藏少数民族地区开展先心病儿童筛查,将有手术适应证的患儿转运北京治疗,以实际行动践行了党的惠民政策，密切了民族感情，受到中央多家主流媒体的跟踪报道。

　　"书山有路勤为径，学海无涯苦作舟。"郑静晨院士勤奋好学、刻苦钻研，不仅在事业上取得了辉煌成就，在理论研究、学术科研领域也成绩斐然。先后主编《灾害救援医学》《现代化医院管理》《内科循证诊治学》等大型专著5部，发表学术论文近百篇，先后以第一完成人获得国家和省部级科研成果二等奖以上奖7项，其中《重大自然灾害医疗救援体系的创建及关键技术、装备研发与应用》获得国家科技进步二等奖，《国际灾害医学救援系列研究》获得华夏高科技产业创新一等奖，《国内国外重大灾害事件中的卫勤保障研究》获得武警部队科技进步一等奖等。目前，还承担着多项国家、全军和武警科研课题，其中"各种自然灾害条件下医疗救援队的人员、装备标准化研究"为国务院指令性课题。

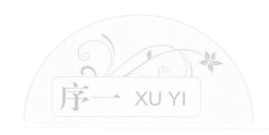

序一 XU YI

　　健康是人类的基本需要，人人都希望身心健康。世界卫生组织公布的数据表明，人的健康和寿命状况40%取决于客观环境因素，60%取决于人体自身因素。长期以来，人们把有无疾病作为健康的标准。这个单一的健康观念仅关注疾病的治疗，而忽视了疾病的预防，是一种片面的健康观。

　　在我国，人口老龄化及较低的健康素养教育水平，构成了居民疾病转型的内在因素，慢性非传染性疾病已经成为危害人民健康的主要公共卫生问题，其发病率一直呈现明显上升趋势。据统计，在我国每年约1000万例各种因素导致的死亡中，以心血管疾病、糖尿病、慢性阻塞性肺病和癌症为主的慢性病所占比例已超过80%，已成为中国民众健康的"头号杀手"。慢性病不仅严重影响社会劳动力的发展，而且已经成为导致"看病贵""看病难"的主要原因，由慢性病引起的经济负担对我国社会经济的和谐发展形成越来越沉重的压力，考验着我国的医疗卫生体制改革。

　　从某种层面理解，作为一门生命科学，医学是一门让人遗憾的学科，大多数疾病按现有的医学水平是无法治愈的。作为医生该如何减少这样的困境和尴尬？怎样才能让广大普通老百姓摆脱疾病、阻断或延缓亚健康而真正享受健康的生活？众所周知，国家的繁荣昌盛，离不开高素质的国民，离不开科学精神的浸染；同样，医学科学的进步和疾病预防意识的提升，需要从提高民众的医学科普素质入手。当前，我国民众疾病预防意识平均高度在世界同等国家范围内处于一个较低水平，据卫生部2010年调查结果显示，我国居民健康素养水平仅为6.48%，其中居民慢性病预防素养最低，在20个集团国中排名居后。因此，我们作为卫生管理者、医务工作者，应该努力提高广大民众的医学科学素养，让老百姓懂得疾病的规律，熟悉自我管理疾病的知识，掌握改变生活方式的技巧，促进和提高自我管理疾病的能力，逐步增强疾病预防的意识，这或许是解决我国医疗卫生体系现在所面临困境的一种很好的方式。中华医学会科学普及分会主任委员郑静晨院士领衔主编的《人生必须知道的健康知识科普系列丛书》，正是本着这样的原则，集诸多临床专家之经验，耗时数载，几易其稿，最终编写而成的。

这套医学科普图书具有可读性、趣味性和实用性，有其鲜明的特点：一是文字通俗易懂、言简意赅，采取图文并茂、有问有答的形式，避免了生涩的专业术语和难解的"医言医语"；二是科学分类、脉络清晰，归纳了专家经验集锦、锦囊妙计和肺腑之言，回答了医学"是什么？""为什么？""干什么？"等问题；三是采取便于读者查阅的方式，使其能够及时学习和了解有关医学基本知识，做到开卷有益。

我相信，在不远的将来，随着社会经济的进步，全国人民将逐步达到一个"人人掌握医学科普知识，人人享受健康生活"的幸福的新阶段！

中国医院协会会长　　黄洁夫

二〇一二年七月十六日

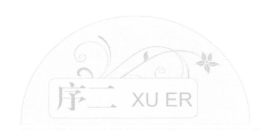

科普——点燃社会文明的火种

科学，是人类文明的助推器；科学家，是科学传播链中的"第一发球员"。在当今社会的各个领域内，有无数位卓越科学家和科普工作者，以他们的辛勤劳动和聪明智慧，点燃了社会文明的火种，有力地促进了社会的发展。在这里，就有一位奉献于医学科普事业的"第一发球员"——中华医学会科学普及分会主任委员郑静晨院士。

2002年6月29日，《中华人民共和国科学技术普及法》正式颁布，明确了科普立法的宗旨、内容、方针、原则和性质，这是我国科普工作的一个重要里程碑，标志着科普工作进入了一个新阶段。2006年2月6日，国务院印发了《全民科学素质行动计划纲要（2006—2010—2020年）》（以下简称《科学素质纲要》）。6年来，《科学素质纲要》领导小组各成员单位、各级政府始终坚持以科学发展观为统领，主动把科普工作纳入全民科学素质工作框架之内，大联合、大协作，认真谋划、积极推进，全民科学素质建设取得了扎扎实实的成效。尽管如此，我国公民科学素质总体水平仍然较低。2011年，中国科协公布的第八次中国公民科学素养调查结果显示，我国具备基本科学素养的公民比例为3.27%，相当于日本、加拿大和欧盟等主要发达国家和地区在20世纪80年代末、90年代初的水平。国家的繁荣昌盛，离不开高素质的国民，离不开科学精神的浸染。所以，科普从来不是纯粹的科学问题，而是事关社会发展的全局性问题。

英国一项研究称，世界都在进入"快生活"，全球城市人走路速度比10年前平均加快了10%，而其中位居前列的几个国家都是发展迅速的亚洲国家。半个多世纪以前，世界对中国人的定义还是"漠视时间的民族"。而如今，在外国媒体眼中，"中国人现在成了世界上最急躁、最没有耐性的地球人"。

人的生命只有一次，健康的生命离不开科学健康意识的支撑。在西方发达国家，每年做一次体检的人达到了80%，而在我国，即使是在大城市，这一比例也只有30%～50%。我国著名的心血管专家洪昭光教授曾指出：目前的医生可分为三种。一种是就病论病，见病开药，头痛医头，脚痛医脚，只治病，不治人。第二种医生不但治病，而且治人，在诊病时，能关注患者心理问题，分析病因，解释病情，同时控制有关危险因素，使病情全面好转，减少复发。第三种医生不但治病和治人，而且能通过健康教育使人群健康水平提高，使健康人不变成亚健康人，亚健康人不变成患者，早期患者不变成晚期患者，使整个人群发病率、死亡率下降。

由郑静晨院士担任总主编的《人生必须知道的健康知识科普系列丛书》的正式出版，必将为医学科普园里增添一朵灿然盛开的夏荷，用芬芳的笑靥化解人间的疾苦折磨，用亭亭的气质点缀人们美好生活。但愿你、我、他一道了解医学科普现状，走近科普人群，展望科普未来，共同锻造我们的医药卫生科技"软实力"。

是为序。

中国科协书记处书记　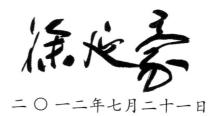

二〇一二年七月二十一日

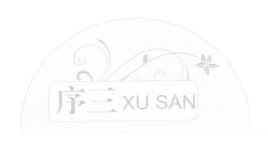

　　"普及健康教育，实施国民健康行动计划"。这是国家《"十二五"规划纲要》中对加强公共卫生服务体系建设提出的具体要求，深刻揭示了开展健康教育、普及健康知识、提高全民健康水平的极端重要性，是建设有中国特色社会主义伟大事业的目标之一，是改善民生、全面构建和谐社会的重要条件和保障，也是广大医务工作者的职责所系、使命所在。

　　人生历程，生死轮回，在飞逝而过的时光岁月里，在玄妙繁杂的尘世中，面对七情六欲、功名利禄、得失祸福以及贫富贵贱，如何安度人生，怎样滋养健康并获得长寿？是人类一直都在苦苦追问和探寻的命题。为了解开这一旷世命题，千百年来，无数名医大师乃至奇人异士都对健康作了仁者见仁、智者见智的注解。

　　为此，我们有必要先弄明白什么是健康？其实，在《辞海》《简明大不列颠百科全书》以及《世界卫生组织宪章》等词典文献中，对"健康"一词都做过明确的解释和定义，在这里没有必要再赘述。而就中文语义而言，"健康"原本是一个合成的双音节词，这两个字有不同的起源，含义也有较大的差别。具体地讲，"健"主要指形体健硕、强壮，因此，有健身强体的日常用语。《易经》中"天行健，君子以自强不息"说的就是这个意思；而"康"主要指心态坦荡、宁静，像大地一样宽厚、安稳，因此，有康宁、康泰、安康的惯常说法。孔圣人所讲的"仁者寿、寿者康"阐述的就是这个道理。据此，我的理解是"健"与"康"体现了中国文化的二元共契与两极互动，就像一幅阴阳互补、和谐自洽的太极图：健是张扬，是亢奋，是阳刚威猛，强调有为进取；康是温宁，是收敛，是从容绵柔，强调无为而治。正如《黄帝内经》的《灵枢·本神》篇里所讲的"智者之养生也，必顺四时而适寒暑，和喜怒而安居处，节阴阳而调刚柔，如是，则避邪不至，长生久视"那样，才能使自己始终处于一个刚柔相济、阴阳互补的平衡状态，从而达到养生、健康、长寿的目的。而至于那种认为"不得病就意味着健康"的认识，是很不全面的。因为事实上，人生在世，吃五谷杂粮，没有不得病的。即使没有明显的疾病，每个人对健康与否的感觉也具有很大的主观性和差异性。换句话说，觉得身体健康，不等于身体没病。《健康手册》的作者约翰·特拉维斯就曾经说过："健康的人并不必须是强壮的、勇敢的、成功的、年轻的，甚至也不是不得病的。"所以，我认为，健康是相对的、动态的，是身体、心灵与精神健全的完美结合和综合体现，是生命存在的最佳状态。

如果说长寿是人们对于明天的希冀，那么健康就是人们今天需要把握的精彩。从古到今，人们打破了时间和疆界的藩篱，前赴后继，孜孜以求，在奔向健康的路上，王侯将相与布衣白丁，医生、护士与患者无不如此。从"万寿无疆"到"永远健康"，这里除了承载着一般人最原始、最质朴的祈求和祝愿，还包含了广大民众对养生长寿之道的渴求。特别是随着社会的进步、经济的发展、人们生活水平和文明程度的提高，健康已成为当下大家最为关注的热点、难点和焦点问题，一场全民健康热、养生热迅速掀起。许多人想方设法寻访和学习养生之道，有的甚至道听途说，误入歧途。对此，我认为当务之急就是要帮助大家确立科学全面的养生观。其实，古代学者早就提出了"养生贵在养性，而养性贵在养德"的理论。孔子在《中庸》中提出"修生以道，修道以仁""大德必得其寿"，讲的就是有高尚道德修养的人，才能获得高寿。而唐代著名禅师石头希迁（又被称为"石头和尚"）无际大师，91岁时无疾而终。他曾为世人开列的"十味养生奇方"中的精要就在于养德。他称养德"不劳主顾，不费药金，不劳煎煮"，却可祛病健身，延年益寿。德高者对人、对事胸襟开阔，无私坦荡，光明磊落，故而无忧无愁，无患无求。身心处于淡泊宁静的良好状态之中，必然有利于健康长寿。而现代医学也认为，积德行善、乐于助人的人，有益于提高自身免疫力和心理调节力，有利于祛病健身。由此，一个人要想达到健康长寿的目的，必须进行科学全面的养生保健，并且要清醒地认识到：道德和涵养是养生保健的根本，良好的精神状态是养生保健的关键，思想观念对养生保健起主导作用，科学的饮食及节欲是养生保健的保证，正确的运动锻炼是养生保健的源泉。

"上工不治已病治未病"，意思是说最好的医生应该预防疾病的发生，做到防患于未然。这是《黄帝内经》中最先提出来的防病养生之说，是迄今为止我国医疗卫生界所遵守的"预防为主"战略的最早雏形。其中也包含了宣传推广医学科普知识，倡导科学养生这一中国传统健康文化的核心理念。然而，实事求是地讲，近些年来，在"全民养生"的大潮中，相对滞后的医学科普宣传，却没能很好地满足这一需求。以至于出现了一个世人见怪不怪的现象：内行不说，外行乱说；不学医的人写医，不懂医的人论医。一方面，老百姓十分渴望了解医学防病、养生保健知识；另一方面，擅长讲医学常识、愿意写科普文章的专家又太少。加之，中国传统医学又一直信奉"大医隐于民，良药藏于乡"的陈规，坚守"好酒不怕巷子深"的陋识，由此，就为那些所谓的"神医大师"们粉墨登场提供了舞台和机会。可以这么说，凡是"神医大师"蜂拥而起、兴风作浪的时候，一定是医疗资源分配不均、医学知识普及不够、医疗专家作为不多的时候。从2000—2010年，尽管"邪门歪道"层出不穷，但他们骗人的手法却如出一辙：出书立传、上节目开讲坛，乃至卖假药卖伪劣保健品，并冠以"国家领导人保健医生""中医世家""中医教授"等虚构的身份、虚构的学历掩人耳目，自欺欺人。这些乱象的出现，我认为，既有医疗体制上的多种原因，也有传统文化上的深刻根源，既是国人健康素养缺失的表现，更是广大医务工作者没有主动作为的失职。因此，我愿与同行们在痛定思痛之后，勇敢地站出来，承担起维护医学健康的社会责任。

无论是治病还是养生，最怕的是走弯路、走错路，要知道，无知比疾病本身更可怕。世界卫生组织前总干事中岛宏博士就曾指出："许多人不是死于疾病，而是死于无知。"综观当今医学健康的图书市场，养生保健类书籍持续热销，甚至脱销。据统计，在2009年畅销书的排行榜上，前20名中一半以上与养生保健有关。到目前为止，全国已有400多家出版社出版了健康类图书达数千种之多。而这其中，良莠不齐，鱼目混珠。鉴于此，出于医务工作者的良知和责任，我们以寝食难安的心情、扬清激浊的勇气和正本清源的担当，审慎地邀请了既有丰富临床经验又热衷于科普写作的医疗专家和学者，共同编写了这套实用科普书籍，跳出许多同类书籍中重知识宣导、轻智慧启迪，重学术堆砌、轻常识普及，重谈医论病、轻思想烛照的束缚，从有助于人们建立健康、疾病、医学、生命认识的大视野、大关怀、大彻悟的目的出发，以常见病、多发病、意外伤害、诊疗手段、医学趣谈等角度入手，系统地介绍了一系列丰富而权威的知病治病、自救互救、保健养生、康复理疗的知识和方法，力求使广大读者一看就懂、一学就会，从而相信医学，共享健康。

　　最后，我想坦诚地说，单有健康的知识，并不能确保你一生的健康。你的健康说到底，还是应该由自己负责，没有任何人能替代。你获得的知识、学到的技巧、养成的习惯、作出的选择以及日复一日习以为常的生活方式，都会影响并塑造你的健康和未来。因此，我们必须从现在开始，并持之以恒地付诸实践、付诸行动。

　　以上就是我们编写此书的初衷和目的。但愿能帮助大家过上一种健康、幸福、和谐、美满的生活，使我们的生命更长久！

武警总医院院长　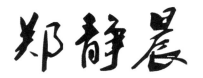

二〇一二年七月于北京

　　健康教育是医学人员精神的重要体现,在预防疾病、提升公民健康素养、促进健康生活方式形成等方面发挥着重要作用。目前,我国健康教育正呈现一个蓬勃发展的趋势,尤其在妇幼保健、健康教育这一块更为显著。这几年国家各级政府部门也非常重视健康教育、健康促进工作。各级妇幼保健院和大型综合性医院承担着妇女保健的重要任务,为妇女保健提供了良好的平台。各级妇幼工作人员都在努力,研讨健康生活方式。近几年,北京市推出了"健康北京人""全民健康促进行十年行动规划"等,这是政府层面一个大的行动规划。为此,还建立了"健康促进委员会"等机构,由此看出我国对健康教育的重视程度及其重要性。

　　健康教育在妇幼保健工作中所起的作用十分重要,妇幼保健针对的是健康人群,健康教育针对的也是健康人群。它是妇幼保健工作中一项非常重要的手段,如何让健康知识传递给健康人群,并学会自我保健,这就是妇幼保健想完成的工作目标。健康传播就是把正确的知识传播给公民,学会运用知识。

　　2000年,北京妇产医院妇幼保健院创建了国内第一个"准爸爸学习班",开启了男性全程参与围产期保健这一全新的孕期健康教育理念与模式,树立了中国妇幼健康教育发展的里程碑。这个男性参与的概念被提出时,除了计划生育以外,现在围产生育保健上,从业人员也把男性参与的概念引进来了,目的是为了让广大男性同胞了解到:在妇女孕育过程中,他们不仅仅是提供一颗精子,"准爸爸"们还可以为孕期妇女做更多事情。当时北京市妇女保健所工作人员商讨创建了"准爸爸学习班",设计工具、孕妇服让男性同胞体验,使"准爸爸"真正体会认识到"准妈妈"们的辛苦和众多注意事项。另外,还整合了很多"准爸爸"学习内容,在知识普及上请到了很多孕期保健专家，针对"准爸爸"在孕妇怀孕期间该做些什么、产后如何照顾妻子和孩子，开设了很多讲座。之后，通过全国卫生部的一些项目，通过媒体向全国进行推广，现在在全国各地的妇幼保健机构都有"准爸爸学习班"，使"准爸爸"有了去处和掌握妇幼保健知识的地方。

作为一个合格的健康教育人员，除了掌握科学的健康知识外，还要掌握健康传播技巧。当下健康传播不单一指讲课，还可以借助大众传播，借助媒体、网络的力量。还有组织传播，举行一些大的活动，开展健康教育传播。另外，还有人际传播，一对一地传播知识。所以说，从业人员还应该掌握一些技巧。

本书以一问一答的形式，从妇科炎症、肿瘤、内分泌及生理产科和病理产科、乳腺疾病等多方面回答了女性朋友的一些最关心的问题，通俗易懂。读者若想了解或咨询本书之外的内容，可拨打武警总医院妇产科咨询热线：(010)57976668，(010) 57976669 。

作者根据多年的临床实践经验，并吸取国内外妇产科疾病研究的最新成果，编写成此书，力求简明扼要，通俗易懂。希望它能成为广大女性妇科、产科患者的良师益友，也希望它有助于低年资妇产科医生、医学生和基层医院医护人员加深对妇产科常见疾病的病因、临床表现、诊断治疗及预防保健方法等的了解。

张咏梅

二〇一七年一月

C 目录
CONTENTS

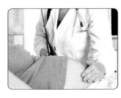
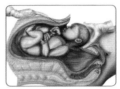

备孕篇

怀孕篇

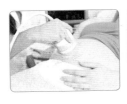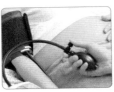

分娩篇

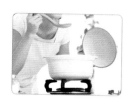
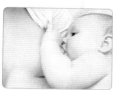

产后篇及哺乳篇

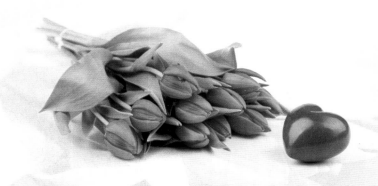

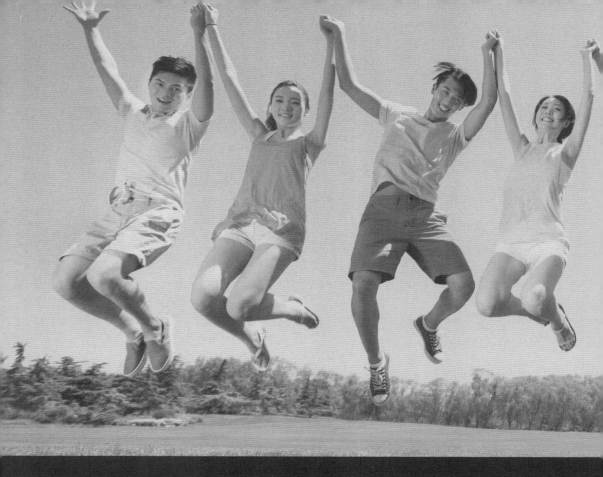

BEIYUN PIAN

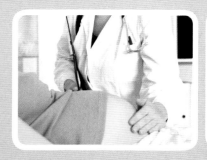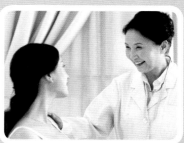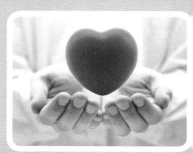

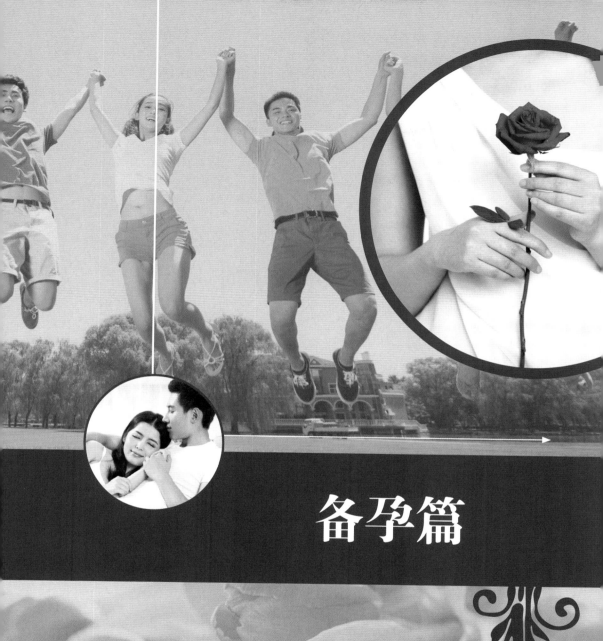

备孕篇

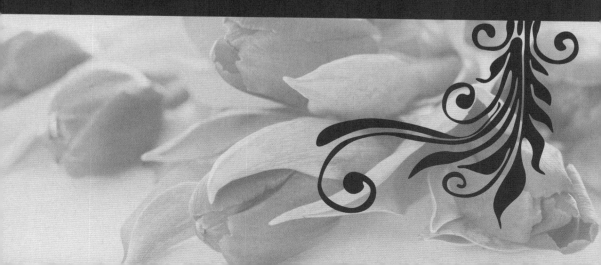

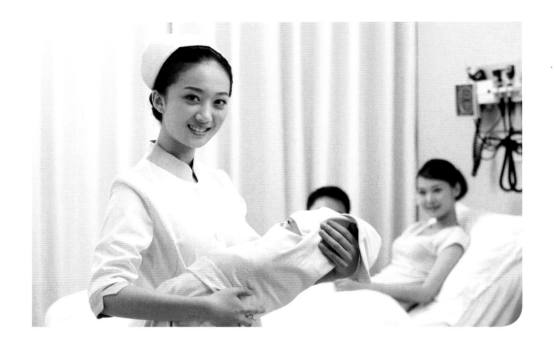

依据2000—2012年全国孕产妇死亡率监测的数据资料来看：我国孕产妇死亡率下降非常明显，特别是在2005—2006年之后，基本到了平台期，而且城乡孕产妇死亡率差别越来越小；孕产妇主要死因构成比的资料表明，产后出血导致的死亡比例越来越低，羊水栓塞的比例没有太明显变化，因心脏病导致孕产妇死亡的构成比越来越高。这与医学发展和医学技术进步有很大的关系，针对合并有心脏病、肝病等的患者，我们应更加注重做好孕前的保健，让其有很好的身体适应条件，适合妊娠的时候再怀孕。

从2000—2012年统计数据来看：全国新生儿死亡率全国水平是6.9‰，有明显下降趋势，在2008年左右出现平台期；但城市与农村存在很大差别，而东、中、西部尤其是东部与西部相比较，相差也比较大；婴儿死亡率也明显下降，依然存在较大的城乡差别；早产或低出生体重构成最大的比例，与世界卫生组织报道的全世界统计数据比较接近。死亡原因中的先天性心脏病的出生缺陷越来越明显地显现出来。

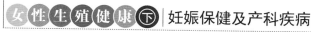

从2000—2012年统计数据来看：全国出生缺陷总发生率有明显的上升，这与环境、遗传等很多原因有关系，也与医疗卫生技术水平发展有关系。出生缺陷的类型中，先心病占的比例越来越高，这更需要我们加大对于先心病的研究力度。

我国在2006年发布的《孕前保健服务指南》，其主要内容包括健康教育与咨询；健康状况评估：病史、体检、健康评估；健康指导。国家免费孕前优生健康检查项目，由2010年的100个县到2013年起全国全面实施，对象是符合生育政策、计划怀孕的农村夫妇。其目的是提高计划妊娠比例；提高计划怀孕夫妇优生科学知识水平，增强孕前风险防范意识；改善计划怀孕夫妇健康状况，降低或消除导致出生缺陷等不良妊娠结局的风险因素，预防出生缺陷发生，提高出生人口素质。

世界卫生组织妇儿保健研究培训中心，于2013年发布了最新的孕前保健策略。对孕前保健的定义为：在怀孕前对妇女或夫妇提供生物医学、行为和社会医学干预。目的是改善母婴健康状况及远、近期结局，减少对母婴有不良影响的行为、个人和环境因素。生命周期中，不光是围产期保健，一定要重视怀孕之前的时期，从最开始的新生儿期、儿童期、学龄前期等，到整个育龄时期，其中更重要的是青春期、孕前到孕期，出生后新生儿保健，之后的母亲保健和儿童保健等这些概念。

备孕篇

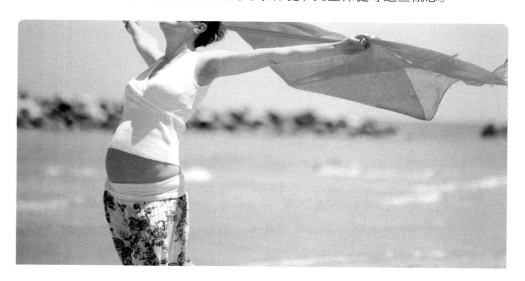

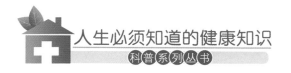
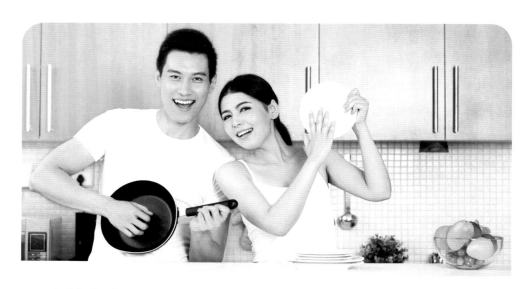

孕前良好生活方式有利母婴健康

　　要想生出健康的宝宝，只在怀孕期间注意保持健康还不够。国内外学者跟踪调查了数万名孕妇怀孕前的医疗记录、饮食习惯、体重和血压等状况，以及怀孕期间的生活习惯和产后母婴健康状况。被调查者中共有61.3%顺利、足月完成分娩，母婴健康状况良好。结果发现，如果能在怀孕前几个月直到生产这段时间保持健康生活方式，比如适量运动、膳食平衡、避免吃药、吸烟，则孕妇出现早产、产后并发症及婴儿健康问题的风险都有所降低。研究中所指的健康生活方式具体包括多吃水果、保持血压和体重在正常范围等。因此，有怀孕打算的年轻人应首先养成健康的生活习惯，这样可降低发生先兆子痫、早产等意外状况的风险，对母婴健康都有好处。

孕前保健有什么意义

　　孕前保健的目的是：减少孕产妇和儿童死亡率；减少无计划妊娠（WHO报告中国际无计划妊娠占40%）；预防孕产期并发症；预防死胎、死产、早产和低出生体重；预防出生缺陷；预防新生儿感染；预防低体重和发育迟缓；预防爱滋病、肝炎、梅毒等疾病的母婴垂直传播；降低成人2型糖尿病和心血管疾病的风险；减低儿童某些肿瘤发生的风险。从2010年国际卫生组织对193个国家中310万例新生儿死亡的原因总结发现，分布在前两位的原因是早产并发症和新生儿感染。

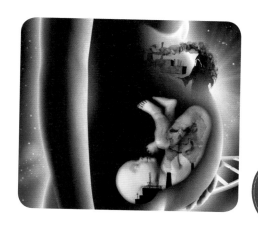

备孕篇

孕前保健的内容有哪些

　　孕前保健项目中，涉及生物、心理、社会、行为。如孕期营养、遗传疾病筛查(产前筛查和诊断)、生殖器损伤、环境卫生、疫苗接种、不孕/生育低、早育/非计划生育间隔短、性传播疾病。相对欠缺的几个方面如精神卫生、孕产期的精神保健在我国还是比较薄弱，与我国的条件及发展背景有很大关系。在全国，精神卫生的专业人员缺乏，我们目前只能做简单的咨询、消除其紧张心态等，但具体到如何用药，还需要与精神科配合。家庭暴力，在国外孕产期保健及孕前保健中都有提到，要有初步的筛查，特别要询问是否有精神病史，在成长过程中有无受到暴力、虐待等这样的经历，这对其心理影响是很大的，询问还要包括其亲密伙伴之间是否有这样的关系，这一方面在我国也比较欠缺。另外是吸烟，中国妇女吸烟率不是很高，不到1%，但是被动吸烟率非常高。中国环境监测提到，吸一根烟其周围2米的地方$PM_{2.5}$可以达到100~300。但我国也相对缺乏被动吸烟所造成的不良结局研究，还需要更多的证据去支持。

　　孕前保健是通过评估和改善计划妊娠夫妇的健康状况，降低或消除导致出生缺陷等不良妊娠结局的危险因素，预防出生缺陷发生，提高出生人口素质，是孕期保健的前移。

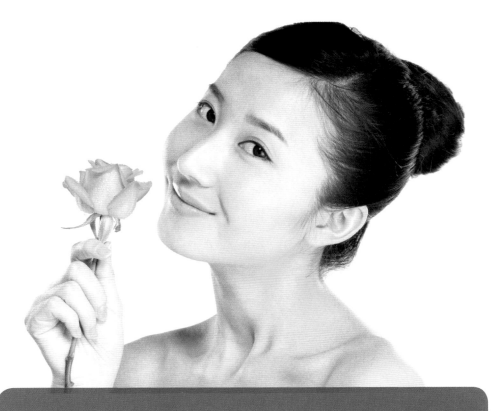

WHO的孕前保健主要内容有哪些

（1）优生健康教育。

（2）病史询问和体格检查。

（3）临床实验室检查：血、尿常规、阴道分泌物检查（含白带常规、淋球菌和沙眼衣原体检测），血型（含ABO、Rh）、血糖、肝功能（谷丙转氨酶）、乙型肝炎血清学5项检测、肾功能（肌酐）、甲状腺功能（促甲状腺激素）等9项和风疹病毒、巨细胞病毒、弓形虫、梅毒螺旋体4项筛查。影像学检查、风险评估、咨询指导、早孕及妊娠结局追踪随访等。

我国围产期健康教育及指导内容有哪些

（1）有准备、有计划的妊娠，避免高龄妊娠。

（2）合理营养，控制体质量（体重）增加。

（3）补充叶酸0.4～0.8毫克/日，或经循证医学验证的含叶酸的复合维生素。既往发生过神经管缺陷（NTD）的孕妇，则需每天补充叶酸4毫克。

（4）有遗传病、慢性疾病和传染病而准备妊娠的妇女，应予评估并指导。

（5）合理用药，避免使用可能影响胎儿正常发育的药物。

（6）避免接触生活及职业环境中的有毒有害物质（如放射线、高温、铅、汞、苯、砷、农药等），避免密切接触宠物。

（7）改变不良的生活习惯（如吸烟、酗酒、吸毒等）及生活方式；避免高强度的工作、高噪音环境和家庭暴力。

（8）保持心理健康，解除精神压力，预防孕期及产后心理问题的发生。

（9）合理选择运动方式。

围产保健根据哪些内容进行孕前高危因素评估

（1）询问准备妊娠夫妇的健康状况。

（2）评估既往慢性疾病史、家族和遗传病史，不宜妊娠者应及时告之。

（3）详细了解不良孕产史。

（4）生活方式、饮食营养、职业状况及工作环境、运动（劳动）情况、家庭暴力、人际关系等。

（5）常规身体检查内容：包括测量血压、体重，一般全身全面检查及计算体质指数及常规妇科检查。

备孕篇

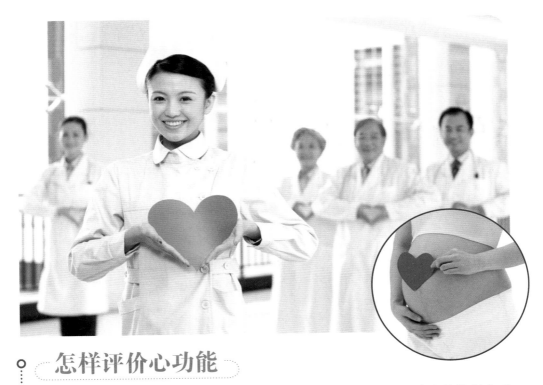

怎样评价心功能

　　心脏病对妊娠和分娩的影响程度与心脏代偿功能有关,代偿功能的判定系根据日常体力活动时的耐受力如何为标准,分为四级:

　　第一级:一般体力活动时无心脏功能不全表现;

　　第二级:一般体力活动略受限制,休息时正常,在日常体力活动后有疲乏无力、心慌气短等表现;

　　第三级:一般体力活动明显受限,操作少于日常体力活动时即出现明显症状。以往有过心衰史,均属此级;

　　第四级:休息时仍有心脏功能不全表现。

　　心脏代偿功能在三级以上者,常突然发生严重心衰,因此,早期诊断和处理极为重要。

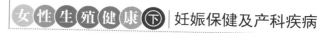

针对个体，有循证依据的干预措施有哪些

（1）营养：筛查贫血、补充铁和叶酸；信息、教育和咨询；监测营养状态；补充能量和营养丰富的食物；筛查和管理糖尿病；糖尿病患者咨询；监测血糖（持续到孕期）；促进运动；碘盐。

（2）遗传：筛查贫血（地贫）；采集家族史；计划妊娠；遗传咨询；遗传疾病的筛查与检测；适宜的治疗；提供以社区为基础的教育；区域或全国高危人群筛查；全人群广泛筛查。

（3）吸烟：就诊时筛查妇女是否吸烟；提供戒烟建议，药物治疗（包括尼古丁替代）和行为干预咨询；对男女双方非吸烟者筛查，二手烟的危害及对孕妇和胎儿的不良影响。

（4）环境卫生：提供有关环境危害的预防信息；避免职业、环境和医疗环境中射线；避免不必要的杀虫剂或可选择的；避免/保护铅暴露，大量研究证明铅对儿童智力发育有很大影响；促进使用清洁炉灶和清洁燃料。

（5）家庭暴力：关注约会暴力的预防；提供适合不同年龄的综合性教育，包括与性相关的性别平等和权力；识别受暴妇女的体征；提供健康保健服务（包括强奸后保健、转诊和心理社会支持）；对酒精依赖者要进行筛查、咨询和治疗。

（6）精神卫生：评估精神社会问题；孕前和孕期提供教育和心理卫生咨询；对有抑郁症并计划妊娠育龄妇女要咨询、治疗和管理；加强社区网络和促进妇女的权力（教育、经济地位）。

（7）性传播疾病/爱滋病：提供适合不同年龄的综合性教育和服务；促进安全性行为（个体、小组和社区）和行为干预；安全套双重保护，既避免非意愿妊娠，又可以预防性传播疾病；开展STI筛查和治疗。

（8）疫苗接种：风疹疫苗；破伤风和白喉；乙肝。

备孕篇

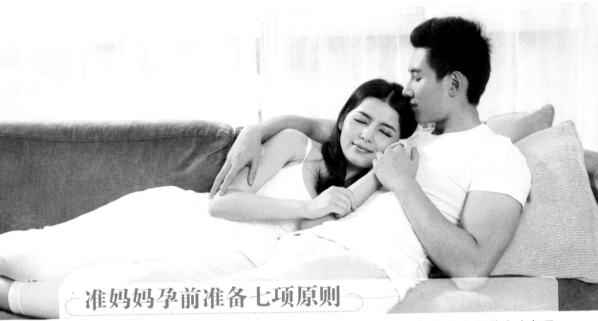

准妈妈孕前准备七项原则

（1）学会减负：据国内外一些科学家的研究证明，人的情绪、智力和体力在每月都有高潮和低潮。在高潮期，人表现出情绪盎然、谈笑风生、体力充沛、智力很高，相反在低潮期就容易出现易怒、悲伤、烦躁、迟钝、精力和体力都不济的现象。夫妻选择双方都处于高潮期怀孕，这样，生出一个健康聪明的宝宝的概率就会大一些。

（2）服用叶酸等微量元素。一般胎儿神经管缺陷主要发生在末次月经后第42~47天，此期间如果叶酸摄入不足，将会影响胎儿神经管的发育，导致畸形的发生。最好能在怀孕前3个月到怀孕后3个月期间补充叶酸，每日补充0.4毫克；对于已经分娩神经管畸形胎儿的准妈妈，叶酸的补充则需要每日5毫克。

（3）一般来说，运动健身至少要在怀孕前3个月开始，健身运动包括跑步、散步、游泳、骑自行车等。控制体重不可太瘦，也不可过度肥胖，女性肥胖将增加不孕的概率，理想情况是将体重指数控制在正常范围。

（4）孕前调养食谱：如果准备怀孕，可多吃牛肉、鱼肉、动物肝脏、绿色蔬菜、新鲜水果、乳制品、谷类、海产品等。

（5）不要养宠物，因为猫、狗等小动物身上寄生着弓形虫，如果准妈妈传染上弓形虫后，可能传给胎儿，造成胎儿畸形。

（6）远离不良环境因素：准妈妈要尽量远离和避免有害物质的侵袭，因为这些物理、化学、生物因素可能导致卵子、精子的变异。如果家里要装修房子，也尽量不要在怀孕前后或产后装修房屋，即使装修也应尽量选择环保材料，而且房屋装修后至少要通风3个月以上方可入住。

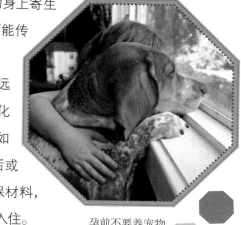

孕前不要养宠物

（7）增强夫妻感情，创造和谐氛围。

孕前检查都有哪些基本必查辅助检查项目

（1）全血液计数检查：包括白细胞、红细胞以及血小板的数目及形态是否正常，注意地中海贫血筛查（广东、广西、海南、湖南、湖北、四川、重庆等地）平均红细胞容积若低于80，有可能为地中海型贫血基因携带者——配偶需做血球检查，以免生下重度地中海型贫血的胎儿。

（2）梅毒血清（VDRL）：若罹患梅毒而未治疗，有可能产下失明或智障等先天异常儿。

（3）乙型肝炎（HbsAg, HbeAg）：若母亲为乙型肝炎带原者，同时为高传染性（HBV-DNA为阳性），有可能传染给胎儿。

（4）艾滋病（HIV）：母亲怀孕若患有艾滋病，有可能传染给胎儿。

（5）肝肾功能，血糖，尿酸，胆固醇。需要注意的是，抽血前需禁食8小时。针对高危妇女行75克口服葡萄糖耐量试验（OGTT）。

（6）癌症筛查：排除生殖系统肿瘤，包括乳腺癌筛查，符合筛查条件者进行宫颈细胞学检查（1年内未查者）。

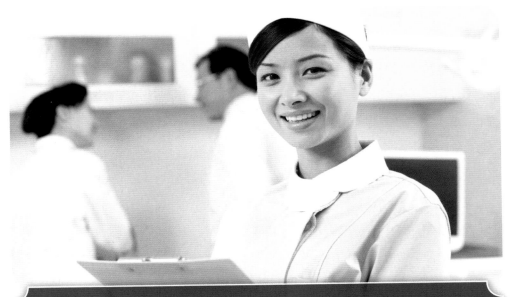

孕前检查都有哪些选做项目

（1）弓形虫、风疹病毒、巨细胞病毒和单纯疱疹病毒筛查。弓形虫抗体感染有可能产下小头畸形和智能低下的婴儿。

（2）宫颈阴道分泌物检查（阴道分泌物常规、淋球菌、沙眼衣原体）：增加流产、早产、胎膜早破及新生儿感染风险。

（3）精液检查：禁欲2天后以手淫方式取出精液置于容器中，于半小时内送检。

（4）甲状腺功能检测及女性内分泌功能检查：包括TSH、LH、FSH、PRL、甲状腺相关抗体检测等。前者异常增加流产、胎儿生长发育异常的风险，后者增加流产风险。

（5）双方染色体检查：筛检基因异常概率，若家族中曾出现遗传病史者会做进一步追踪。

（6）其他身体健康检查：妇科超声检查、心电图检查、胸部X线检查。

女性有心脏病，能怀孕吗

妊娠期间，孕妇体内发生一系列变化（子宫增大、血容量增多）；分娩时，子宫及全身骨骼肌收缩使大量血液涌向心脏，产后循环血量的增加，均增加了心血管系统的负担，易诱发心力衰竭。

妊娠合并心脏病在我国孕产妇死因顺位中高占第二位，为非直接产科死因的第一位，发病率约为1.06%。以风湿性心脏病最多见，约占65%~80%，其次为先天性心脏病（20%~35%），而贫血心脏病、高血压性心脏病等均较少。因此，已确定有心脏病的妇女，是否可以妊娠要慎重考虑。

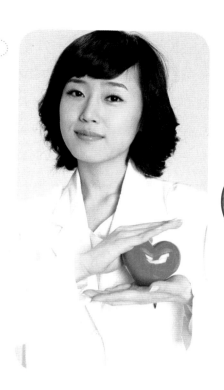

备孕篇

哪些心脏病患者不适合妊娠

一般认为，心脏病变较轻，能胜任日常体力活动或轻便劳动者，在妊娠分娩时发生心力衰竭的机会较少，因而，如无其他并发症及发绀，年龄又在35岁以下，可在产科与心脏科医师指导下定期检查，允许妊娠。

如心脏病变严重，轻便劳动就会引起心悸、气急，甚至症状更严重者均不宜妊娠。这类病人在妊娠、分娩、产褥期发生心力衰竭的发病率超过46%。

此外，先天性心脏畸形严重伴有发绀、风湿性心脏病重度二尖瓣狭窄，以及严重心律失常、活动性风湿热、亚急性细菌性心内膜炎、严重高血压治疗效果不佳者；过去有心力衰竭及脑栓塞病史者，妊娠对母子的危险性均很大，故也不宜妊娠。

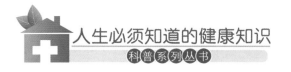
自身免疫性疾病患者能怀孕吗

　　自身免疫性疾病（AID）在育龄期女性并不少见。妊娠合并AID时，自然流产、早产、胎儿生长受限（FGR）、羊水过少、胎死宫内、子痫前期–子痫（PE–E）、HELLP综合征等各种并发症明显增加。由于孕前的隐匿性以及妊娠和分娩激素水平的变化，有部分隐匿和不典型病例显性化，有部分病情复发或加重。因此，如何在妊娠前、妊娠期及分娩期甚至产后，及早识别AID，由产科与多学科医师共同实施监测与管理，是降低AID母婴损害的关键。

怎样预防孕妇单基因遗传病

　　目前，美国妇产科学会委员会（ACOG）对孕期单基因遗传疾病的管理和治疗提出建议：对于此类患者，妇产科医生在孕前、孕期以及新生儿期应咨询多学科专家，给孕妇及新生儿提供最优的护理方案。

　　两种单基因疾病（囊性纤维化和苯丙酮尿症）是常染色体隐性遗传疾病，其他六种单基因疾病马凡式综合征、神经纤维瘤病、结节性硬化、多囊肾病、努南综合征、I型肌强直性营养不良是常染色体显性遗传疾病。遗传模式对后代疾病风险的预测很重要，以及配偶是否该接受疾病的携带检测也很重要。

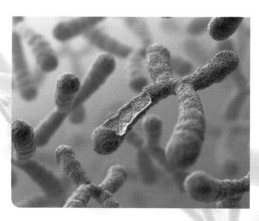

　　ASOG提议归纳为以下四点：① 单基因遗传疾病的管理从孕前到产后应该采用多学科管理途径；② 由咨询过多学科专家的妇产科医生进行孕前评估，使孕妇和婴儿得到最佳护理；③ 提供胚胎植入前基因检测或产前检测；④ 孕期的早期咨询应在孕后的第一个月，确保有足够的时间来协调和评估产前检测结果。

女性年龄与妊娠胚胎染色体异常的关系

女性年龄与染色体异常的风险值

年龄	21 三体	其他	年龄	21 三体	其他
15	1:1578	1:454	33	1:570	1:285
16	1:1572	1:475	34	1:456	1:243
17	1:1565	1:499	35	1:353	1:178
18	1:1556	1:525	36	1:267	1:148
19	1:1544	1:555	37	1:199	1:122
20	1:1480	1:525	38	1:148	1:104
21	1:1460	1:525	39	1:111	1:80
22	1:1440	1:499	40	1:85	1:62
23	1:1420	1:499	41	1:67	1:48
24	1:1380	1:475	42	1:54	1:38
25	1:1340	1:475	43	1:45	1:30
26	1:1290	1:475	44	1:39	1:23
27	1:1220	1:454	45	1:35	1:18
28	1:1140	1:434	46	1:31	1:14
29	1:1050	1:416	47	1:29	1:10
30	1:940	1:384	48	1:27	1:8
31	1:820	1:384	49	1:26	1:6
32	1:700	1:322	50	1:25	1:2

备孕篇

女性什么年龄生孩子最好

　　上帝赋予女性至高无上的职责，就是孕育下一代。子宫是孕育胎儿的场所，也是一个非常容易发生病变的器官，随着年龄增大，子宫肌瘤、子宫腺肌症甚至子宫颈癌等疾病发生率明显增加，这些疾病都需要手术治疗，有些情况甚至需要切除子

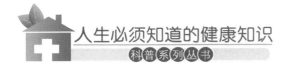
宫。在我们的日常工作中，常遇到一些大龄患者，还没有生育，却因患上述疾患而需要手术治疗，无论是这些疾病本身还是手术治疗，其结果必然有可能影响生育，甚至导致有些女性终生不育。如何避免这些疾病对生育的影响？

女人生育黄金期只有10年，最好的办法是在子宫还没有发生病变之前完成生育任务。有条件的话，女性应该在25岁之前结婚，30岁之前生育孩子。错过了这个时期，随着年龄的增大，子宫病变机会的增加，子宫不孕育胎儿的时间越长，发生病变的机会越大。媒体津津乐道于60岁做试管婴儿成功的新闻，但是你们不知道有多少人35岁、40岁不能自然怀孕，反复做试管婴儿失败的，多么痛苦啊！一个人一生的时间可以很长，但是女性生育期只有10年的黄金时间。

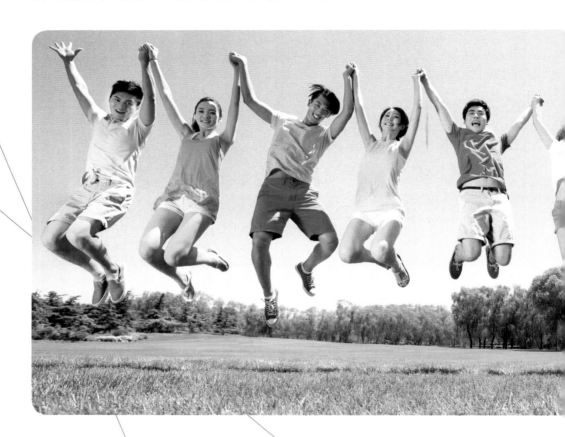

年龄对于女人生育能力有没有致命的影响

据调查，已婚妇女直到30岁仍未怀孕，也不放弃要孩子打算的占半数以上。年龄对于女人生育能力有没有致命的影响？

其实，不论是男人还是女人，生殖力都会随年龄增长而逐渐减低。女人最理想的生育年龄在25~30岁，跨入35岁高龄再选择怀孕，女性受孕机会变小，且自然流产率增加。越来越多这样的高龄产妇出现：自然流产、生畸形儿、试产失败剖宫产。

多数妇产科医生认为，女人建立家庭的最晚年龄为35岁。因为年龄会增加不孕的可能性，如果女人怀孕过晚，就有可能遇到不孕及流产等问题。据统计，二十几岁的已婚妇女大约有10%的人在一年内无法怀孕；对于30岁出头的女性，这个数字为15%；接近40岁的女性则是28%。如果她的丈夫已经超过40岁，怀孕就会变得更加困难，因为40岁以后的男人生育能力已经开始减退。

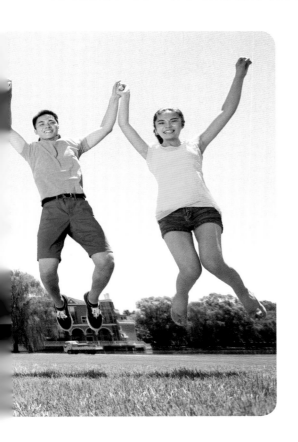

由于高龄产妇的宫颈一般比较坚韧，子宫口进展慢，自然生产困难风险增加，所以剖宫产在高龄产妇中更加普遍。

对于高龄产妇来说，最可怕的就是生育一个有残疾的婴儿。母亲的高龄的确会增加婴儿先天性缺陷和无法存活的可能性。

备孕篇

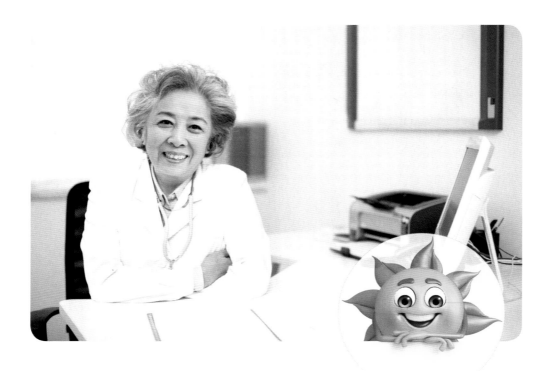

怎样避免分娩畸形胎儿

　　女性XX，36岁，曾经分娩一个正常新生儿，1年前因妊娠一个18三体胎儿终止妊娠，今年准备再次妊娠，怎样避免分娩畸形胎儿呢？

　　胎儿先天畸形是出生缺陷的一种，是指胎儿在宫内发生的结构异常，在围生儿死亡中占第一位，常见的发生顺序为无脑儿、脑积水、开放性脊柱裂、脑脊膜膨出、腭裂、先天性心脏病、21三体综合征、腹裂、脑膨出。全国出生缺陷的发生率为13.07‰。胎儿先天畸形发生的原因有很多，主要与遗传、环境、食物、药物、病毒感染、母儿血型不合等有关。随着超声技术的发展，许多胎儿先天畸形得以在宫内早期诊断及处理，从而降低围生儿死亡率。

　　胎儿畸形的准确诊断关键在于：定期进行超声与其他诊断方法（染色体核型分析等）。近年宫内诊断的研究进展很快，已经能对多种畸形做出准确的宫内诊断，但能进行宫内治疗的畸形还很有限。非手术性治疗开展较早，如小剂量可的松治疗胎儿肾上腺性征综合征，甲状腺素治疗胎儿甲状腺机能低下引起的发育紊乱。进展较快并能迅速收效的宫内治疗方法是宫内手术，称胎儿外科学，如宫内胎儿输血方法治疗胎儿水肿，胎儿颅脑穿刺手术治疗胎儿脑积水取得成功，以后，又开展脑室-羊膜腔沟通术治疗阻塞性脑积水。动物实验研究证实，膈疝、脐疝、腹壁裂和轻度脊柱裂等畸形均可做宫内手术治疗。

因而，避免分娩畸形胎儿关键在于避免不良接触史，做好孕期产前诊断，及时发现问题，根据诊断时的孕周、畸形种类与孕妇及家属的意见，建立个体化治疗方案。具体细节为：

（1）在打算怀孕的时候就开始补充叶酸：医学研究表明，从怀孕前3个月到怀孕3个月，每天补充0.4毫克的叶酸，可以使胎儿神经管缺陷的机会降低40%~80%。

（2）治疗母体的疾病：许多母体的慢性疾病，例如高血压、糖尿病或甲状腺异常，都会增加胎死宫内的机会，所以在怀孕之前应该进行相关的检查。

（3）避免环境中的毒物：文献报道孕妇抽烟、擅自服用药物、吸毒均会导致胎儿死亡。环境中的污染物质（多氯联苯）或毒物，也可能引起胎儿死亡。

（4）调整作息：过重的工作负担会增加早产、流产、死产以及胎儿生长受限的机会，所以孕妇应该调整作息，要有充分的休息时间。

（5）按时产检：孕妇应该按规定的时间产检，以及早发现问题，例如妊娠糖尿病或妊娠高血压，并且及时处理，不但可以减少胎死宫内的机会，而且能确保母体的安全。

（6）重视产前教育：产前教育可以提供资讯，让孕妇了解怀孕的生理变化以及应该注意事项。无知会导致风险，例如许多孕妇本身不了解抽烟或是乱服成药对宝宝所造成的伤害，也不知道怀孕危险的征兆。参加医院的各种产前教育，可以获得各种资讯，降低风险。

备孕篇

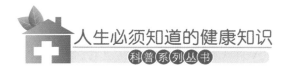
（7）注意流行疾病：有一些传染疾病，不但会造成胎死腹中，而且即使胎儿存活，也会留下严重的后遗症，例如德国麻疹。所以，如果怀孕前发现没有德国麻疹抗体，应该先注射疫苗再怀孕。如果是怀孕期间才发现没有抗体，则在疾病流行期间尽量避免到公共场所，以避免被传染。

（8）注意性生活：有些性传染病，会造成胎儿死亡或重大畸形，如梅毒。避免多个性伴侣，或是使用保险套，可以避免性病的传染。若是发现有感染的现象，应该及早治疗。

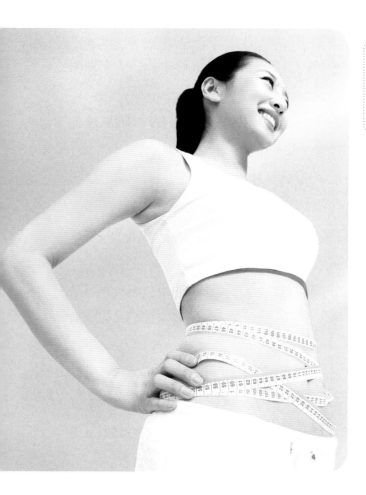

不要宝宝，女性就可以保持体形，拥有美丽吗

其实不然，在不要宝宝的同时，妇科疾病也悄悄接近你。相反的是，怀孕后，准妈妈体内高水平的孕激素对女性生殖器官具有很好的保护作用，怀孕期间暂停排卵，也是能令身体进行一下调整。因此，可以说生个宝宝会让你更健康。

女性的最佳怀孕年龄是20~30岁，在此年龄段内，越年轻的女性越容易怀孕，同时还有以下的优势：质量比较好的卵子能够降低婴儿受到感染的机会；流产的概率会比较低；产后恢复所需要的时间也相对缩短。除此之外，年龄对分娩的过程也会有所影响。根据调查发现，20~30岁的女性大约有80%都是自然分娩的，因为年轻女性肌肉弹性比较好，可以让分娩推进的过程更加顺利。

如何爱护子宫，保证良好的生育能力

在现实生活中许多女性往往因为某种原因推迟婚姻或生育，如何让这些女性爱护子宫，以保证良好的生育能力？

我们知道，疾病的发生有一定的规律。子宫肌瘤、子宫腺肌症、子宫颈癌等疾病，多发生于30岁以上的女性。疾病的发生，总是从无到有，从轻到重。尽管有些疾病是无法预防的，但仍可早期发现，早期治疗。现在检查治疗手段都提高了，医疗技术对疾病的诊断是不怕你做不到，就怕想不到，只要怀疑某种疾病，就能够通过不同的方法明确诊断。对于女性来讲，每年一次的盆腔超声检查和宫颈细胞学检查是非常必要的。通过检查，早期发现病变，医生就会根据具体情况给患者相应的建议或治疗，从而保存患者的生育能力。

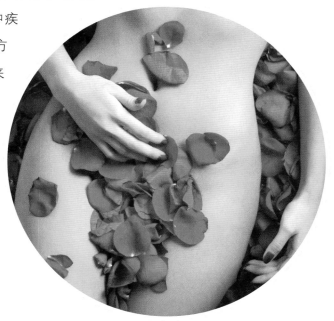

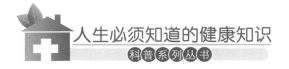
高龄产妇有哪些危险

（1）不孕症发生率增大：主要是体内的生理与内分泌变化导致的结果。

（2）难产率增大：女性孕产妇年龄过大时，子宫颈部、会阴及骨盆的关节变硬，分娩时不容易扩张，子宫的收缩力和阴道的伸张力也较差，导致分娩速度缓慢，分娩时间延长，容易发生难产。

（3）早产率增大：高龄孕妇的子宫内环境相对较差，不利于胎儿的生长发育，在妊娠晚期容易发生异常，使胎儿提早出生。资料显示，高龄妊娠的早产率是适龄生育女性的4倍。

（4）自然流产率增大：高龄女性的染色体容易发生异常，所以在妊娠早期自然流产的发生率大为增高。资料显示，高龄妊娠第一胎时，流产率在怀孕早期可高达20%，是适龄妊娠女性的2~4倍。

出生缺陷分为哪几类

据目前的研究结果，已知可预防的出生缺陷根据其发生原因可分为三类：

第一类是孕期微量营养素的缺乏，主要指碘缺乏和叶酸缺乏，碘缺乏易造成地方性克汀病，叶酸缺乏易造成神经管畸形。

第二类是致畸因素，重要的有孕期感染，许多病毒感染在孕前3个月到孕初3个月可导致卵子畸形，胎儿畸形，发生越早对胎儿损害越大。

第三类是遗传因素，多基因缺陷如先天性心脏病、神经管畸形和唇腭裂等。

出生缺陷干预的关键是预防。

预防出生缺陷的措施有哪些

预防出生缺陷应抓住"三道防线"。

第一道防线：婚前、孕前、孕早期保健。

婚前检查是优生的第一步。通过婚前家族史的咨询和调查，可以发现一些明显的遗传病和遗传缺陷，医生可根据检查结果对未来子女是否有患遗传病的危险进行分析，并提出建议。如先天性聋哑、失明、白血病、精神分裂症、地中海贫血等都有遗传的可能，如果夫妇双方或双方近亲中有患相同遗传病者，其后代的发病率相当高。孕前和孕早期也同样重要。孕前3个月夫妻要做到不喝酒、咖啡、可乐；不抽烟；不做桑拿；不染发、烫发；不接触X射线；不接触苯、甲醛、铅、汞污染物；不滥用药物。此外，孕前3个月女方应接种风疹疫苗，增补微量营养素（碘、叶酸和铁）；怀孕后仍应注意补充叶酸。怀孕2~3个月应及时到正规医院建立孕期保健卡，接受规范的产前检查，严格控制孕期用药，避免接触有毒、有害物质。

第二道防线：产前筛查和产前诊断。

孕妇有下列情形之一的，应当进行产前诊断：35岁以上的高龄孕妇；生育过染色体异常儿的孕妇；夫妇一方有染色体平衡易位者；生育过无脑儿、脑积水、脊柱裂、唇裂、腭裂、先天性心脏病儿者；在妊娠早期接受较大剂量化学毒剂、辐射或严重病毒感染的孕妇；有遗传性家族史或近亲婚配史的孕妇；原因不

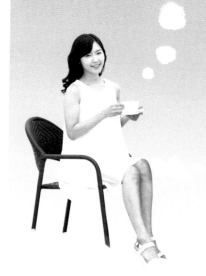

备孕篇

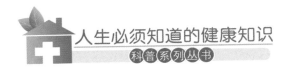
明的流产、死产、畸胎和有新生儿死亡史的孕妇。

目前，利用超声影像、血清学检测、染色体以及基因等技术可对高危孕妇开展产前筛查、产前诊断，以便早期发现先天性心脏病、唐氏综合征（先天愚型）、神经管畸形（无脑、脊柱裂、脑膨出等）、重大体表畸形等严重多发的致愚、致残的出生缺陷，并及时给予医学指导和干预。

第三道防线：新生儿出生3天内要筛查。

对已出生的缺陷儿要进行早期诊治和康复，减轻残疾的程度。专家建议，新生儿最好在出生3天内进行新生儿的疾病筛查，满月后要进行全面的例行检查。目前，对先天性心脏病、先天性甲状腺功能减低症、苯丙酮尿症和先天性双侧耳聋等疾病，可以在新生儿期进行筛查、诊断和治疗，以减少出生后严重残疾的发生。

准备怀孕应了解哪些医学相关内容

从准备怀孕到已经怀孕，这过程充满了艰辛，准妈妈是非常辛苦的，所以需要更多的信息来帮助妈妈来孕育下一代。

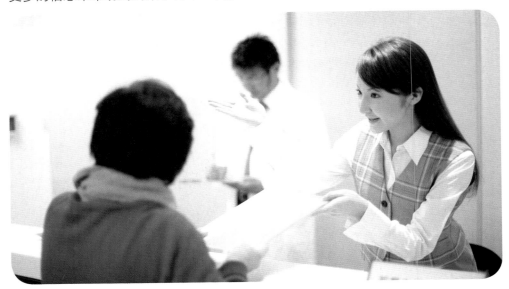

较好受孕时间：11月至次年1月。即避开宝宝在寒冬或酷暑时节诞生。

容易受孕时间：下次月经前14天或两次月经中间的4~5天内，即排卵期及排卵前2~3天至排卵期后的1~2天。

早孕反应出现时间：一般受孕后40天左右开始。

首次检查时间：停经1个月内，或出现早孕反应时。

胎儿在母体内生长时间：40周，即280天。

预产期计算方法：末次月经的月份加9（或减3），日期加7。

产前检查时间：确定怀孕即开始产前检查；孕7个月前每月1次；7个月后每半月1次；最后1个月每周1次；有特殊情况时更应检查，或听从医嘱。

孕妇洗澡适宜水温：42~43℃。

孕妇每周增加体重正常值：正常BMI应少于0.5千克；肥胖者应少于0.3千克。

孕期体重增加总值：正常BMI不宜超过10千克；肥胖者6~9千克。

自然流产发生时间：怀孕7个月以内，大多数发生在怀孕3个月内。

人工流产适宜时间：停经后10周内；7~9周最适宜。

中期引产适宜时间：妊娠16~24周内。

自觉出现胎动时间：妊娠16~20周内。

胎动最频繁最活跃时间：妊娠28~34周内。

胎动正常次数：每12个小时30~40次，不应低于10次。

早产发生时间：妊娠28~37周内。

胎心音正常次数：每分钟120~160次。

过期妊娠超过预期天数：14天。

产妇可以下床活动时间：顺产后24小时。

产妇可以轻微活动时间：产后2周。

产妇可以做一般家务时间：产后5~6周。

产妇身体完全恢复正常时间：产后6~8周。

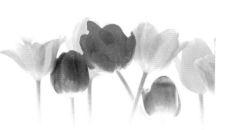

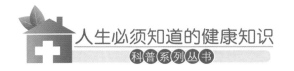
产后可恢复性生活时间：6~8周。

新生儿可以喂奶时间：出生后半小时。

新生儿出生后体重：正常2500~3500克。超过4000克为巨大儿，低于2500克者为未成熟儿或早产儿。

婴儿头3个月体重增长值：平均每月500~900克。

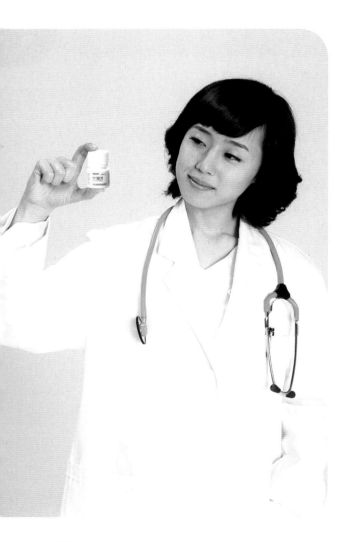

孕前为什么要补充叶酸

叶酸是一种水溶性B族维生素，孕妇对叶酸的需求量比正常人高4倍。孕早期是胎儿器官系统分化、胎盘形成的关键时期，这个时期细胞生长、分裂十分旺盛。此时叶酸缺乏可导致胎儿神经管畸形。在我国神经管畸形发生率约为3.8‰，包括无脑儿、脊柱裂等，从而引起早期的自然流产。到了孕中期、晚期，除了满足胎儿生长发育外，母体的血容量增长、乳房、胎盘的发育使得叶酸的需要量大增。叶酸不足，孕妇易发生胎盘早剥、妊娠高血压综合征、巨幼红细胞性贫血；胎儿易发生宫内发育迟缓、早产和出生低体重，而且这样的胎儿出生后的生长发育和智力发育都会受到影响。

　　建议怀孕前3个月就开始吃，使体内叶酸水平达到一个平衡，怀孕以后还要再吃3个月。但目前很多专家建议整个孕期都要服用叶酸和铁剂，不一定只服用到怀孕3个月。我国一般要求服用叶酸的剂量为400微克/日。吃小剂量的叶酸的目的是预防胎儿的神经管畸形的发生。叶酸的膳食中的来源主要是各种蔬菜、动物肝脏、蛋黄等，食物中的天然叶酸的吸收率较低，加上烹调过程中的损失，育龄妇女叶酸缺乏较为普遍，初步估计有1/3的妇女有不同程度的缺乏，这种状况可以通过叶酸补充剂的方法得到纠正和改善。孕妇最好能在医生的指导下服用叶酸制剂，因为叶酸虽然重要，但不能滥补。因为长期服用叶酸会干扰孕妇的锌代谢，而锌的摄入一旦不足，就会影响胎儿的发育。

备孕篇

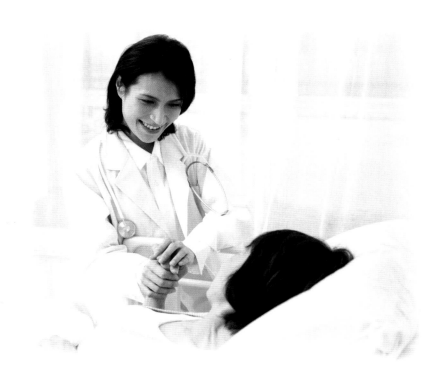

如何把握最佳受孕时机

（1）最佳受孕年龄。根据研究，女性25~30岁、男性27~35岁是最理想的生育年龄。因为，此时男女双方的体能状态达到巅峰，生殖器官的发育也较完善，无论精子、卵子的质量都较佳，有助培育健康的下一代。

（2）最佳受孕时间。一般来说，每个月排卵前3天至排卵后2天，是妇女最容易受孕的时期，也就是俗称的"易孕期"。所以，备孕的准妈妈要学会监测排卵，找到最佳受孕期。

怎样监测排卵指导受孕呢

正常育龄妇女每月只排一个卵，精、卵结合才能受孕。有时卵细胞发育不好，也不能受精；卵子从卵巢排出24小时内活力旺盛，精子排入女方体内只能存活24~48小时。必须掌握在排卵期性交，才有受孕的机会。如何识别排卵期呢？

（1）基础体温测量：女性在排卵当天的基础体温会突然下降，而后几天的体温则会突然上升0.3~0.5℃。详尽的基础体温记录（最少要持续2~3个月），可提供给医师分析，帮助判断您是单相型体温（无排卵）还是双相型体温（有高温、低温，有排卵），黄体功能有无不足等，帮助预测下一周期应行房事的时机，如能好好把握机会，成功率就高。

（2）日期推算法：对于月经周期固定是28天者而言，排卵日约在下个月经来之前的14天，也就是月经来潮的第14天就会排卵。但由于个人体质关系的因素，有些人的排卵日有时会提早，有时会延后。而月经周期21~35天都是正常的，所以计算排卵日需要根据每一个个体月经周期来进行。

（3）宫颈黏液性状：排卵前24小时宫颈黏液量增多，透明无色，黏性很强，不易拉断，在显微镜下呈现羊齿状结晶改变。

（4）此外，还可以用超声及排卵试纸来监测排卵。

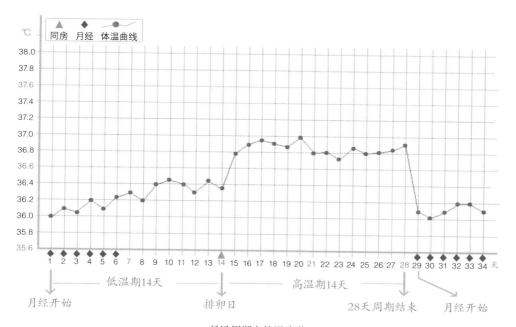

月经周期中体温变化

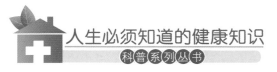

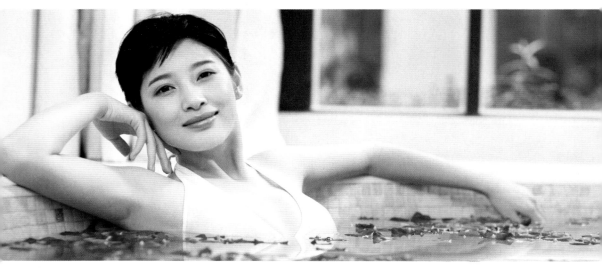

什么季节受孕最佳

虽然怀孕的时节没有明显的宜和忌之分，但若从综合角度考虑，在每年的5~7月怀孕，来年3~5月生产是最理想的选择。从新生儿护理方面来看，此时出生的宝宝，刚好避开冬季流感高峰，但又尚未进入细菌、蚊虫容易滋生的夏天，在照顾与护理上都较为容易。对妈妈而言，此时正值春夏交替，蔬果产量充足，对于产后月子调理也相对轻松。

每年的7~9月份，因为这一时期不容易患感冒。怀孕3个月后，是秋末冬初，水果蔬菜较丰富，有利于孕妇营养摄入。到次年4~6月分娩，便于调剂，有利于产妇顺利度过产褥期，使身体尽快康复。同时，新妈妈乳汁营养丰富，利于婴儿的成长。此外，在这个季节里，衣着单薄，便于哺乳和给新生儿洗澡、晒太阳。婴儿6个月后，需要添加食品时，又能避开肠道传染病的流行高峰。

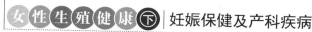
准备怀孕了，我的宠物怎么办

由于猫、狗等动物的排泄物，是传染弓形虫病的主要来源，在孕期感染后可能引起一些严重不良并发症，在孕前及孕期都应该避免接触。

首先，避免接触宠物排泄物。若是怀孕后感染弓形虫病，在初期多引起流产、死胎，怀孕中期则引发死胎、早产或胎儿严重的脑、眼等部位疾病，到了怀孕后期有90%为隐性感染，也就是宝宝出生时表现并无异常，但有可能出生数月或数年后，会出现心脏畸形、智力低下、耳聋等现象。

其次，避免接触宠物毛发。宠物的毛发也经常会造成上呼吸道系统的不适，所以最好的方式是尽量不要饲养宠物。若一定要饲养，在怀孕前本人或其宠物最好能抽血检验，看看是否存有弓形虫抗体；若已有抗体，就不必担心再受感染。

怎样预防弓形虫病

（1）与宠物接近，或是处理生肉之后，必须洗净双手才能进食。

（2）要经常给宠物洗澡、清理粪便，怀孕期间最好请家人代劳。

（3）不要吃未煮熟的肉类。

（4）不要让宠物住在卧室或睡在被窝里。

哪些妇科病会影响怀孕

（1）阴道炎：常见的阴道炎是由滴虫或霉菌引起的。阴道受感染后白带会增多，并有颜色的改变和有臭味。由于这些滴虫或霉菌消耗了阴道细胞内的糖原，因而改变了阴道的酸碱度，使阴道内偏酸。这种酸碱度的改变会影

备孕篇

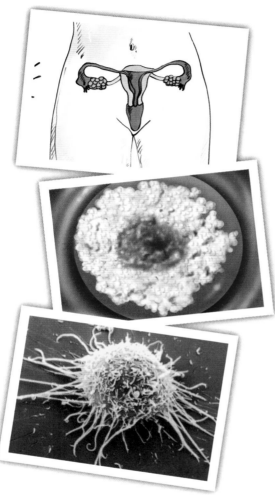

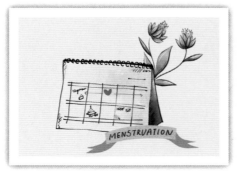

响精子的活动力，以致妨碍精子的继续上行，而有些细菌还会使精子凝集在一起，造成女性不容易怀孕。如果阴道炎同时并有子宫颈管炎时，宫颈黏液的性能也发生了改变，对精子的影响要大得多；阴道分泌物太多，会使射入的精液稀释，对精子的上行也会产生影响。

（2）宫颈糜烂：宫颈糜烂的患者由于宫颈的分泌物较正常多，且黏稠，使精子不易通过，影响精子的活动度，妨碍精子进入宫腔；宫颈的炎性环境会影响精子存在的环境，降低精子的活力；宫颈分泌物中含有大量的白细胞，它们也会吞噬精子；宫颈的细菌及其毒素会杀伤精子，如大肠杆菌会使精子产生较强的凝集作用，可使精子丧失活力。

（3）生殖器肿瘤：子宫肌瘤是女性生殖器官中最常见的一种良性肿瘤，多发生于中年妇女，常见年龄为35~45岁。有25%~35%的子宫肌瘤患者不孕，其原因可能是由于肌瘤阻碍受精卵着床，或由于宫腔变形输卵管入口受阻妨碍精子进入输卵管，肌瘤如接近浆膜层则对妊娠影响不太大。此外，有时子宫肌瘤伴随卵巢功能失调，也可能是不孕的原因之一。有内分泌功能的卵巢肿瘤往往造成持续无排卵可能影响妊娠。

（4）输卵管疾病：女性受孕是精子和卵子通过输卵管相遇结合，当输卵管因先天异常和或发生炎症（淋病奈瑟菌、结核分枝杆菌、沙眼衣原体等感染）时，管腔由于炎症形成粘连、伞端闭锁或输卵管黏膜破坏，甚至形成输卵管积水，导致输卵管不通或通而不畅，精子与卵子无法相遇，从而引起不孕症，或影响受精卵的移行，导致异位妊娠的发生。

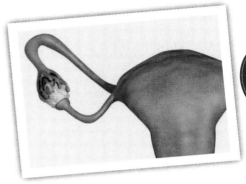

（5）子宫内膜异位：可引起盆腔和子宫腔免疫机制紊乱，导致排卵、输卵管功能、受精、黄体生成、子宫内膜接受性多个环节异常，影响受孕及妊娠结局。

（6）妇科内分泌紊乱：排卵异常占25%~35%，主要有持续无排卵、多囊卵巢综合征、卵巢早衰和功能减退、先天性腺发育异常等。

（7）生殖道畸形：包括子宫畸形（子宫中隔、双子宫较为常见）、先天的输卵管发育异常等，可引起不孕和流产。

为什么胖妹妹和瘦妹妹怀孕困难

追求没有最瘦，只有更瘦的女孩应该意识到，就像贫瘠的土地长不出好庄稼一样，怀孕生子也是个体力活儿。研究表明，只有体重正常，体内存有适当的脂肪，卵巢才能够正常工作。如果卵巢功能不正常，不仅怀孕受影响，漂亮的体态、润泽的皮肤也谈不上。要想正常怀孕，瘦女孩增加肌肉量很重要，所以与其说增肥，不如说增重。

相反，肥胖会让女性减少排卵，同样影响妊娠及妊娠结局。

备孕篇

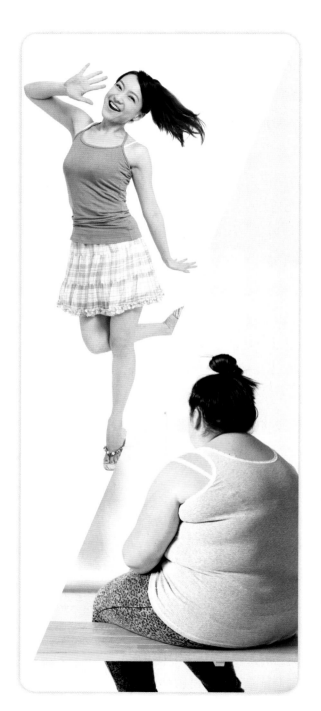

肥胖对生育有很大的影响，可以说肥胖是造成妇女不孕症的一个重要原因。据调查，在体质指数（BMI）大于25千克/平方米的妇女中，由于不能排卵而造成的不育者比普通妇女多一倍。另外，腹型肥胖也会增加不孕的可能性，腰围/臀围的比值每增加0.1，受孕的机会就会减少30%。肥胖妇女怀孕困难的主要原因是肥胖影响到了与排卵、受孕有关的内分泌激素。肥胖者多存在胰岛素抵抗和高胰岛素血症，也就是肝脏、肌肉等组织对胰岛素的反应不敏感，所以胰腺就要制造过多的胰岛素来补偿。然而卵巢对胰岛素的反应要比肝脏和肌肉敏感得多，高胰岛素血症在卵巢中的作用非常明显，可以刺激卵巢分泌过多的男性激素，从而影响排卵，导致不孕。

孕前怎样维持一个比较理想的体重

对于体重只是正常偏低的女孩，遵照中国营养学会的饮食金字塔安排饮食就可以，适当增加一些主食的摄入。那些已经营养不足的女孩最好定期去看医生，在医生的指导下恢复正常体重。俗话说，一口吃不成胖子。如果按饮食金字塔科学安排饮食，一般不会迅速增肥。不提倡瘦女孩通过吃油炸食物、吃夜宵来迅速增肥。身体是个复杂的系统，若增重太过迅速，心脏、胃肠都会感受到压力，一般一个月增重5千克以内比较合适。

同样道理，胖女孩想怀孕别快速减肥。虽然肥胖女孩不容易怀孕，但也不能采用极端的方式快速减肥。研究显示，一年内体重下降超过体重的10%，就可能导致月经紊乱。所以，减肥应该采取小步快跑的原则，取得阶段性胜利后要保持稳定。只有不反弹才能算减肥成功。

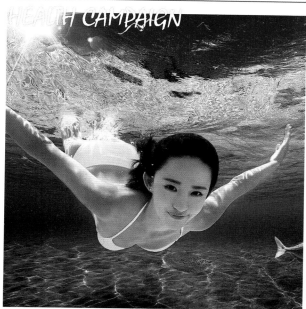

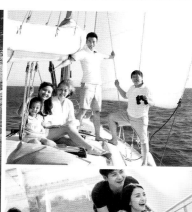

备孕篇

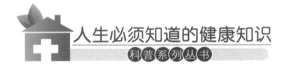

在减肥过程中应该注意哪些

（1）定时、定量进餐，不随意加餐。

（2）三餐能量分配要得当：早餐吃饱、午餐吃好、晚餐吃少。

（3）多吃热量低、饱腹感强的食品。

（4）控制饮食总能量，均衡膳食。饮食减肥的最重要原则是限制每日所有食物的总能量，保证其他营养素的充足供给。

（5）节食食品应美味可口，切忌单调无味。减肥饮食并不是口味单调的膳食，能量不高的美味佳肴更有利于减肥计划的执行。

（6）减肥计划应适应自己的饮食习惯，不论在家中还是外出都能执行，以免难以坚持而中断减肥。

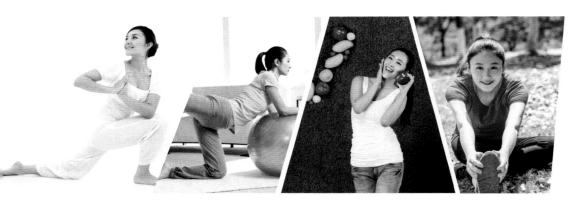

怎样进行体重监测

人在一天里体重变化很大，饱餐一顿或畅饮啤酒，体重立刻会增加好几斤。怎样减少这些外部干扰，称出准确的体重呢？

（1）找一个可靠的体重秤。

（2）早晨起床不吃不喝，上完厕所后穿内衣，赤足站在体重秤上称重。

（3）如果好久没有称过体重，应在一周内称重3次，然后算出平均值。

哪些有害因素及职业
对女性生殖健康有潜在危害

职业有害因素	主要职业接触机会	对生殖健康的潜在危害
铅	熔铅，蓄电池，铅制品生产，油漆、颜料、陶瓷釉料的生产和使用	月经异常、自然流产、妊娠高血压、低出生体重、并影响子代出生后智力发育
金属汞	仪表仪器（如温度计、血压计、整流器及荧光灯制造），牙医及其助手	月经异常，高浓度暴露时自然流产、早产
甲基汞	环境水污染，含甲基汞农药的生产和使用	子代先天性甲基汞中毒
铍	原子能工业，宇航工业	对孕妇的毒性增强
锰	含锰电焊条的制造及使用（电焊）	月经异常
镉	镉镍电池生产、电镀，染料、镉合金制造	月经异常，动物实验显示它对卵母细胞、受精卵及胚胎发育有毒性作用
铬	电镀，染料、涂料的生产和使用	月经异常
砷	含砷矿石（铅、锌、铜）的冶炼，含砷农药的生产和使用	自然流产，偶见死产、先天性小儿砷中毒
苯	制药原料，橡胶、制鞋、箱包、家具生产中的黏合剂以及喷漆、涂料的溶剂或稀释剂	月经异常，孕妇发生再生障碍贫血的危险性增高
甲苯	化工原料，最常用做黏合剂、涂料、喷漆的溶剂和稀释剂	月经异常，自然流产，孕期滥用（大量吸入）可出现胎儿畸形、死胎及早产
二甲苯	油漆、喷漆、橡胶、皮革等工业中用做溶剂或稀释剂，实验室工作	月经异常，自然流产
二硫化碳	粘胶人造丝及玻璃纸生产	月经异常，早早孕丢失率增高，子代先天缺陷患病率增高
汽油	炼油、橡胶、制革、制药、油漆等工业中用做溶剂	月经异常，妊娠并发症（妊娠恶阻、妊高征）发病率增高
氯乙烯	合成氯乙烯，聚氯乙烯塑料生产	妊高征发病率增高

续 表

职业有害因素	主要职业接触机会	对生殖健康的潜在危害
乙内酰胺	棉纶生产	月经异常, 妊高征发病率增高
氯丁二烯	氯丁橡胶生产	月经异常, 自然流产, 低出生体重
苯胺	染料制造, 印染	孕妇急性中毒危险增高
三硝基甲苯	制造炸药及使用炸药	月经异常, 自然流产
甲醛	化工原料, 消毒, 装饰材料、家居黏合剂 (温室下即可向空气中释放甲醛), 实验室工作, 室内装修	痛经, 月经量少, 自然流产
环氯乙烷	消毒, 杀虫	自然流产
抗癌药	生产抗癌药的人员, 接触抗癌药的医务人员, 接受化疗的病人	自然流产, 子代先天缺陷患病率增高
己烯雌酚	制药业, 医疗	孕期职业接触或服用后, 女性后代易患阴道透明细胞腺癌, 男性后代可出现生殖器畸形
麻醉性气体	主要为手术室工作人员	自然流产, 子代先天缺陷患病率增高
一氧化碳	工业生产中广泛存在, 生活中接触: 煤气发生炉、汽车尾气、炉火取暖等	孕妇急性中毒危险增高, 孕妇一氧化碳中毒可影响胎儿发育, 导致胎儿畸形
氯	氯气制备, 制造有机氯农药, 印染, 造纸, 化工原料	孕妇急性中毒危险增高
氰化氢	电镀, 金属热处理	孕妇急性中毒危险增高
氮氧化物	硝酸制造, 焊接, 酸洗, 麻醉	工作中接触氧化亚氮 (N_2O, 笑气) 的牙医及助手, 受孕率下降, 自然流产率增高
农药	农药生产加工, 使用农药进行种子消毒、杀虫、除草、灭鼠	流产、早产、子代先天缺陷患病率增高
高温	夏季露天作业, 高温车间工作	孕妇中暑, 可影响胚胎发育
低温	低温冷藏库内作业, 水产品加工	易发生痛经

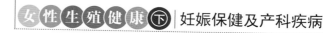

续 表

职业有害因素	主要职业接触机会	对生殖健康的潜在危害
噪声	生产性噪声见于纺织、机械加工、拖拉机驾驶等;飞机、火车、汽车等的噪声;家庭装修时的噪声;歌舞厅的噪声	月经异常,妊娠恶阻及妊高征发病率增高,早产及低出生体重发生率增高,影响胎儿听力发育及出生后的智力发育
全身震动	公共交通工具(汽车、火车、飞机)的司机、乘务员、拖拉机手	月经异常,自然流产,低出生体重
射线	核工业生产,医疗射线(x线、γ射线检查、放射治疗),放射性核素的生产和使用	月经异常,自然流产,早产,胎儿畸形及出生后智力发育障碍
射频辐射与微波	感应介质加热,无线电通讯,广播电视,理疗,微波炉,手机	月经异常,自然流产(个别报道)
视频作业	电脑屏幕前操作	有否导致自然流产及影响胎儿发育的危险,尚未确定
负重作业	人力搬运重物(>20千克),装卸	月经异常,自然流产,早产

备孕篇

健康怀孕应调离哪些岗位

随着社会的不断发展,越来越多的女性加入到各行各业的工作中,成为职业女性。有部分妇女工作环境中含有较高浓度的化学有害物质,影响女性的生殖机能,进而影响胎儿的健康发育,因此,为提高人口素质,实现优生优育,有些职业岗位的妇女应在考虑受孕时暂时调换工作岗位。

(1)接触电离辐射的工种:研究结果表明,电离辐射对胎儿来说是看不见的"凶手",可严重损害胎儿,甚至会造成畸胎、先天愚型和死胎。所以,接触工业生产放射性物质,从事电离辐射研究、电视机生产以及医疗部门的放射线工作的人员,均应暂时调离工作岗位。

(2)某些特殊工种:经常接触铅、镉、汞等金属,会增加妊娠妇女流产和死胎的可能性,其中甲基汞可致畸胎,铅可引起婴儿智力低下;二硫化碳、二甲苯、苯、汽油

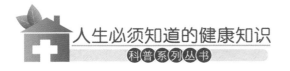

等有机物,可使流产率增高,氯乙烯可使妇女所生的婴儿先天痴呆率增高。因此,这些岗位的职业女工,应在孕前调换工种。

(3)密切接触化学:农业生产离不开农药,而许多农药已证实是可危害妇女及胎儿健康,引起流产、早产、胎儿畸形、弱智。因此,农村妇女应从准备受孕起就远离农药。尤其应加强乡镇企业劳动妇女的防护。

(4)高温作业、振动作业和噪音过大的工种:研究表明,工作环境温度过高,或振动甚剧,或噪音过大,均可对胎儿的生长发育造成不良影响,因此,这些岗位的职业妇女应暂时调离岗位,以保障母婴健康。

(5)医务工作者:尤其在传染病流行期间,经常与患各种病毒感染的患者密切接触,而这些病毒(主要是风疹病毒、流感病毒、巨细胞病毒等)会对胎儿造成严重危害。因此,临床医务人员在计划受孕或早孕阶段若正值病毒性传染病流行期间,最好加强自我保健,严防病毒危害。

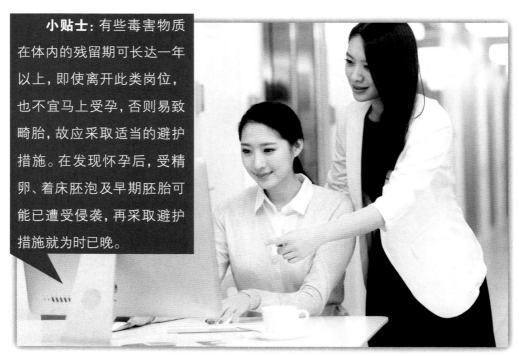

小贴士: 有些毒害物质在体内的残留期可长达一年以上,即使离开此类岗位,也不宜马上受孕,否则易致畸胎,故应采取适当的避护措施。在发现怀孕后,受精卵、着床胚泡及早期胚胎可能已遭受侵袭,再采取避护措施就为时已晚。

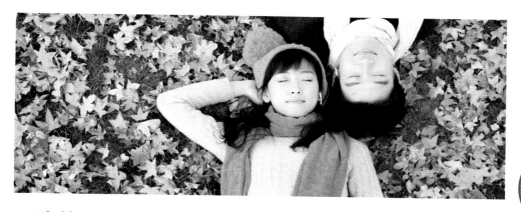

备孕篇

孕前心理状态可影响遗传基因吗

父母在怀孕之前的心理状态的确会影响孩子的基因。当人们处于不同的情绪之中时，大脑会分泌出许多种化学物质，这些物质会影响精子和卵子中特定的基因表达，从而影响下一代的孕育和发育。由快乐、抑郁以及其他心理状态引发的激素和化学物质的分泌能够影响精子和卵子，从而在怀孕期间造成孩子长久的改变。

医学家哈拉博·布凯表示，当人们处于不同的情绪之中时，由快乐、抑郁以及其他心理状态导致大脑会分泌出许多种化学物质，这些物质会影响"生殖细胞"（精子和卵子）中特定的基因表达，从而在怀孕期间给孩子带来永久性的影响。英国和美国学者不同时期的研究也都发现，快乐可以遗传，即由基因控制，其比例在50%左右。

美国明尼苏达大学研究员里科也表示，人的幸福感与其个性有紧密的联系，而个性绝大部分是由遗传决定的，因此，快乐也应该深受遗传基因的影响。基因控制着人大脑中五羟色胺的水平。五羟色胺是一种神经传递素，对心情、情绪、睡眠和食欲起着重要作用。如果大脑中这种物质含量较高，人就比较容易快乐。研究发现，人体大脑中50%的五羟色胺来自于遗传，另外一半则受到后天的影响。这就可以解释，为什么有些人天生比较活泼，容易快乐，而另一些人则非常容易忧郁。

当然，快乐并不完全来自遗传，决定人快乐与否还与后天情况有关。

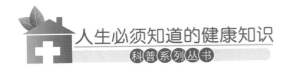

先天缺陷的原因有哪些

目前，全世界每年有790万严重缺陷儿出生，约占出生总人口的6%。在这些出生缺陷儿中，至少有330万死于5岁之前，320万出生缺陷儿童将发展成为残疾。这中间，90%以上的出生缺陷儿和95%的出生缺陷儿死亡发生在发展中国家。在我国，每30秒就有一个缺陷儿出生。那么胎儿不健康与哪些因素有关呢？

（1）疾病：① 高血压：患者一旦怀孕，血压就会进一步升高，出现孕期高血压综合征，影响胎儿发育。② 糖尿病：患者如果怀孕，会对胎儿各系统发育均造成影响，严重影响胎儿健康。晚孕女人一定要彻底查清楚自己是否患有此病。33岁以上的晚孕女人比20多岁的女人患糖尿病的可能性要高很多。③ 甲状腺疾病：它是体内激素分泌异常所致，患者怀孕后易造成胎儿发育不正常。④ 生殖道感染疾病：会严重影响胎儿健康。如果以上几种病不幸中招了，要先根据病情进行治疗，控制在正常水平后再怀孕。

（2）有毒物质：较强的放射线、农药、苯、甲醛、铅、喷漆、有机溶剂、电池、皮革加工、劣质的建筑材料等造成的环境污染，都会影响胎儿的健康发育。

（3）吃错药品：一般而言，服药时间发生在孕3周以内，称为安全期。若无任何流产迹象，表示药物未对胚胎造成影响，可以继续妊娠。孕3周至8周内为高敏期。此时胚胎对于药物的影响最为敏感，致畸药物可导致胎儿畸形。孕8周至孕4~5个月称为中敏期。此时为胎儿各器官进一步发育成熟时期，对于药物的毒副作用也较为敏感。孕5个月以上称低敏期。此时胎儿各器官基本已经发育，对药物的敏感性较

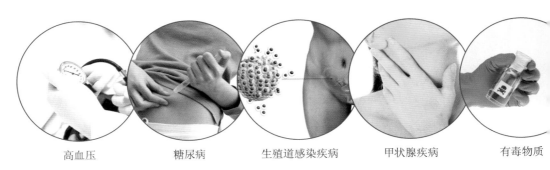

高血压　　　　糖尿病　　　　生殖道感染疾病　　　甲状腺疾病　　　有毒物质

低,用药后不常出现明显畸形,但可出现程度不一的发育异常或局限性损害,此时服药必须十分慎重。

(4)抽烟、喝酒:吸烟对胎儿智力、心血管系统的发育会产生不良影响。准备怀孕的夫妻,最好在孕前6个月就戒烟。酒精可引起胎儿酒精中毒综合征,症状为小头、智力低下、发育迟缓。孕前3个月或半年夫妻两人就要准备戒酒了。小心二手烟伤了孩子!

(5)职场:人们习惯把发生于白领孕妇的流产或新生儿出生缺陷归罪于电脑。其实电脑本身的危害,远不如写字楼中的不良环境和久坐不动的工作方式对女性的伤害大。女性长时间坐着工作,活动少,影响血液循环,骨盆受压迫使子宫血液循环不畅,让母体受到伤害而影响宝宝健康。对于晚孕女人来说,工作期间让自己的身体适量运动起来尤为重要。

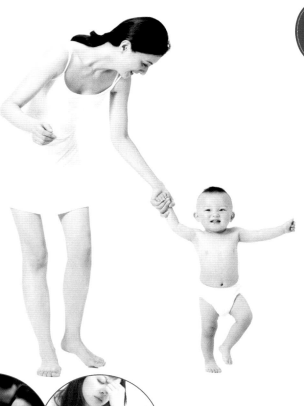

备孕篇

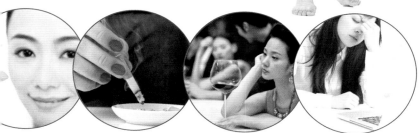

吃错药品　　　　抽烟　　　　喝酒　　　　职场白领

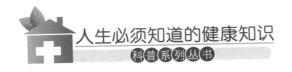

哪些遗传病怀孕之前可预防

遗传病是指由于受精卵形成前或形成过程中遗传物质的改变造成的疾病。有的遗传病在出生时就表现出来，也有的出生时表现正常，而在出生数日、数月，甚至数年、数十年后才逐渐表现出来。而有什么遗传病在孕前是可以预防的呢？

（1）肥胖：女性的体重和母亲体重、体形的关系较之父亲更为紧密，肥胖者的体重遗传因素占25%~40%。

贴心忠告：控制脂肪和甜食的摄入，经常运动。

（2）2型成人糖尿病

此病通常40岁以后发生。研究表明，有20%~40%的子女是从母亲那儿遗传患上此病。

贴心忠告：保持健美的身材，坚持运动。45岁之后每隔3年做糖尿病的常规检查。

（3）妊娠困难

母女之间也许有类似或相同尺寸、形状的骨盆。研究表明，妊娠高血压和静脉曲张在家族中具有遗传性。

贴心忠告：对于静脉曲张，使之减少到最低程度的最好办法就是保持苗条。

（4）绝经早

你的绝经年龄可能和你母亲相同。一个女人有多少个卵子，在她出生时就已经决定了，而这种决定则来自于遗传因子。

贴心忠告：如果抽烟，则能使绝经年龄提前2~3年。

（5）骨质疏松

母亲患有骨质疏松疾病，女儿患脆骨的发病率会很高，所以她们也更有可能骨折、驼背、弯腰等。妇女的骨头质量和失去的骨质，和她母亲的情况非常相似。

贴心忠告：提高钙和维生素D的摄取，可通过喝牛奶、吃钙片、加强锻炼、戒烟戒酒使骨骼保持健壮。

（6）抑郁症

一个女人有10%的可能性会从母亲那儿遗传患上情绪不稳定的疾病。

贴心忠告：仔细观察，不放过任何有迹象的信号，比如突然的情绪波动、哭泣。如果有类似情况出现，要立刻去看心理医生。

（7）心脏病

如果你母亲在65岁之前心脏病曾发作过，那么将来你患心脏病的可能性就会增加。

贴心忠告：保持苗条的身材，经常锻炼，戒烟，减少高脂肪食品的摄入。35岁前后经常测量血压和胆固醇含量。

（8）肺癌

肺癌患者中至少有10%的人具有遗传性，而母亲患有肺癌，遗传给子女的机会要比父亲高出2~3倍。

贴心忠告：有规律地锻炼，戒烟酒，吃低脂肪、富含纤维的食物。考虑从30岁起每年都要进行胸部透视。

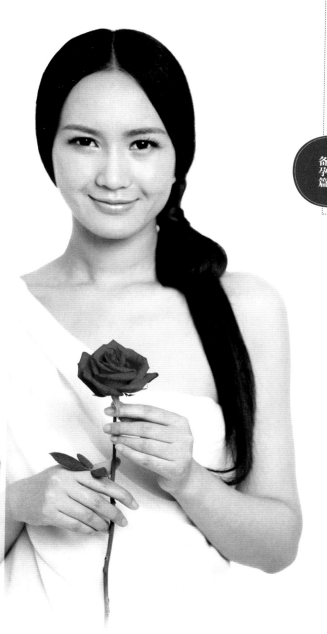

备孕篇

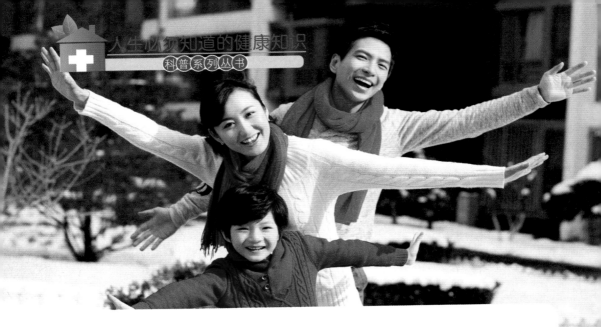

二胎高龄产妇需要做足哪些准备

首先，建议计划二胎的家庭应先到医院进行一次全面的孕前检查，保证夫妻双方身体健康、无疾病。夫妻任何一方如果患有肝炎、结核病、肾炎，特别是女性患有心脏病、甲亢、糖尿病、肿瘤都不宜受孕；如患有性病、盆腔炎等要待治疗痊愈后方可怀孕；孕妇年龄愈大，先天畸形儿的发病率愈高，这是因为随着女性年龄增长，卵巢逐渐衰老退变，产生的卵子老化，发生染色体畸形的机会就会增多，所以孕前检查不容忽视，孕前保健可为二胎保驾护航。

其次，很多高龄妈妈担忧年龄对生育能力的影响，会询问辅助生殖技术，欲尝试试管婴儿。专家强调，辅助生殖技术不能滥用，从备孕的角度而言，生过一胎的家庭不必过度担心生育能力的不足，不要盲目尝试"试管婴儿"技术。若尝试自然受孕一年无果，且达到不孕症诊断标准，在医生的综合评估下，必要时才应考虑辅助生殖技术。

第三，高龄产妇了解头胎分娩方式决定二胎受孕时间的重要性。即第二胎分娩的时间，要根据第一次分娩的情况合理安排，如第一胎顺产的话，哺乳期结束后就可再怀孕，但应综合考虑适应度等问题，建议1年后再受孕；第一胎剖宫产的话，需要2年后再考虑受孕，否则孕期有子宫破裂的风险。孕前检查合格后，开始备孕。谨

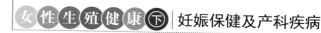

记如发生感冒、发烧、头晕等症状，切勿滥用药，服药前一定要确认自己是否怀孕，确定怀孕需咨询医生后用药。

夫妇双方孕前注意营养可提高生殖细胞质量，因此，补充叶酸、均衡饮食、加强孕前孕中营养很关键。孕前3个月可适当补充叶酸等维生素和微量元素，避免胎儿神经系统疾病的发生。如果孕前没有及时补充叶酸，怀孕后要继续补充，直至孕12周。孕期要保证饮食结构的合理性，摄入过量的脂肪和蛋白质易致胎儿过度发育，加之分娩次数增加，宫腔内体积变化，早孕反应轻，腹壁松弛，均可导致巨大儿，从而发生难产、产后出血等情况。

第四，对高龄产妇来说定期产检及筛查不容小觑。高龄产妇应特别注意要去正规医院定期产检，做好相应的产前检查和筛查。孕12周前最好做一次B超，核实预产期，了解胎儿生长发育，有条件的话可进行早期唐氏筛查。如上一胎为剖宫产则需B超分辨孕囊与上次剖宫产子宫切口的关系，以判断是否有胎盘植入的风险，提前做出评估，并在生产时做好应对植入胎盘的准备。孕16~20周时要进行中期唐氏筛查以判断胎儿可能出现的病症。对于年龄大于35岁的高龄产妇建议在孕20周以后做羊水穿刺，根据胎儿染色体了解胎儿是否有异常。高龄产妇易患妊娠合并心脏病、妊娠高血压综合征和妊娠期糖尿病等，孕期要密切关注血糖、血压等指标，同时由于孕妇体内的血容量比非孕期明显增加，心脏负担加重，而原来就患有心脏病的孕妇很可能由于无法耐受而只得提前终止妊娠。高龄产妇自然分娩的难度会增加，需要提前做好准备。

最后，一般二胎妈妈会很纠结于分娩方式，专家建议：若第一胎为自然分娩，那第二胎应尽量选择自然分娩，创伤小，恢复快。若第一胎为剖宫产，第二胎可选择剖宫产，也可在排除第一次剖宫产禁忌证后选择自然分娩。对二胎分娩方式的选择，需产科医生综合评估后方能决定。

（本章编者：张咏梅 刘卫红）

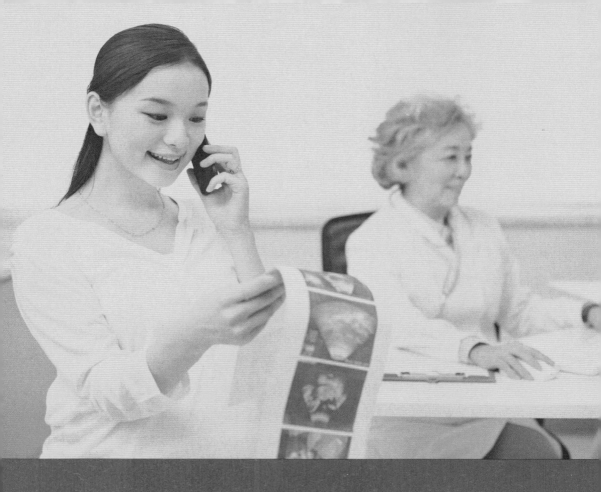

HUAIYUN PIAN

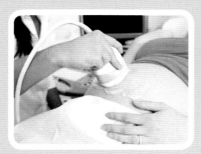
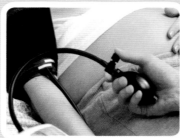
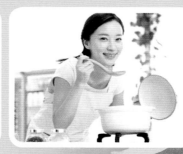

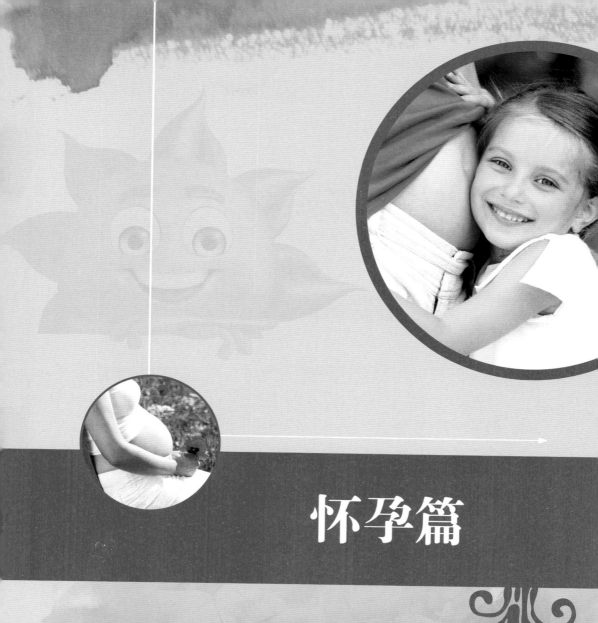

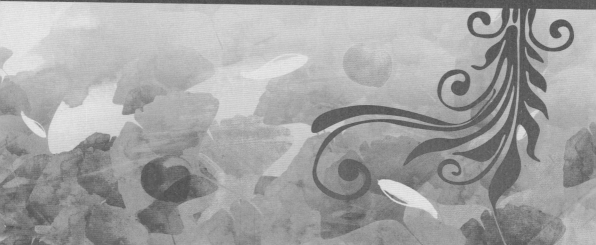

怀孕篇

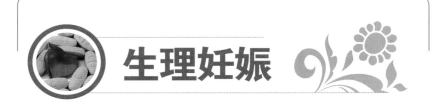

生理妊娠

对于女性来讲,怀孕是一段充满了未知的旅程,是一种期待,也是一种挑战。

哪些症状预示我可能怀孕了

(1)停经。

(2)乳房变得敏感和胀大,乳头会感到酸痛和变得异常敏感、变黑了。

(3)头晕、疲劳。源于你体内荷尔蒙的增长。头晕是一个更让孕妇感到手足无措的症状。这是因为,血压降低、血糖过低。

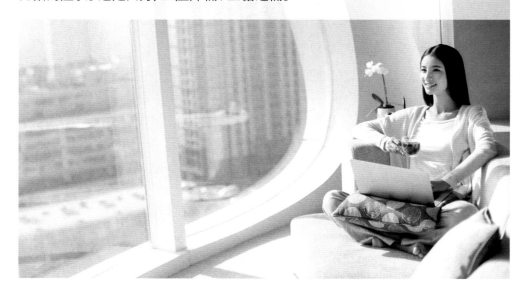

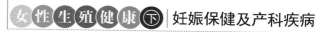

（4）去洗手间频率升高。

（5）贪吃或厌食或作呕及晨吐。对气味敏感。作呕可能在怀孕的第一个星期就出现，少量多餐可以减轻这种症状。服用产前维生素补充药，防止额外的体重增加。

（6）胃痛或便秘。子宫膨胀，导致子宫在膨胀的时候，挤压到胃和其他器官导致了胃痛和便秘。此外，荷尔蒙浓度的增加，会导致消化缓慢，阻碍消化维生素、矿物质、营养物的消化功能正常运行。胃消化的缓慢会导致胃分泌更多的胃酸去消化食物，这导致了胃痛的产生。苏打水或者热水能减轻胃痛。少量多餐更容易被消化。喝水，多吃蔬果、葡萄干、粗粮，都能帮助消化。还有一些日常的维生素补充剂含有助消化的成分。

（7）情绪化和易怒。孕妇感到情绪复杂是很自然的事，无论是感到惊喜，还是忧郁，开心还是悲伤，无论是大笑或是落泪，都是她们复杂情绪的自然表现。伴侣应给予理解和支持。保障睡眠，正常饮食，服用产前维生素药，适当运动。

（8）体温较高。怀孕还会使人体温度变高。你或许会感到有点热，因而怀疑自己是否着凉了。这时，你应该量一下自己的体温，看看是不是比正常体温高了。持续的体温变高应咨询医师。

（9）腰骶处感到疼痛。因为你的体重、体态的改变，因为荷尔蒙和身体内部的变化，关节和韧带变松了。

（10）着床出血。不是所有妇女都会经历这个症状。

怎样能明确是否已经怀孕

最常用的早孕试纸验孕一般可在同房后、月经推迟7~10天检查出是否怀孕，血HCG检查科在同房后10天左右验孕，B超检查可在同房后5周时检查出是否怀孕。

怀孕后，母体会有哪些变化

（1）子宫。妊娠前，子宫只有40~50克，大小跟一个鸡蛋差不多。随着胎儿的生长，子宫逐渐增大，到临产时可达到1000克左右，直径35厘米左右。妊娠期间，子宫常会有不规则的间歇性收缩。妊娠末期，子宫的兴奋性增加，收缩加频，足月时变为有规律的收缩，是分娩的主要动力。

（2）阴道。随着孕期的增加，阴道壁伸长，变得疏松柔软，弹性增大；黏膜变厚，充血，呈紫蓝色；阴道分泌物也会增多，呈酸性，可以抑制致病菌的生长；外阴部色素沉着，膨大变软，利于胎儿娩出。

（3）乳房。妊娠6~7周时，乳腺开始发育。孕妈妈会感到乳房发胀、变大，有刺痛及触痛感，会看到乳头和乳晕有色素沉着。妊娠晚期挤压乳房时，会流出淡黄色的乳汁。

（4）皮肤。孕妈妈在妊娠期间会出现色斑、皮肤发暗，腹壁、大腿外侧及乳房等处的皮肤会因弹力纤维断裂而出现妊娠纹。此外，妊娠期还常会感到皮肤瘙痒。

（5）体重。一般情况下，孕妈妈在妊娠期的体重可增加8~12千克。但各时期的增长速度是不一样的。孕早期，由于妊娠反应，体重变化不大。孕4个月后，妊娠逐渐平稳、食欲增加，胎儿生长加快，体重增加得也较快。大约每周增加0.3~0.5千克，体重若增加过快，应排除病理现象，比如妊娠期糖尿病、高血压疾病等。

（6）心血管。孕中期，母体血容量明显增加，血液呈稀释状，白细胞的数量略有上升。到了孕中、晚期，心率平均每分钟增加10~15次，血容量在32~34周达到高峰，从4升增加至5升左右。

（7）消化。孕早期，孕妈妈会有食欲减退、恶心、呕吐等症状，孕12周后逐渐

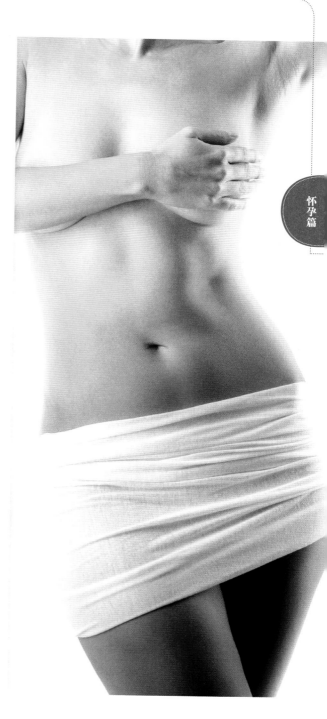

消失。由于肠蠕动减慢及子宫增大、胎儿先露部位的压迫作用，妊娠期还易出现肠胀气和便秘现象。

（8）膀胱。孕早期增大的子宫和孕晚期胎儿头对膀胱的压迫，常会出现尿频现象。由于妊娠期母子代谢产物的排泄量增多，肾脏血液量及肾小球滤过率也都会有所增加。至足月时，膀胱的大小会比孕前增加30%~50%。

（9）呼吸。随着妊娠周数的增加，孕妈妈的腹压增高，横膈上移，使呼吸变得短促而激烈，容易疲劳，一定要注意休息，避免劳累。

（10）骨骼。因妊娠期中骨盆关节及椎骨间关节松弛，孕妈妈会感到腰骶部、耻骨联合或肢体有疼痛的感觉。因此，孕妈妈要适当补钙，注意坐立行走的姿势。

妊娠生理现象不同于病理现象，是可以忍受的。但若上述现象过于严重，则很可能是病理现象，要及时就诊。

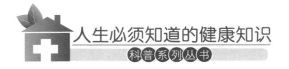
孕期心血管有什么变化

妊娠期心跳速度比未妊娠妇女要快，在近足月时每分钟可增加10次左右，怀双胞胎时增得更多。血容量于妊娠第6~10周开始增加，至第32~34周达最高峰，较未妊娠时增长30%~50%，产后2周恢复正常。血容量一般包括血浆量及红细胞量，妊娠期虽然红细胞量不断增加，至足月时增长18%以上，但血浆量却增长50%左右，比红细胞增加的量多，因此，红细胞数及血红蛋白的浓度均因稀释而相对减少，形成"生理性贫血"。由于胎儿生长发育以及母体循环、呼吸系统工作量加重，均使氧消耗量不断增加，至分娩时达高峰（比未妊娠时增长20%）。妊娠期全身含水量逐渐增加，血浆渗透压降低；子宫逐渐增大，压迫下腔静脉，使下腔静脉压上升；加上重力的缘故，大多数孕妇的小腿及脚踝处发生水肿。妊娠晚期，子宫明显增大，致横膈抬高，心脏呈横位，血管屈曲，右心室压力升高等，以上变化都加重了心脏的负担。

宝宝在妈妈体内是怎样一点点长大的

通常临床上描述胚胎、胎儿发育特征，以4周为一个孕龄单位。妊娠开始8周的孕体称为胚胎，是其主要器官结构完成分化的时期。自妊娠9周起称为胎儿，是其各器官进一步发育渐趋成熟的时期。胚胎、胎儿发育特征如下：

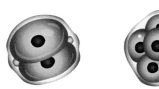

受精后大约36小时卵子便开始一次分裂，成为2个细胞。

受精后大约72小时便变成16个细胞，几天之后细胞团就掩埋到子宫内。

受精卵桑葚胚

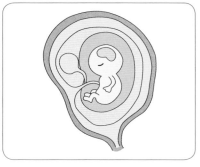

8周末胚胎

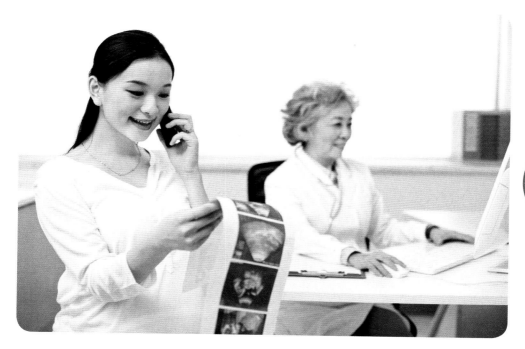

4周末：可以辨认胚盘与体蒂。

8周末：胚胎初具人形，头大占整个胎体一半。能分辨出眼、耳、鼻、口。四肢已具雏形。B型超声可见早期心脏形成并有搏动。

12周末：胎儿身长约9厘米，顶臀长CRL6~7厘米，体重约14克。外生殖器已发育，部分可辨出性别。胎儿四肢可活动。

16周末：胎儿身长约16厘米，顶臀长12厘米，体重约110克。从外生殖器可确定胎儿性别。头皮已长出毛发，胎儿已开始出现呼吸运动。皮肤菲薄呈深红色，无皮下脂肪。部分经产妇已能自觉胎动。

20周末：胎儿身长约25厘米，体重约320克。皮肤暗红，出现胎脂，全身覆盖毳毛，并可见一些头发。开始出现吞咽、排尿功能。孕妇检查时可听到胎心音。

24周末：胎儿身长约30厘米，体重约630克。各脏器均已发育，皮下脂肪开始沉积，因量不多皮肤仍呈皱缩状，出现眉毛。

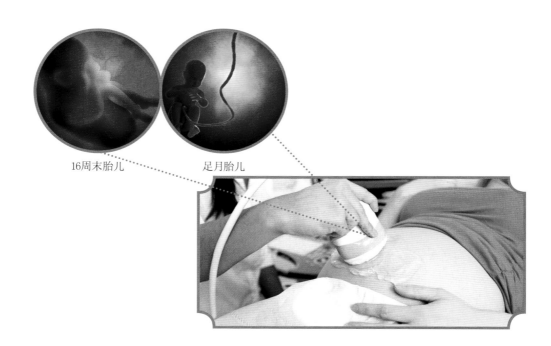

16周末胎儿　　　　足月胎儿

28周末：胎儿身长约35厘米，体重约1000克。皮下脂肪不多。皮肤粉红，有时有胎脂。眼睛半张开，出现眼睫毛。有呼吸运动。生后易患特发性呼吸窘迫综合征。

32周末：胎儿身长约40厘米，体重约1700克。皮肤深红，面部毳毛已脱落，出现脚趾甲，睾丸下降，生活力尚可。出生后注意护理，可以存活。

36周末：胎儿身长约45厘米，体重约2500克。皮下脂肪较多，毳毛明显减少，面部皱褶消失。胸部、乳房突出，睾丸位于阴囊。指（趾）甲已超出指（趾）端。出生后能啼哭及吸吮，生活力良好。此时出生基本可以存活。

40周末：胎儿身长约50厘米，体重约3400克。发育成熟，胎头双顶径值≥9.0厘米。皮肤粉红色，皮下脂肪多，头发粗，长度≥2厘米。外观体形丰满，肩、背部有时尚有毳毛。足底皮肤有纹理。男性睾丸已降至阴囊内，女性大小阴唇发育良好。出生后哭声响亮，吸吮能力强，能很好存活。

什么时候建档

怀孕档案是孕期的跟踪记录。

建档，也叫建大卡，就是在医院建议怀孕档案，伺候准妈妈的每次产检都会详细地记录在案。主要是为了能够全面地了解准妈妈的身体状况和胎儿的发育情况，以便更好地应对孕期发生的状况。临产时医生也会根据档案中的记录和准妈妈的身体状况来决定是顺产还是剖宫产，万一有特殊情况也可以在短时间内做出准确的判断。准妈妈选择在哪家医院生产，就在哪家医院建立档案，最好不要中途转院，以确保信息的全面性和连续性。

建档需要带哪些证件呢？

孕妇建档一般需要带上身份证，参加医疗保险的要带上医保卡，有些医院还要求带准生证。当然，各地医院的规定可能都不一样，准妈妈去之前最好打电话咨询清楚，避免因漏带证件而来回奔波。

孕期建档需要做的检查：包括身高、体重、血压、宫高、腹围、胎方位、胎心、尿常规、血常规、心电图等，以了解孕妇的全面情况及胎儿的发育情况。

孕妇建档时间：建档之前要办理好准生证。建档一般是在怀孕5~7周进行，但大城市因为就医条件紧张，所以准妈妈提前做建档准备对自己有好处，建档的同时要进行第一次全面体格检查及专科检查。准妈妈需要提前了解相关情况，配合自己的时间按部就班地准备准生证和建立档案。每个孕妇应该至少在12周时就要建档。

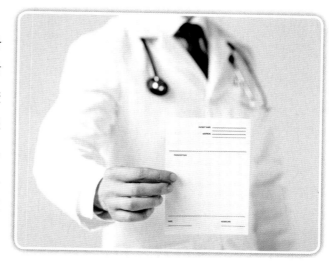

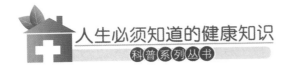

产前检查有必要吗

在停经后12周内，丈夫就应陪同妻子去进行产前初诊。主要是了解子宫大小及生殖器的基本情况，确定孕期，测量血压、体重等，以确定妻子是否宜于妊娠分娩。产前检查主要包括3个阶段：妊娠12~28周，每4周查1次，重点为产科；妊娠28~36周，每2周检查1次，以防有高危情况；妊娠36周后，每周查1次，为分娩做准备。

产前检查有哪些内容

（1）病史：第一次去检查时，医生会不断地询问孕妇，并详细地做着记录。例如有没有患过什么病、有没有过孕育经历、是否做过手术、是否有家族病史等。这是必要的，因为它们与孩子的健康关系密切，而且还能为医生在整个孕期的诊断提供依据。

（2）称体重：通过称量孕妇体重，可以动态观察母子的健康状况，因此，这是每

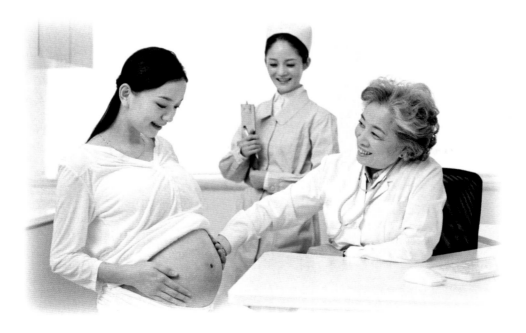

次产检的必要内容。在孕早期，因为早孕反应或进食不好，体重可能反而减少。妊娠3个月以后，胎儿、胎盘、羊水、子宫等都在增长，体重就会不断增加。整个孕期体重平均增加6~12.5千克，在妊娠晚期平均每周约增加0.3~0.5千克。当然，如果孕妇孕前的体重偏高或偏低，这个标准就要适当改写。当体重增加过少，容易发生胎儿生长受限；而体重增加过多，容易发生巨大儿、羊水过多等问题，都应引起重视。

（3）测量血压：每次产前检查都必须测量血压，可见其对孕妇的重要性。调查显示，高血压是造成孕产妇和胎儿死亡的四大原因之一。有些孕妇在怀孕前血压正常，但在怀孕后期却发现血压偏高。因此，进行有规律的产检，每次都测量血压，就会在血压刚刚开始升高时，得到及时有效的控制。

（4）尿液试纸检查：尿糖和尿蛋白是两个重要的指标，因为它们可以提示孕期的妊高征和妊娠期糖尿病两个高危症状。

（5）阴道检查：阴道检查一般放在怀孕初期和末期进行。检查的目的在于：肯定宫内妊娠、子宫的大小，以准确地推断出预产期；了解子宫、卵巢、阴道等有无异常，以便及时诊治，并确定适宜的分娩方式。临产前检查子宫口是否张开，以备宝宝顺利娩出。

（6）血液化验：在孕期至少需要一次全面的血液化验，主要内容有：肝功、乙肝五项、血型（包括Rh抗体）、血常规、凝血因子等。如果血红蛋白低于110克/升则提示贫血，需要及时治疗。

（7）骨盆测量：骨盆测量是基本的检查项目之一。

（8）宫底高度：自第4个月起，医生会时常通过腹壁触摸，测量耻骨上缘到子宫底的高度。通过宫底高度的变化，可以推测胎儿的生长情况。

（9）胎心音：正常的胎心率强劲有力，安静状态下每分钟120~160次，在胎动时可达每分钟160次以上。通过每次产前检查的听诊，可以判断胎儿的生长和健康状况。

（10）B超检查：通过B超可以观察到胎儿的生长发育及周围环境。

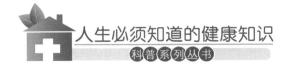
具体每个阶段有哪些检查

（1）妊娠6~8周（第1次孕期检查）：空腹；建立保健手册；血常规（观察MCV、MCH、RDW-SD，筛查地中海贫血）；尿常规；血型全套（包括：ABO血型、Rh血型）；肝炎1号（乙肝全套、丙肝筛查）；梅毒、艾滋病；肝肾功能；骨盆大小测定；B超检查，准确判断孕龄（已做孕前检查的可以适当做项目减免）。

（2）妊娠10~14周：超声检查胎儿颈项透明层。

（3）妊娠14~21周（最好16~18周）：唐氏综合征血清学筛查。

（4）中孕检测：TORCHIgM，IgG检查。

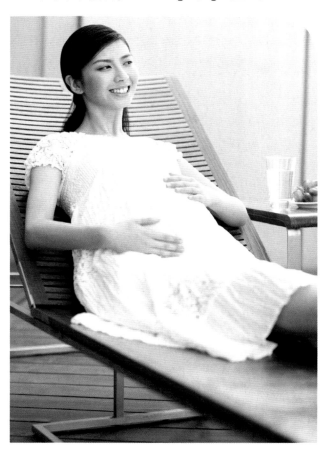

（5）妊娠18~24周：彩色B超进行胎儿系统超声检查。医生建议时还应抽羊水做染色体检查和FISH检查、基因诊断，抽脐血做染色体、基因诊断。

（6）妊娠24~28周：糖尿病筛查（OGTT）。

（7）妊娠30~36周：复查血常规、肝功、胆汁酸（皮肤瘙痒时必须做），甲状腺功能，抗A或抗B效价（当孕妇为O型，丈夫为A/B/AB），抗D效价（当孕妇为Rh阴性），自体备血，B超检查，心电图检查。

（8）妊娠34周后：高危妊娠者，34周开始胎心监护（NST）每周一次。

（9）妊娠36~37周后：胎心监护（NST）每周一次直至临产；B超检查，脐血流S/D比值测定；有腹痛、阴道流血、流液、胎动减少等情况应当及时就医。

如果条件有限，至少要做5次孕期检查：11、16、20、28、36周。

我国的孕期营养现状

孕妇对于营养的需求比平时高很多，很多准妈妈走入盲目多吃的误区，忽略了膳食营养应均衡。孕妇饮食误区，营养失衡，导致妈妈和胎儿肥胖，易发生妊娠期糖尿病和胎儿过大，妊娠糖尿病可导致严重的母婴合并症和并发症等。

营养不良分为营养缺乏与营养过剩两种。孕期体重增长过度是产科门诊常见的问题，相当大的一部分孕妇基本都会超过这个范围，孕期体重增加20千克甚至40千克的都有。还有一种，就是被告知控制体重就认为是不吃主食，从而导致营养的

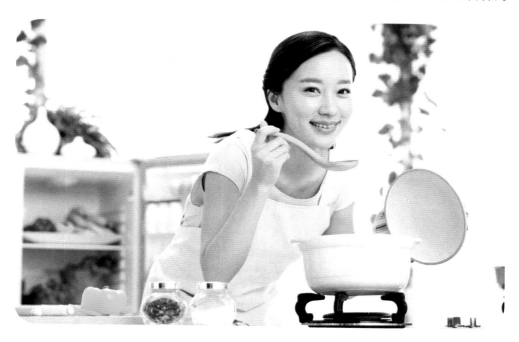

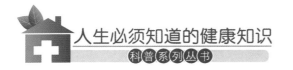
不均衡。原因是医院医务人员介入孕妇的管理时间过晚，虽然说在备孕期就应该到医院进行检查，但实际上能做到的人还是有限的。

从受精卵到一个足月儿，孩子的营养都是从妈妈那里获得的，这就需要考虑摄入的营养素是否均衡，缺少任何一种营养素对胎儿都是不利的；就补充营养素的问题，有很多孕妇都会来问医生，要不要补钙或是补其他的营养素。

怀孕了，该"食补"还是"药补"

"药补不如食补，食补不如睡补""是药三分毒"，谁说的对呢？

对于一般的小问题，首先推荐食补；如果有临床需要，该服药的还是应该服药的，例如铁片、钙片、维生素、叶酸等。美食是文化，讲究的是享受，可以放肆；营养是科学，讲究的是均衡和适量，需要克制。孕期的饮食要讲究科学，但是也别丧失了做人的乐趣。

孕期饮食管理原则：要吃好，别贪饱；十分饱太多，八九分饱正好；中庸的中国文化也适用于孕期营养原则：适量均衡不超标；营养金字塔是参考，没有人是完全按照教科书去吃饭的，吃的是美食，不仅仅是科学；要科学地享受孕育孩子的过程，但不需要折磨自己。

孕期饮食怎样调配

对偏瘦的孕妇，建议孕期每天摄入35~40千卡/千克能量，对于孕前身体质量指数（BMI）正常范围内，可以每天摄入30~35千卡/千克能量，如果是孕妇超重甚至肥胖，建议孕期摄入能量偏低。

应当遵守孕期平衡膳食原则：①碳水化合物占比在50%~60%；②蛋白质占比15%~20%；③脂肪占比25%~30%；④膳食纤维25~35克；⑤保证维生素、矿物质摄入；⑥限制食盐量6克/天。

如有隐患或疾病应遵循医学营养治疗原则：①控制总热能，避免热量过低发生酮症；②平衡膳食，食物多样；③少量多餐，定时定量；④配合一定量的体育锻炼。

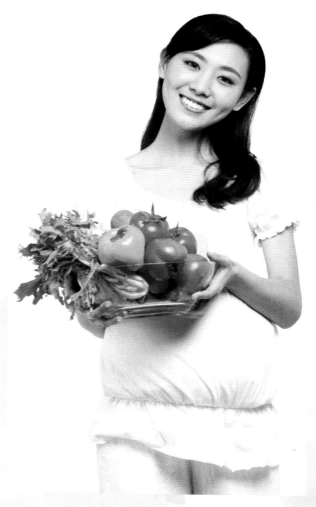

首先必须保障的是碳水化合物的摄入，碳水化合物提供人体所需要的能量，多以蔗糖和淀粉的形式存在于食物中。多食用富含淀粉的食物（如土豆），少食含蔗糖较多的食物，因为淀粉类食物水解缓慢，热量较少。这些热量供给孕妇平时的活动及机体的消耗，还供给胎儿活动及新陈代谢所需要的能量。

其次是蛋白质，蛋白质是人体所需主要营养物质之一，摄入体内后在肝脏分解为氨基酸。蛋白质是胎儿组织发育和健康成长的必需成分。孕期除了每天摄入45克蛋白质满足母体需要外，还应额外摄入6克。蛋、鱼、肉、奶和乳制品中含有大量蛋白质。

脂肪是构成细胞膜的重要成分，同时对胎儿神经系统的发育会起很大作用。尽管不宜多食脂类，但一点儿不吃也不可取。孕期不宜多吃脂类是因为它每克所含的热量比同量的碳水化合物和蛋白质要高一倍，所以摄入等量的脂类，体内热量相当于增加一倍。孕妇可以食用植物油，尤其橄榄油，含不饱和脂肪酸多，对孕妇较适宜。

另外非常重要的是维生素，要保持健康，人体需要多种维生素。但由于维生素在体内无法贮存，因此，每天都应该适量摄取。维生素不仅对胎儿发育很重要，而且还能提高人体免疫力，增强造血能力、维护神经系统正常机能。叶酸可防止胎儿出现脊柱裂。但动物肝脏含大量维生素，吃多会引起许多疾病，应避免食用。要多吃新鲜蔬菜和水果，水果可食用猕猴桃、草莓，含糖量高的少食用。在烹饪时绿叶蔬菜尽量避免水煮，否则会把水溶性维生素溶解掉。

矿物质也是人体必需的，如人体内各种化学变化都离不开铁元素，铁还是构成血红蛋白的主要成分。缺铁会使血红蛋白无法合成，从而易患贫血。孕期胎儿骨骼、牙齿的健康发育都离不开钙质。锌元素对伤口愈合及消化过程起很大作用。孕妇可食用坚果类，含有较多的矿物质。孕末期胎儿越长越大，从母亲那里摄取的营养物质也越来越多，因此，孕末期时要增加饮食量，均衡饮食，才能保证胎儿的需要，才能储存分娩期所需的能量。

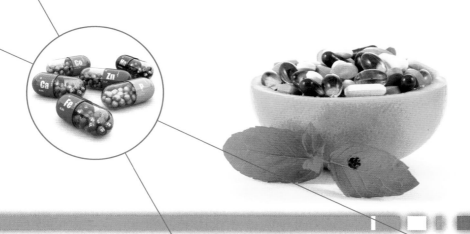

孕期饮食全面解析

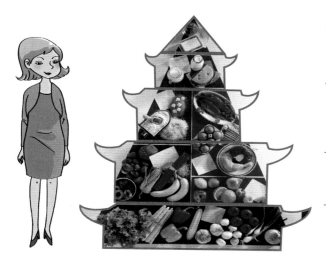

植物油15~20克
盐6克

奶类及奶制品
200~250克
大豆类及坚果50克

鱼、禽、蛋、肉类
（含动物内脏）150~200克
（其中鱼类、禽类、蛋类各
50克）

蔬菜类300~500克
（以绿叶菜为主）
水果类200~400克

谷类、薯类及杂豆
200~300克（杂粮不少于1/5）
水1200毫升

　　在孕期，如果孕妇营养充足，对自己和胎儿都有好处。它能够保证胎儿很好地发育，同时孕妇又能够精力充沛地面对分娩。不过，在内心深处孕妇又在努力寻找着一种平衡：既不让自己变得过于臃肿，又不能让孩子先天不足；同时，自己又能保持体力，泰然地迎接小宝贝的到来。幸运的是，所有这些目标都能够完美地调和。当然，前提条件是均衡膳食、科学调理。

　　（1）要不要吃双倍的东西

　　如果你膳食均衡，而且量比较合理的话，那你只需要继续保持就可以了，没有必要多吃。为了保证腹中的胎儿更好地发育，孕妇确实需要比平时摄入更多的热量，但是，并不是说孕妇改变了饮食习惯就能满足胎儿的需要。事实上，作为女人，有很好的生理基础，孕妇的基因以及身体机能完全可以适应怀孕的需要。在孕前期，女性开始储备能量：积蓄了足够的脂肪和蛋白质（大部分储存在肌肉里）。这段时间，胎儿的体重增长比较缓慢，她的成长发育主要是成型和组成器官。然而，从怀孕第

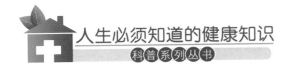

5个月起，孕妇储存的能量就会被利用起来，因为从这个时候开始，胎儿的生长需要足够的能量。

（2）为控制体重，是不是不吃脂肪

在怀孕阶段尤其不应该拒绝脂肪，因为脂肪对胎儿神经系统以及细胞膜的形成是必不可缺少的。接下来，又有一个疑问。我们知道脂肪被分为两类：好脂肪（不饱和脂肪酸，如有名的欧米加–3）和坏脂肪（饱和脂肪酸，比如黄油或全脂奶产品中的脂肪）。在孕期，这两种脂肪都应该吃吗？答案很明确：是的，因为胎儿需要各种类型的脂肪。如果在孕期的某个阶段，胎儿缺乏本应该得到的某种脂肪，在以后的时间里是无法弥补的。因此，孕妇不能吃素！当然，还有一点需要提醒：不要忽视了暗藏的脂肪，如果在烹饪的菜肴当中已经含有了脂肪，那就没必要再加更多的脂肪进去。

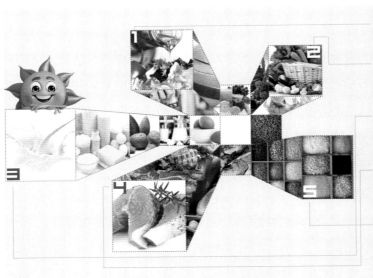

油20~25克
盐6克

蔬菜类300~500克
（绿叶菜占2/3）
水果类200~400克

奶类及奶制品
250~500克
大豆类及坚果50克

鱼、禽、蛋、肉类（含动物内脏）200~250克（其中鱼类、禽类、蛋类各50克）

谷类、薯类及杂豆
200~300克（杂粮不少于1/5）
适量饮水

（3）需要禁糖吗

我们应该改变对糖的错误认识！实际上，葡萄糖是生命中不可缺少的。糖不仅仅起着提供能量的作用，而且糖还能燃烧脂肪。在孕期，绝对不是拒绝糖的时候。

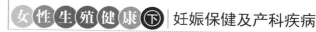

因为胎盘对糖分有过滤作用，结果使胎儿的血糖含量比母亲的低3倍。如果你再拒绝糖的摄入，胎儿就会低血糖!

像脂肪一样，糖也有所谓的好糖（慢糖）和坏糖（快糖）之分。实际上，这种区分是非常荒唐的。我们应该使用各种类型的糖，同时只要避免消化后血糖的突然升高就可以了。为此，在设计食谱时，我们要选择那些既含糖，也含蛋白质、脂类的食物，避免只是单纯地从巧克力或含糖量高的饮料中获取糖分。

（4）是否需要吃更多的奶制品

是的。因为胎儿的成长发育需要吸收大量的钙质，从而使得准妈妈的血钙含量也会降低。此时，一旦准妈妈的机体中负责调节磷和钙含量的副甲状腺发现了这一情况，它就会分泌一种荷尔蒙，这种荷尔蒙使肾脏产生维生素D，从而提高钙的肠吸收率。这样，准妈妈的血钙很快就会恢复正常。当然，我们并不是说孕妇因此就可以不吃奶制品。不过，每天2~3次的奶制品就足够了，并不是通常人们所说的一定要吃4次。在此还有一个小建议：最好选择脱脂或半脱脂的奶制品，而不是含有丰富饱和酸的全脂的奶制品或奶酪。

（5）要不要定期地吃"补药"

贴有"孕妇专用"标签的维生素和微量元素的产品并不是孕妇必须要服用的。它们只是给膳食非常不均衡的孕妇设计的。如果你属于这种情况，最好先从纠正自己的饮食习惯开始。此外，这些产品还适用于那些肠胃吸收有问题的准妈妈。尽管有良好的饮食搭配，但是她们不能吸收必要的营养。

不过，无论是哪种情况，服用这些产品之前，一定要咨询医生的意见。医生会根据你的情况，给你提出个性化的建议。否则，如果我们盲目地摄入自己本不需要的某种维生素或微量元素，可能会适得其反。

（6）有些食品可以避免胎儿畸形

现已证明，叶酸缺乏或者维生素B族缺乏有致使胎儿畸形的风险，尤其是脊椎裂、腹壁畸形和兔唇。因此，我们大力提倡食用含有丰富叶酸的食品。在动物肝脏里、蛋黄中、绿色蔬菜(如菠菜、豆角、笋、芹菜)中都含有丰富的叶酸。需要注意的是,我们需要在怀孕前和怀孕初期,就开始补充叶酸,因为那时正好是胚胎形成的时期。

(7)我是素食者,这对我的婴儿有影响吗

素食者可能分为两类:只是不吃肉的素食者和不吃所有与动物有关的食物的素食者。只是不吃肉的素食者还比较好办,她可以从鸡蛋和奶制品当中摄入足够的蛋白质。因为蛋白质是我们细胞基础的成分,是建造孩子机体的不可缺的"砖瓦"。但是,如果是真正的素食者,也就是不吃所有与动物有关的食品的话,就很难保持膳食平衡。这时候,我们需要花一些时间来精心设计一下我们的食谱。

(8)每天必须喝1.5升水

实际上,1.5升的水量只是一个象征性的数字。不同的人、不同的饮食、不同的体力活动和不同的气温环境下,需要的水量是不同的。那么,如何知道自己饮水的量是不是够呢?我们可以观察自己的排尿量,如果24小时内排出1.5升的尿液,就说明你的饮水量是足够的。但是,现在的问题是我们无法测量自己的尿量。那么,我们可以变通一下,观察自己去卫生间的次数也是可以的。

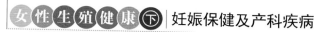

（9）喝自来水还是矿泉水

根据提取的水源和水处理的方式不同，自来水的质量变化也很大。不过，自来水是可以饮用的。如果条件允许的话，最好能到当地的水利部门咨询一下自来水的成分。比如，检查是不是每升水中含有1.5毫克的氟（这样才能保证婴儿有结实的牙齿），至少含有50毫克的硝酸盐。然后，就是根据自己的口味，如果你觉得自来水的味道不好，那就要毫不犹豫地喝瓶装水。

可以优先选择含有丰富钙、镁或氟的矿泉水，还要想到经常换牌子，这样你可以吸收到各种矿物质。有一点需要注意：许多矿泉水中都含有钠，摄入过多会引起高血压。不过，请放心，如果每天只喝1升或1.5升的水，不会有患高血压的风险。

（10）孕期必须滴酒不沾

是的，绝对不能喝！因为酒精很容易穿过胎盘，被胎儿直接吸收。当母亲喝上一两杯开胃酒，感到很兴奋的时候，胎儿也醉了。如果经常这样，胎儿的机体会受损：胎儿出生后可能会智力低下（根据最近的研究发现，在孕期孕妇每天喝两杯酒会降低婴儿的智商），有性格障碍或身体畸形等。

的确有些食品可能含有对胎儿有害的细菌。在熟肉、生奶和奶酪中带有李氏杆菌；在未煮熟的肉类食物和没有洗干净的蔬菜中含有弓形寄生虫。

采取某些卫生措施可以明显地降低感染的风险：做饭之前之后要洗手；每周清洗冰箱；切完生食品后，用水清洗所有的厨房用具（刀、案板）；仔细清洗生吃的蔬菜，同时要注意煮熟肉类食物；剩饭要热透；在冰箱里未烹调的蔬菜、肉类和做好的菜要分开放置。

孕妇不宜饮食有哪些

（1）不宜高脂肪饮食：医学家指出，脂肪本身虽不会致癌，但长期嗜食高脂肪食物，会使大肠内的胆酸和中性胆固醇浓度增加，这些物质的蓄积能诱发结肠癌。同

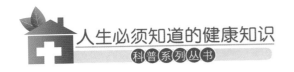
时，高脂肪食物能增加催乳激素的合成，促使发生乳腺癌，不利母婴健康。大量医学研究资料还证实，乳腺癌、卵巢癌和宫颈癌具有家族遗传倾向，而且与长期高脂肪膳食有关。如果孕妇嗜食高脂肪食物，势必增加女儿罹患生殖系统癌瘤的危险。

（2）不宜高蛋白饮食：医学研究认为，蛋白质供应不足，易使孕妇体力衰弱，胎儿生长缓慢，产后恢复迟缓，乳汁分泌稀少。故孕妇每日蛋白质的需要量应达90~100克。但是，孕期高蛋白饮食可影响孕妇的食欲，增加胃肠道的负担，并影响其他营养物质摄入，使饮食营养失去平衡。研究证实，过多地摄入蛋白质，人体内可产生大量的硫化氢、组织胺等有害物质，容易引起腹胀、食欲减退、头晕、疲倦等现象。同时，蛋白质摄入过量，不仅可造成血中的氮质增高，而且也易导致胆固醇增高，加重肾脏肾小球滤过功能的负担。还有学者认为，蛋白质过多地积存于人体结缔组织内，可引起组织和器官的变性，易使人罹患癌症。

（3）不宜高糖饮食：意大利比萨国家研究院的医学家发现，血糖偏高组的孕妇生出体重过高胎儿的可能性、胎儿先天畸形的发生率、出现妊娠高血压综合征或需要剖宫产的机会，分别是血糖偏低组孕妇的3倍、7倍和2倍。另一方面，孕妇在妊娠期肾排糖功能可有不同程度的降低，如果血糖过高则会加重孕妇的肾脏负担，不利孕期保健。大量医学研究表明，摄入过多的糖分会削弱人体的免疫力，使孕妇机体抗病力降低，易受细菌、病毒感染，不利优生。

（4）不宜高钙饮食：孕妇盲目地摄入高钙饮食，如大量加服钙片、维生素D等，对胎儿有害无益。营养学家认为，孕妇补钙过量，胎儿有可能得高血钙症；出生后，患儿会囟门过早关闭、颚骨变宽而突出、鼻梁前倾、主动脉窄缩等，既不利于孩子的生长发育，又有损后代的容颜美。一般来说，孕妇在妊娠早期中期每日需钙量为800~1000毫克，晚期可增加到1500毫克，这并不需要特别补充，只要从日常的乳制品、鱼、肉、蛋等食物中合理摄取就够了。

（5）不宜过度咸食：有些孕妇由于饮食习惯嗜好咸食，尤其是北方居民较严重。现代医学研究认为，食盐量与高血压发病率有一定关系，食盐摄入越多，发病率

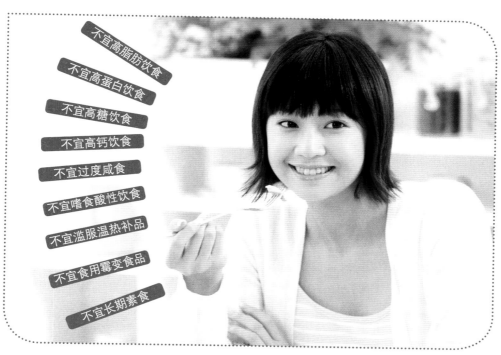

不宜高脂肪饮食

不宜高蛋白饮食

不宜高糖饮食

不宜高钙饮食

不宜过度咸食

不宜嗜食酸性饮食

不宜滥服温热补品

不宜食用霉变食品

不宜长期素食

怀孕篇

越高。众所周知，妊娠高血压综合征是孕期妇女特有的一种疾病，其主要症状为水肿、高血压和蛋白尿，严重者可伴有头痛、眼花、胸闷、晕眩等自觉症状，甚至发生子痫而危及母婴安康。孕妇过度咸食容易引发妊娠高血压综合征，因此，专治不孕不育的医学专家建议孕妇每日食盐摄入量应为6克左右。

（6）不宜嗜食酸性饮食：孕妇在妊娠早期可出现挑食、食欲不振、恶心、呕吐等早孕症状，不少人嗜好酸性饮食。然而，联邦德国有关科学家研究发现，妊娠初期如果母体大量摄入酸性药物或其他酸性物质，可能会影响胚胎细胞的正常分裂增殖与发育生长，并易诱发遗传物质突变，导致胎儿畸形。随着胎儿日趋发育成熟，其组织细胞内的酸碱度与母体逐步接近，受影响的程度会逐渐减小。因此，孕妇在妊娠初期不宜多用酸性药物或酸性饮食。

（7）不宜滥服温热补品：孕妇由于周身的血液循环系统血流量明显增加，心脏负担加重，子宫颈、阴道壁和输卵管等部位的血管也处于扩张、充血状态，加上孕妇

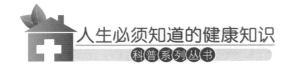
内分泌功能旺盛，分泌的醛固醇增加，容易导致水、钠潴留而产生水肿、高血压等病症。再者，孕妇由于胃酸分泌量减少，胃肠道功能减弱，会出现食欲不振、胃部胀气、便秘等现象。在这种情况下，如果孕妇经常服用温热性的补药、补品，比如人参、鹿茸、鹿胎膏、鹿角胶、桂圆、荔枝、胡桃肉等，势必导致阴虚阳亢、气机失调、气盛阴耗、血热妄行，加剧孕吐、水肿、高血压、便秘等症状，甚至引发流产或死胎等。

（8）不宜食用霉变食品：当孕妇食用了被霉菌毒素污染的农副产品和食品，不仅会发生急性或慢性食物中毒，甚至可殃及胎儿。因为在妊娠早期的2~3个月，胚胎着床发育，胚体细胞正处高度增殖、分化阶段，霉菌毒素的侵害可使染色体断裂或畸变，导致产生遗传性疾病或胎儿畸形，如先天性心脏病、先天愚型等，有的甚至使胎儿停止发育而发生死胎、流产。另一方面，在妊娠中后期，由于胎儿各器官功能尚不完善，特别是肝、肾的功能十分脆弱，霉菌毒素也会对胎儿产生毒性作用。大量医学研究资料证实，霉菌毒素是一种强致癌物质，可使母胎患肝癌、胃癌等。此外，如果母体因食物中毒而发生昏迷、呕吐等症状，也对胎儿的生长发育极为不利。

（9）不宜长期素食：有些孕妇为了追求孕期的体态"健美"，或由于经济条件限制，长期素食，这不利于胎儿的生长发育。据研究认为，孕期不注意营养，由于蛋白质供给不足，可使胎儿脑细胞数目减少，影响日后的智力，还可使胎儿发生畸形或营养不良。如果脂肪摄入不足，容易导致低体重胎儿的出生，婴儿抵抗力低下，存活率较低；对于孕妇来说，也可能发生贫血、水肿和高血压。日本医学家研究发现，吃素食的妇女所生的婴儿，由于缺乏维生素B_{12}，往往会患不可逆的脑损害，婴儿出生3个月后，就逐渐显示出感情淡漠，丧失控制头部稳定的能力，出现头和腕等不自主运动；如不及时治疗，易引起巨幼细胞性贫血和显著的神经系统损害。

（10）不宜喝刺激性饮料：医学研究证实，孕妇饮酒后酒精可通过胎盘进入胎儿体内，直接对胎儿产生毒害作用，不仅使胎儿发育缓慢，而且可造成某些器官的畸形与缺陷，如小头、小眼、下巴短、脑扁平窄小、身子短，甚至发生心脏和四肢的畸形；有的胎儿出生后则表现为智力迟钝、愚顽、易生病等，甚至造成后代终身病废。而孕妇饮浓茶，由于茶中含有大量的单宁，能和食物中的蛋白质结合，变成不溶解的单宁酸盐，单宁也可同食物中的其他营养成分凝集而沉淀，影响孕妇、胎儿对蛋白质、铁、维生素等营养元素的吸收利用，进而发生营养不良。茶叶中还含有多量的鞣酸，有收敛作用，影响肠道的蠕动，易使孕妇发生便秘。孕妇多饮汽水，可造成体内缺铁而贫血，对母儿均不利。此外，孕妇多喝冷饮，多吃凉食，可出现胎动不安和孕妇发生腹痛、腹泻等症状。

孕妇饮食"三宜"

（1）宜适当增加优质蛋白质的摄入。蛋白质不够，可造成从怀孕、分娩到分泌乳汁一系列过程的障碍，胎儿的身长、体重及智力发育等都有可能受到影响。因此，孕妇的膳食中供给的蛋白质要比平常妇女增加15~25克。如果条件许可，可在食入适量的谷物食品的基础上，每日的食品中最好有1~2个鸡蛋、250~500克牛奶、50~100克瘦肉、100克豆制品。

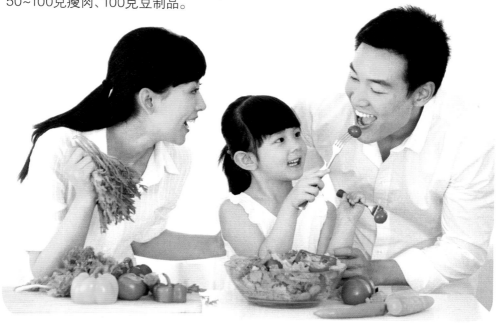

（2）宜增加无机盐和微量元素。钙摄入不足，可使孕妇牙齿松动，甚至骨质软化，胎儿的骨骼、牙齿发育不良。铁不够，可使孕妇出现贫血现象，胎儿体内应有的贮备量不足。碘是甲状腺素的主要成分，甲状腺素是机体代谢的重要激素，能促进胎儿的正常生长发育。锌对帮助孕妇顺利分娩有重要作用。孕妇每日的膳食中，应供给钙12~15克、铁18~20毫克、碘125微克、锌13~20毫克，上述物质可以从蔬菜、牛奶、豆制品、肉、鱼、蛋、核桃、花生、海带、虾皮及芝麻酱等食品中获得。

（3）宜增加维生素的摄入。维生素A、B族维生素、维生素C和维生素D的足量供应，对母体和胎儿都有重要意义。多食菜粮瓜果可获得胡萝卜素及维生素C；豆类、花生及芝麻酱则可提供B族维生素；维生素D可以经注射药物及晒太阳获得。

孕期有什么禁忌

（1）孕晚期准妈妈不宜长时间坐车。

（2）准妈妈晕车不宜服用晕车药。

（3）准妈妈散步不宜事项：不要超过你的锻炼需要。在怀孕期间，锻炼的目的是维持身体所需要的锻炼水平，而不是与谁比赛。

（4）准妈妈沐浴时间不宜过长，每次的时间应控制在20分钟以内为佳。

（5）准妈妈孕期不宜长时间看电视。

（6）准妈妈孕期不宜勤洗阴道，可使细菌感染或上行感染的机会增加。

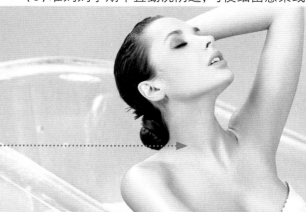

如果孕妇叶酸缺乏，在早孕期没有及时补足，到孕中期还需要服用吗

深色的绿色蔬菜如菠菜、花椰菜及其他水果如草莓、猕猴桃等是含有叶酸的，对于孕妇来说，建议末次月经前3个月和后3个月都需要补充叶酸，妊娠3个月内神经管的发育已经完成，所以可能补充的效果不好。所以，建议妊娠之前可以做孕前检查，及时补充叶酸。对于有生育神经管畸形胎儿病史的孕妇尤其应强调这一点。孕中期也需要适量补充叶酸，以满足母体和胎儿新陈代谢的基本需要。

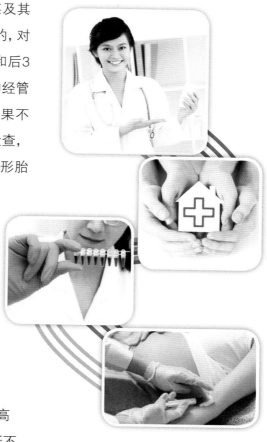

孕妇甘油三酯或胆固醇偏高应该如何调整饮食

其实高脂血症的发生率也是很高的，孕期的血脂标准会较普通人群有所不同，孕前的高脂血症与孕期营养过剩导致的高脂血症对孕妇及胎儿都有不利影响，如巨大儿及远期的肥胖问题等。监控方面，首先建议相对低脂饮食，制定合理的食谱，不建议摄入饱和脂肪酸，油脂摄入以摄入适量不饱和脂肪酸为宜。高脂血症的孕妇同时伴有肥胖，运动对于该部分孕妇血脂和体重的管理均有重要作用，规律的适量运动对孕妇孕期并发症如妊娠期糖尿病发病率降低有明显效果。

怀孕篇

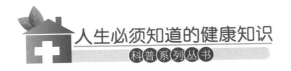
孕期体重增加多少比较适宜呢

孕期体重管理根据孕前体重不同而不同。

孕前消瘦，也就是体重指数BMI<18.5的孕妇，孕期体重增加12.5~18千克；孕前体重正常的，18.5<BMI<25的孕妇，孕期体重增加11.5~16千克；孕前超重的，即25<BMI<30的孕妇，孕期体重增加6.8~11千克为宜；孕前肥胖，即BMI>30的孕妇，孕期体重增加5~9千克为宜。

孕期体重的增长也是判断孕期营养是否合理的一个有效指标。孕前体重指数高，在孕期营养控制上依从性很差，体重增加过多，在妊娠晚期容易发生并发症，如子痫前期等，对母儿预后均存在影响。

怀孕后可能遭遇哪几种疾病

（1）晨呕：大约怀孕第二个月（或更早些），可能会在清晨出现恶心、呕吐。这种情形通常会自行消失，但如果症状持续时，就应与医生商讨。少量多餐通常可以减轻晨吐，此时应避免吃得过饱及食油腻的食物。

（2）腿部痉挛：一般而言，怀孕的最后几个星期，孕妇的大腿及小腿后面可能会发生疼痛性的腿部痉挛，可为其按摩腿部，将脚掌向上弯拉伸小腿肌肉来解除。

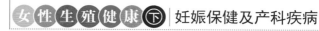

怀孕篇

（3）脚踝水肿：怀孕后半期，胎儿所增加的体重会增加腿部及脚踝所受到的压力，此时应避免长时间站立，晨起时可以穿戴静脉曲张袜。平躺并将脚下部稍微抬高，可减轻肿胀。如果是手部及脸部肿胀时，请立即前往医院就诊。

（4）头痛：缝纫、阅读或看电视引起眼睛疲劳及轻微头痛。如果头痛持续或剧烈时应及时就医。

（5）胃部烧灼感：通常在怀孕后半期，胃部会出现烧灼感。其特征是胃中有种如火烧的感觉，且常上升至喉咙。如果这种症状严重，医生会推荐一些药物帮你排解。

（6）排便问题：怀孕期间通常会便秘。均衡的饮食，包括大量的水、蔬菜与水果可以避免便秘。每天喝6~8杯开水。如果这样仍没解决问题，医生可能会开轻泻剂。此期间还可能长痔疮。如果已长痔疮，可以要求医生开一些药物。分娩后部分痔疮可能自行消失。

（7）腹部疼痛：腹部偶尔的轻微疼痛是正常的。如果疼痛剧烈，这也许是严重的征象，应立即卧床并请医生诊查。

（8）出血：阴道出血或有大量的分泌物，应适当卧床并通知医生诊治。

（9）骨质疏松：在妊娠期间骨质通常无改变，仅在妊娠次数过多、过密又不注意补充维生素D及钙时，能引起骨质疏松。部分孕妇自觉腰骶部及肢体疼痛不适，可能与由胎盘分泌的松弛素使骨盆和韧带及椎骨间的关节、韧带松弛有关。

孕妇药品分级

目前，评价药物对孕妇和胎儿的危害程度时，主要依据的是美国食品和药品管理局（FDA）颁布的标准。现将常用药物分为A、B、C、D、X级共五类。

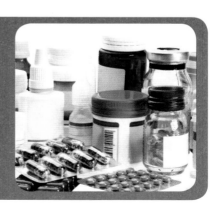

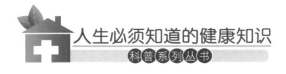

A级：经临床对照观察，未见对胎儿有损害，是最安全的一类；

B级：动物试验中未见对胎畜有损害，但尚缺乏临床对照观察资料；或动物试验中观察到对胎畜有损害，但临床对照观察研究未能证实；

A、B级药物属于对胎儿和孕妇没有或几乎没有危害的药物，孕期一般可安全使用，如多种维生素类和钙制剂，以及一些抗生素，如青霉素族、头孢类等。

C级：动物实验和临床对照观察资料皆无；或对动物胎畜有损害，但缺乏临床对照观察资料。这类药物的选用最为困难，而妊娠期很多常用药物都属于此类；

D级：已有一定临床资料说明药物对胎儿有损害，但临床非常需要，又缺乏替代药物，此时可权衡其危害性和临床适应证的严重程度做出决定；

C、D级药物对胎儿有危害（致畸或流产），但对孕妇有益，须权衡利弊后慎用。如一些抗生素、激素类药物。

X级：动物实验结果和临床资料说明对胎儿危害性大，一般已超出治疗应用所取得的有利效益，属于妊娠期禁用的药物；

这类药物对胎儿有严重危害，是孕期禁用药，如抗癌药物、性激素（雌激素、合成孕激素）等。

但是，A、B级药品也不能保证就绝对安全，因为孕妇存在个体差异。而且由于受基础和临床研究条件限制，还有很多药品尚未分级。

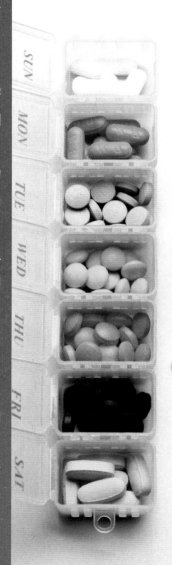

孕期感冒用药原则有哪些

抗感冒药大多是复合制剂,含有多种成分,常见的有速效伤风胶囊、感冒通、康泰克、白加黑、康必得、克感康、快克等,这些药大都含组胺药,孕期不宜服用,特别是孕4周前。感冒药主要是对症药物,治标不治本,对孕妇又不是安全用药,所以笔者建议孕妇最好不用抗感冒药。

抗病毒药,均对胎儿有不良影响,孕妇不宜使用,若必须使用,则应在医生指导下服用。

退热药:感冒伴有高热,多预示病情较重应及时看医生。吲哚美辛是孕妇禁忌退热药,阿司匹林孕32周后也不宜使用。

抗生素:孕妇感冒如没明确的细菌感染证据,如扁桃体炎、血象高、咳黄痰、流浓涕等,可不用抗生素。因为抗生素可通过胎盘作用于胎儿体内,有20%~40%的可能性对胎儿构成危害,要在医生指导下选择安全的抗生素。

祛痰、止咳药:一般比较安全,但含碘制剂的止咳药孕妇不宜使用。

预防最重要。怀孕期间的妇女应注意休息,加强锻炼,保持强壮的身体,在疾病流行期间,注意个人卫生,不到人口密集的场所,不接触感冒患者,家中居室通风换气,保持温、湿度适宜,经常用醋熏蒸房间,保持良好的心境,增强对疾病的抵抗能力。一旦患了感冒也不要惊慌失措或乱服药物,更不应对此不加介意,应及时到医院找医生咨询。

孕期服药注意事项

(1)怀孕前1~3个月开始服用叶酸,以保证胚胎早期有一个较好的叶酸营养状态。足够的叶酸能满足胎儿神经系统发育的需要,避免神经管畸形儿的产生。

(2)其次,怀孕后单靠日常饮食很难满足胎儿的对维生素的需要,准妈妈可以通过额外补充维生素来满足需求。孕妇维生素主要有叶酸、维生素A、维生素B_1、维生

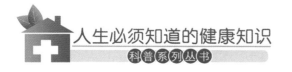
素B$_2$、维生素B$_6$、维生素B$_{12}$、维生素C、维生素D$_3$、维生素E等。市面上的孕妇维生素有两种，分别是单一种类的维生素和复合维生素。单一种类的维生素，顾名思义只含有一种维生素，这种维生素适合有针对性补充营养的准妈妈。而像爱乐维这样的复合维生素片里则含有多种维生素，可以根据孕期需要进行调配，比较方便。

（3）打预防针能起到预防某些传染病的作用，但是对于孕妇，打预防针要视具体情况而定。如被狗咬伤后，要咨询医生是否需要注射狂犬疫苗；新生儿破伤风的发病率和病死率都很高，在医生的建议下，孕妇可以接种破伤风疫苗以防婴儿感染破伤风；孕妇家庭成员如有乙型肝炎表面抗原及e抗原阳性者，也应该注射乙肝疫苗。

（4）孕期不能用氨基糖甙类药物，这些药物会对胚胎有影响。

孕期应避免滥用哪些药物

1960年，西方许多国家应用"反应停"治疗妊娠反应。这种药对早孕反应有奇迹般效力，但出生的婴儿很多却是海豹样短肢畸形；服药者竟有80%惨遭不幸。这起人间悲剧持续了2年。

严酷的现实使人们认识到孕期用药的严重性。孕妇用药后，多数药物能通过胎盘进入胎儿体内。孕早期胎儿各器官尚未发育健全，功能还不完善或者没有功能，不能很好地对药物进行分解代谢，药物及其代谢产物容易在体内蓄积，引起中毒，胎儿往往招架不住某些药物的"打击"，甚至影响各个器官的发育，导致畸形。因此，这一时期孕妇用药要特别小心，如果必须用药，一定要在医生指导下，最好选择

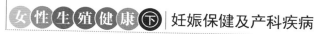

一些"久经考验"的对胎儿没有影响的药物。

在妊娠的中晚期,胎儿各器官均已成形,用药一般不会致畸。但药物的毒性仍然可以间接地通过母体,或直接地通过胎盘影响胎儿。在妊娠晚期,胎盘变薄,有利于药物的吸收运输,例如服用磺胺类药物,可能过胎盘到胎儿体内蓄积,加重新生儿黄疸。

即使是某些孕妇需要的维生素类药物,也不可自作主张地滥用。例如,在孕第12天起服用大剂量维生素A,可引起胎儿唇裂、腭裂等畸形;大剂量维生素B_6可造成新生儿维生素B_6依赖症,即抽搐时必须给予B_6才能制止。

孕期用药对胚胎、胎儿可能产生的损害包括:流产、大小结构上的异常、生长发育迟缓、视听缺陷及行为异常等。

胎儿的药物反应与孕妇所用药物的作用、剂量、给药时间、胎盘通透性有关,而且在很大程度上取决于药物作用的器官或组织,以及胎儿发育的成熟度。据报道,2%的婴儿重要器官畸形和2%的次要器官畸形与怀孕3~8周用药有关。

为了预防和减少药物对胎儿的不良影响,孕期应该避免滥用药物。

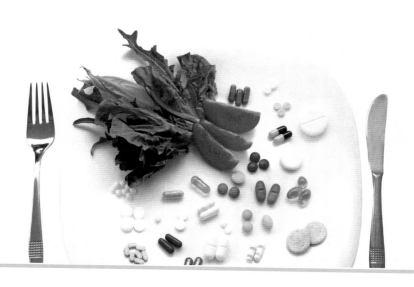

怀孕篇

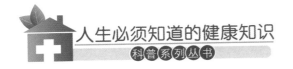

孕期用药常见问题分析

　　孕妇使用中药，必须考虑到中药对孕妇本人以及胎儿的影响，以防导致胎儿畸形、流产等，能不用的药材尽量不用。详情如下：

　　（1）禁用的中药：

　　辛香通窍药：麝香。

　　破血逐瘀药：水蛭、虻虫、莪术、三棱。

　　峻下逐水药：巴豆、牵牛、芫花、甘遂、商陆、大戟。

　　大毒药：水银、清粉、斑蝥、蟾蜍。

　　（2）慎用药：

　　活血祛瘀药：桃仁、蒲黄、五灵脂、没药、苏木、皂角刺、牛膝。

　　行气破滞药：枳实。

　　攻下利水药：大黄、芒硝、冬葵子、木通。

　　辛热温里药：附子、肉桂、干姜。

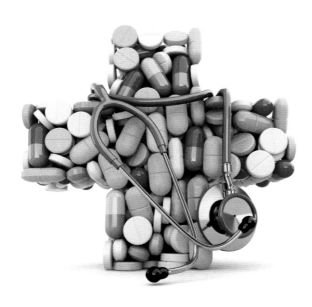

　　（3）禁用的中成药：

　　牛黄解毒丸、牛黄清心丸、龙胆泻肝丸、开胸顺气丸、益母草膏、大活络丹、小活络丹、紫血丹、至宝丹、苏合香丸等。孕妈妈一旦患了感冒，应尽快控制感染，排除病毒。如为轻型感冒，应卧床休息，多饮水。如为重型感冒，应住院治疗，提醒医生勿用忌药。如有高热连续3天以上，病愈后请医生做B超检查胎儿是否畸形。

孕期感冒常见小偏方

（1）感冒初期喉头痒痛时，立即用浓盐水每隔10分钟漱口及咽喉1次，10余次即可见效。

（2）喝鸡汤可减轻感冒时鼻塞、流涕等症状，而且对清除呼吸道病毒有较好的效果。经常喝鸡汤可增强人体的自然抵抗能力，预防感冒的发生。

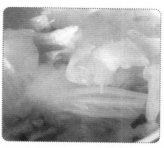

（3）萝卜白菜汤：用白菜心250克，白萝卜60克，加水煎好后放红糖10~20克，吃菜饮汤。

（4）菜根汤：白菜根3片，洗净切片，加大葱根7个，煎汤加白糖趁热服。

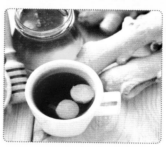

（5）姜蒜茶：大蒜、生姜各15克，切片加水一碗，煎至半碗，饮时加红糖10~20克。

（6）姜糖饮：生姜片15克，3厘米长的葱白3段，加水50克煮沸加红糖。准妈妈对外用药的使用也应该慎重，因为一些外用药能透皮被吸收进血液，引起胎儿或乳儿中毒，造成胎儿或婴幼儿神经系统器官的损害。

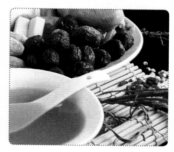

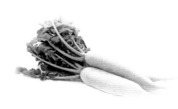

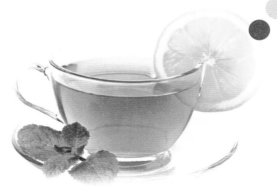

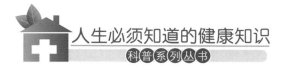

孕期一般需慎用的外用药

杀癣净：其成分是克霉唑，多用于皮肤黏膜真菌感染，如体癣、股癣、手足癣等，动物实验发现它不仅有致胚胎毒性作用，哺乳期妇女外用其药物成分还可以分泌入乳汁，虽然临床上未见明显不良反应和畸变报道，但为了健康生育，此药应该慎用。

达克宁霜：含硝酸咪康唑。一般均有局部刺激，如果皮肤局部较为敏感，易发生接触性皮炎，或者因局部刺激发生灼感、红斑、脱皮起疱等。用药时如出现上述反应，应及时停用，以免皮损加重或发生感染。

莫匹罗星软膏（百多邦）：是一种抗生素外用软膏，在皮肤感染方面应用较广泛。但有不少专家认为，妊娠期最好不要使用该药，因为此膏中的聚乙二醇会被全身吸收且蓄积，可能引起一系列不良反应。

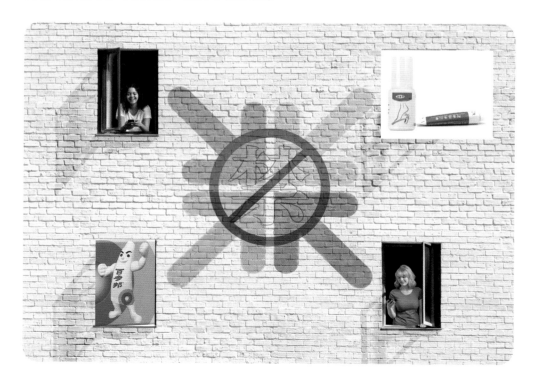

　　阿昔洛韦软膏：属抗病毒外用药。抗病毒药物一般是抑制病毒DNA（核糖核酸）的复制，但同时对人体细胞的DNA聚合酶也有抑制作用，从而影响人体DNA的复制。所以，妊娠期在使用各种抗病毒外用药时应慎重。

　　皮质醇类药：应用于皮肤病较多。这类药具有抗炎、抗过敏作用，如治荨麻疹、湿疹、药疹、接触性皮炎等。但是，妊娠期妇女大面积使用或长时期外用时，可造成婴儿肾上腺皮质功能减退，并能通过透皮吸收，小剂量分布到乳汁中。此外，这类药还可造成妇女闭经、月经紊乱，故欲生育妇女最好不用。

孕期呕吐正常吗，怎样缓解孕吐

　　多数孕妇可能在怀孕的第一个星期就出现孕吐，其中多数在吃早餐的时候，这就是人们所说的晨吐。个别会在下午或晚上，而另外一些会整天都感到想吐。少量多餐可以减轻这种症状。这种症状会在怀孕开始后的1个月开始慢慢呈现，当进入第四个月的时候，它的剧烈程度会慢慢减轻，如若持续存在或缓解后加重，一定要及时就医，查找原因，除外病理因素。怎么自我调节、缓解不适呢？

　　（1）充分休息，孕妇压力过大，很可能会加剧晨吐症状。保证拥有充足的睡眠，有利于缓解孕吐。

　　（2）孕妇睡前、早晨应少

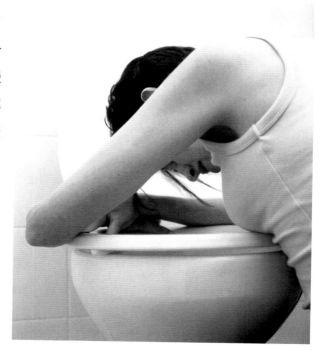

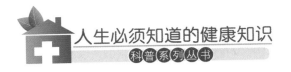

量进食,过多食物在胃里留存,不及时排空,可能加重恶心呕吐。

(3)孕妇不要过长时间待在电脑或电视前面,会减少运动、胃肠蠕动。屏幕上无法察觉的快速闪烁,会加重晨吐症状。

(4)锻炼,有利于促进胃肠蠕动,但一定要注意适量、合适方式,特别在怀孕早期及晚期。

(5)孕妇喝水时加些苹果汁和蜂蜜,有助于保护胃。

(6)孕妇可吃些苹果酱,它能稳定胃,驱走晨吐症状。

(7)吃一个烘烤过的土豆,或早餐吃根香蕉。香蕉里含有钾,也能减少晨吐。

(8)孕妇穿着尽量舒适,腰部太紧的服装会加剧晨吐。

(9)孕妇服用儿童维生素代替产前维生素,这种维生素更容易消化。

此外,孕妇还要学会分散自己的注意力。如果太过在意妊娠呕吐反应,晨吐症状可能会加重。因此,当孕妇感到不舒服时,应做点轻体力运动或劳动,比如打牌或看书。这可以帮助孕妇放松,预防晨吐症状。

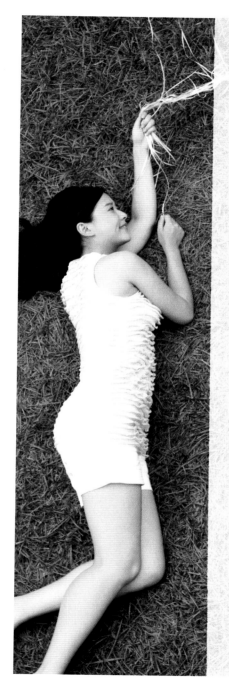

围产期需要补铁吗？
怎样适量补充呢

　　缺铁性贫血在孕妇中发病率还是比较高的。大样本调查显示，早孕期1/10的孕妇有贫血，中孕期发病率增加到1/5，晚孕期几乎是1/3，所以铁在孕期的缺乏还是相当普遍的。缺铁性贫血在孕期的发病机制与非孕期是不同的，非孕期贫血一般是病理性，而孕期主要是需要量的增加，胃肠道吸收的减少，所以一般临床上建议患者筛查血清铁蛋白。如果该指标低于30微克/升，就会给患者适当补铁，避免出现临床的血红蛋白降低。孕期会不断复查血红蛋白，而铁蛋白会在早期就进行筛查。孕期的监控还是比较到位的。

　　缺铁主要是营养是否均衡的问题。妊娠期间血脂会在一定范围内升高，这是母体在为胎儿的发育募集营养，而血脂检测结果出来孕妇就会紧张，血脂高，是不是不能吃肉？如果素食就会影响铁的摄入，减少了铁的丰富来源，这主要是观念问题。

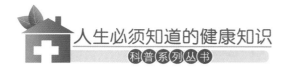

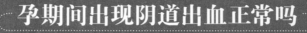

孕期间出现阴道出血正常吗

孕期阴道出血是妊娠处于危险状态的征兆,出血的量多则达数百毫升,少则几毫升或者点滴、间断出血。通常出血量越大,情况就越危急,但并不是所有的出血都看得见,所以临床上不是单以看得到的出血量来评估患者的状况。此外,不同疾病的出血量与其实际严重性有时候也是不成正比的。所以,阴道出血不管量多、量少,都是不正常的,及时就医查明原因很重要。

孕早期阴道出血的来源

据统计,妊娠早期发生阴道出血后,大约有一半的病人能继续成功怀孕,另外约30%的病人会发生自然流产,主要原因是胚胎发育异常,部分因为黄体功能不足、甲状腺机能异常、免疫异常等;10%的病人是子宫外孕,可能着床在输卵管、卵巢、盆腔、腹腔等;而极少数病人可能是葡萄胎、子宫颈病灶等问题。许多研究显示,孕早期出现阴道出血后,如果能继续怀孕成功而生产的,胎儿有先天性异常的比例并没有因此而有增加的现象,因此,出现阴道出血的妈妈无须紧张,只需要及时到医院检查明确出血原因、部位,适当休息、对症处理即可;反之,过度紧张可能诱发流产。总结出血的来源,有以下几个方面:

胎盘:如果胎盘从子宫内膜脱落、分离等都会引起出血。如果胎盘脱落,胎儿就吸收不到氧气和营养,应该尽快就医。

阴道、宫颈:黏膜是阴道或子宫颈柱状上皮外移区。也有可能是因为性生活或妇科检查等外部刺激引起的出血。子宫收缩时会从子宫颈管流出分泌物,有时会和黏液状的血液混杂在一起。分娩前的出血征兆也是从此处流出来的。

息肉：息肉是子宫口处形成的良性小疙瘩，从此处流出来的血有时会和子宫颈管流出来的分泌物混杂在一起。

所以，在孕早期应该避免夫妻生活，避免不必要的妇科检查。但一旦有出血，一定要轻柔检查，明确出血来源。

孕中晚期出血原因有哪些

（1）子宫颈机能不全：也叫宫颈内口功能不全或者宫颈内口松弛症。常常子宫颈口无法承受胎儿长大的压力，而发生流产或早产。

（2）葡萄胎：如果葡萄胎早期没有发现，通常在怀孕至中期时，会开始有阴道出血、贫血、子宫肿大等症状，更严重的会引起妊娠剧吐、妊娠高血压综合征（蛋白尿、高血压、水肿）等。

（3）前置胎盘：也是孕中期阴道出血的原因之一，表现为无诱因、无痛性反复阴道出血，子宫不会有变硬的现象。

（4）胎盘早剥：和前置胎盘一样，也是孕中期阴道出血的原因之一，过早剥离的胎盘会造成疼痛和出血，子宫的张力也会增强。

（5）宫颈糜烂：如果属于中度、重度宫颈糜烂，白带会增多，颜色黄而且黏稠，白带中可能夹有血丝，少数人还会有接触性出血。

（6）痔疮：大便时出血，会有不同程度痛感，血色鲜红。怀孕期间准妈妈本来容易贫血，加上痔疮造成的出血，贫血会更加严重。不但影响孕妇自身健康，还会影响胎儿的正常发育。

怀孕篇

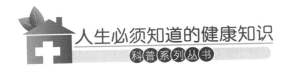

（7）泌尿道感染：如果病情比较轻，不会看到血尿，只有在显微镜下才会观察到红细胞。但如果病情比较重，尿液里会看到血凝块。

（8）过于疲劳：出血状况和月经时差不多，血色鲜红，但无血块，也不会腹痛，一般血量比较少。但人精神不振，感觉疲劳无力，容易嗜睡。

而孕晚期出血最常见的是临产征兆，其他原因大致同孕中期。

怀孕后感冒了怎么办，对胎儿有影响吗

感冒会对胎儿产生何种影响，到目前为止尚不十分清楚。和风疹病毒等病毒感染一样，怀孕初期细胞分裂最繁盛，也是胎儿器官形成的重要时刻，应特别注意。一旦度过怀孕初期，感冒带来的影响便没有那么严重，因为此时的胎儿的心脏发育已经逐渐稳定，体积也逐渐增大，感冒对胎儿的影响几乎减至最少。但若是严重的感冒，即使在怀孕中期以后，长时间持续高烧且缺乏食欲，便会妨碍子宫内胎儿的发育。到了怀孕末期，咳嗽极端厉害的情形并不多见，但易引起胎膜早破，诱发早产发生。

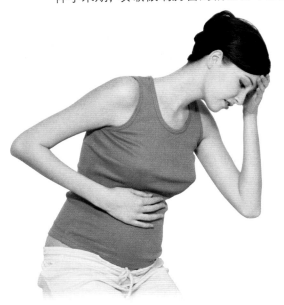

怀孕后便秘更厉害了，怎么办

女性怀孕后，在内分泌激素变化的影响下，胎盘分泌大量的孕激素，使胃酸分泌减少、胃肠道的肌肉张力下降及肌肉的蠕动能力减弱，使吃进去的食物在胃肠道停留的时间加长，致使食物残渣中的水分又被肠壁细

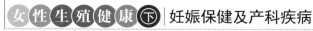

胞重新吸收，粪便变得又干又硬，不能像孕前那样正常排出体外。

（1）改善生活方式：①晨起定时排便；②同时适当增加身体的活动量；③保持放松心态；④安排合理的饮食，禁辛辣食物，多吃含纤维多的食物，如萝卜等蔬菜、苹果、香蕉等水果、蜂蜜、豆类等；⑤多补充水分：每日至少喝1000毫升水，让体内水分补充，是减轻便秘的重要方法。

（2）药物治疗：如果便秘无法减轻，就必须立即就医，遵医嘱服用通便药物。切不能随意使用泻药，特别是在怀孕晚期。因为大多数泻药都有引起子宫收缩的可能，易导致流产或早产。有些泻药还有一定的毒副作用，影响胎儿的生长发育。可口服缓泻的药物，如乳果糖、果导片等，该药直接在胃肠道内产生作用而不被吸收，对胎儿无毒副作用。中成药如麻仁丸等，中药如火麻仁、瓜姜仁等均有减缓便秘的功效。

怀孕后腿上为什么多了好多"小蚯蚓"，怎样避免

这些"小蚯蚓"实际上是静脉曲张，可能在腿部出现，但也可见于外阴部或其他部位。表现是在皮肤表面的地方凸出来，有时呈蓝色或紫色，看起来弯弯曲曲的。事实上，痔疮就是直肠部位的静脉曲张。还有一种深部静脉曲张，我们肉眼不能观察到。孕妇可能会感觉到腿部沉重、疼痛，静脉曲张部位周围的皮肤也可能会有发痒、抽痛或灼热感。这些症状通常在晚上会加重，特别是在站立得太久的情况之下。

对大多数的孕妇而言，静脉曲张的情况会在生产后好转，逐渐回复正常，所以不用太过惊慌。少数孕妇会出现下肢血栓性静脉炎。

根据研究发现，孕期静脉曲张并不会造成孕妇及胎儿全身性循环系统的障碍。怎样避免？

（1）在怀孕的每个阶段，孕妇都要尽量将体重保持在推荐体重范围内。每天锻炼。即使只是绕着居住的小区散散步，也有助于促进血液循环。

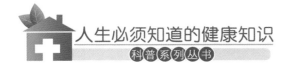
（2）在休息的时候，可能的话，随时举起腿和脚。坐着的时候，用一个凳子或盒子垫起双腿；躺着的时候，则用一个枕头垫高双脚。坐着的时候，不要把一只腿或一只脚搭在另一条腿或脚上。不要一直长时间地坐着或站着，每隔一段时间要活动活动。睡觉的时候，采取左侧卧位，将脚放在枕头上。在背后塞上个枕头，使自己向左侧倾斜。因为下腔静脉在右侧，向左躺着，可以减轻子宫对静脉的压迫，从而降低对腿及脚部的静脉压力。

（3）穿专门的孕妇静脉曲张弹性袜，早晨起床前就穿上，使得血液更容易向上回流入心脏，可以预防水肿，并防止静脉曲张变得更严重。

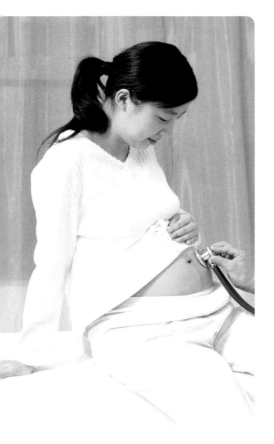

什么是胎动，需要自己数胎动吗

每个胎儿都有自己的"生物钟"，昼夜之间胎动次数也不尽相同，一般早晨活动最少，中午以后逐渐增加。晚6~10点胎动活跃。大多数胎儿是在妈妈吃完饭后胎动比较频繁，因为那时妈妈体内血糖含量增加，宝宝也"吃饱喝足"有力气了，于是就开始伸展拳脚了。而当准妈妈饿了的时候，体内血糖含量下降，宝宝没劲了，也就比较老实，这也是胎宝宝的一种自我保护行为。所以，胎动是宝宝健康的指针。多数孕妇可以感觉得到胎动，但是有大约不到10%的孕妇感觉不到明显的胎动，主要原因是肥胖或是胎动的幅度比较小，不容易察觉。

胎动监测是通过孕妇自测评价胎儿宫内情况简便有效的方法之一。数胎动是最简单、经济的胎儿宫内状况的监测方式。往往随着孕周增加，胎动逐渐由弱变强，至妊娠足月时，胎动又因羊水量减少、空间减少而逐渐变弱。因此，妈妈24小时随身携带着宝宝，了解宫内宝宝的情况尤为重要，胎动计数自然重要了。胎儿宫内缺氧时胎动会减少，通过数胎动可以帮助发现可能存在宫内缺氧的胎儿，并通过进一步的检查来确认是否真的存在宫内缺氧，进一步的检查包括电子胎心监护和B超生物物理评分。

孕妈咪如何在家监测胎动

一般情况下，在24周以后胎儿会出现比较明显的胎动，并出现一定的规律性。对于有胎儿宫内缺氧高危因素的孕妇，建议每天数胎动。

研究显示，正常的健康胎儿的睡眠周期一般为20~40分钟，通常情况下最长不会超过90分钟。根据这种生理现象，不同的专家设计了很多的数胎动方案。

（1）孕妇每日可在早、中、晚各检测胎动次数1次，每次1小时，3小时总和乘以4得出12小时的胎动次数，如果12小时总数少于30次，提示胎儿缺氧。

（2）计算固定时间内的胎动次数：准妈妈每天分别在早上、中午、晚上各利用1~2小时的时间测量胎动，正常胎动计数≥6次/2小时，若<6次/2小时或减少50%，提示胎儿缺氧可能，表示可能异常。

（3）对于上班族孕妇，自怀孕的第28周起，每天找空闲时间（建议晚餐后，因为此时胎动较频繁），采用左侧卧姿势，记录10次胎动所需的时间；若小于120分钟，表示胎动次数没有异常，但如果没有感觉到胎动，或10次胎动的所需时间大于2小时，应该尽快地找医师做进一步的检查。从胎动减少到胎心音消失不超过24~48小时，故一旦胎动减少，应及时到医院检查处理。

（4）为了方便更好地测量胎动，可以选购一个简单的胎心仪辅助测量，在胎动

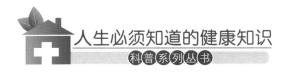
的时候出现6~25次胎心率的增加是正常的，一旦胎动减弱，同时不伴有胎心率的增加，应引起孕妈咪的重视，密切关注随后胎动是否正常及胎心率变化。胎儿的心率在120~160次/分钟，高于或低于此数值且持续超过10分钟都提示胎儿缺氧。孕妇的丈夫或家人可直接将耳朵或用简易听诊器及胎心听筒贴近腹壁，每日听胎心并记数，如发现胎心低于120次/分钟，可能表示胎儿窘迫，须立即到医院处理。

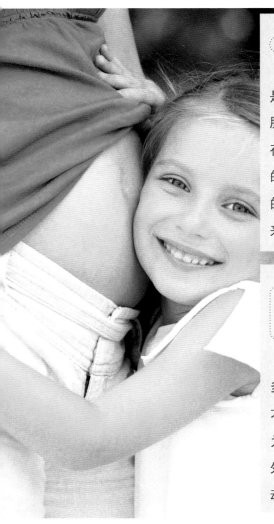

胎儿"打嗝"算是胎动吗

不少孕妇在看门诊时会向我详细描述胎儿是如何"打嗝"的，并问我这要不要紧，算不算是胎动。胎儿"打嗝"是孕妇们自己发明的一个词，在各种母婴论坛上很常见，但是这并不是医生们的语言。是的，"打嗝"算胎动，但连续的有规律的"打嗝"只能算一次，停下来数分钟后再次动起来，或者再次"打嗝"才能算另外一次胎动。

胎儿停下来多久再动才可以算另外一次胎动

有些胎儿动起来时间会比较长，但是不管动多久，只能算是一次胎动。至于停下来多久再动才能算另外一次胎动，没有统一的标准，一般认为至少胎儿要停下来数分钟之后再动才能算另外一次。其实没有必要这么认真和纠结的，数胎动不是1+1=2的数学，主要看的是大趋势。

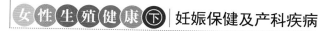

胎动异常怎么办

一般情况下，因胎动减少而去额外就诊的比例为2%~3%。

（1）胎动减少

原因：准妈妈血糖过低、发烧。

对策：注意休息，注意随气温变化增减衣物，避免感冒；尽量避免到人多的地方去；经常开窗通风，保持室内的空气流通，适当进行锻炼；多喝水、多吃新鲜的蔬菜和水果。

（2）胎动突然加剧，随后慢慢减少

胎动突然加剧原因：胎宝宝缺氧、受到外界刺激、孕妈咪高血压以及外界噪音的刺激等。

对策：有妊高征的准妈妈，应该定时到医院做检查，并注意休息，不要过度劳累；无论是走路还是乘公共汽车，尽量和他人保持距离，不到嘈杂的环境中去，防止外力冲撞和刺激；保持良好的心态，放松心情，控制情绪。

（3）急促胎动后，突然停止

原因：脐带绕颈或绕体过紧，或者脐带形成真结，脐带拉紧，导致胎儿宫内缺氧。

对策：一旦出现此类异常胎动的情况，要立即就诊；孕晚期坚持每天数胎动，有不良感觉时，应马上去医院检查。

怀孕了，我什么时候去做产检呢

第一次产检时间应从确诊早孕时开始，不要超过孕3.5个月（14周）。一般是孕6~8周首次到医院做第一次产检，除外宫外孕、葡萄胎等病理妊娠；而在孕期第11周或12周时，再次就诊，完善首次胎儿畸形筛查，并领取母子健康手册。多数准妈妈在做第一次产检后，根据医生的建议每4周检查1次，28周以后每2周检查1次，36周后每周检查1次直到分娩。

孕早期产检项目会有哪些呢

(1) 妇科窥器检查：了解阴道、宫颈情况，排除孕妇的生殖器官发育异常，为宝宝顺利出生提供通道；观察阴道黏膜是否充血，阴道分泌物的颜色、量是否正常，是否有异味；看看宫颈是否糜烂、有没有宫颈息肉存在；特别是早孕期间出血时，观察出血的原因是否与阴道、宫颈有关，为治疗提供依据。

(2) 白带检查：了解阴道内是否有滴虫、霉菌存在，必要时还要进行衣原体、支原体、淋球菌检查。若存在以上微生物，容易引起上行性感染，影响胚胎发育，诱发流产。

(3) 宫颈刮片检查：由于孕期血容量增加，血供丰富，如果宫颈已经发生肿瘤，及时治疗可以提高生存率，延误治疗易导致肿瘤细胞加速扩散。所以此项检查主要是了解宫颈表皮细胞的形态，排除宫颈肿瘤的发生，最好在孕前检查时完成。

(4) 妇科三合诊检查：主要了解子宫大小是否与停经月份相符合，胚胎是否正常发育。当出现子宫大小与停经月份不相吻合时，需要B超检查，以排除子宫肌瘤、子宫发育异常和胚胎发育异常等情况。若存在子宫肌瘤，需要估计肌瘤的大小、生长部位和是否影响胚胎生长发育而需要及时终止妊娠，并尽可能地估计到肌瘤的性质。同时，医生检查的内容还包括双侧附件是否正常，当卵巢增大时，需要鉴别是妊娠引起的功能性增大，还是器质性增大。若是功能性增大，怀孕3个月后会自然消退；若是良性器质性增大，要尽可能在怀孕3个月后手术，以减少流产率。

(5) 超声检查：停经40天和60天分别做超声检查，了解胚囊种植部位和胚芽发育情况。孕10~14周进行最早畸形筛查，即胎儿颈后透明带（NT）测定。

(6) 其他检查：根据自身情况选择。若患有心、肝、肾、甲状腺等疾病，需要请内科医生会诊，了解继续妊娠是否会增大危险。若有反复自然流产病史，孕前夫妇双方的全面检查更是十分必要的。

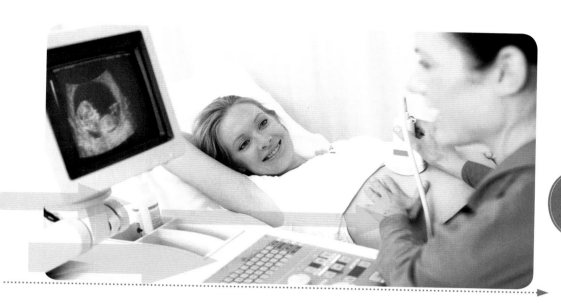

孕妇能打疫苗吗

　　孕妇接种疫苗可能会危及胎儿，引起流产或早产，所以最好在未怀孕时进行接种。还有，凡有流产史的孕妇，为安全起见，均不宜接受任何防疫接种。由于孕期机体的免疫力较低，容易被细菌和病毒所感染，所以在适当的时候可以接受一些必要的预防接种。但在就诊时应向医生说明已怀孕，医生会选择那些对胎儿没有影响又有必要在孕期接种的疫苗注射。具体如下：

　　(1)狂犬疫苗：孕妇若被狗、猫、狼、猴等动物咬伤，应注射狂犬疫苗。

　　接种方法：在咬伤当天和第3、第7、第14、第30天，各注射狂犬疫苗一针。

　　注意事项：严重咬伤者，指上肢、头面部或身体多处被疯犬咬伤和深度咬伤，应即刻注射狂犬病免疫球蛋白或抗狂犬病血清(每千克体重用40个单位或0.5~1毫升)。然后再按上述程序注射狂犬疫苗。

　　(2)破伤风类毒素：孕妇接种破伤风类毒素可以预防孩子染上破伤风。

　　接种方法：在怀孕第4个月注射第一针，剂量为0.5毫升(含5个单位)，间隔6周或更长一点时间后注射第二针，剂量同前。第二针最迟应在预产期前4周注射。如注

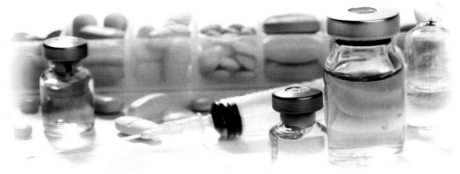

射时间过于接近分娩时间，则不能保证分娩时母体产生足够抗体。

注意事项：若孕妇已感染破伤风，可用人血破伤风免疫球蛋白，无过敏之忧。

（3）乙型肝炎疫苗：孕妇的配偶或家中成员有HBSAg及E抗原阳性者；一些因特殊需要而从事有高度感染乙肝病毒危险的工作者，发现自己怀孕后也应及时注射乙肝疫苗。

接种方法：首次注射后，隔1个月、6个月再注射1次，共3次。用每毫升含量为30微克的疫苗，每次注射1毫升。或倘若在接近预产期对需要接种，可以在医生指导下注射第一针，以后再隔1个月和2个月各注射1次，共3次，剂量同前。

注意事项：如孕妇本人HBSAg阳性，尤其还伴有E抗原阳性，注射乙肝疫苗收不到效果。可以在分娩后按接种方法首次、隔1个月、隔6个月给孩子注射乙肝疫苗，可以保护孩子遭乙肝病毒的侵袭。防疫接种属防疫部门管辖，但乙肝疫苗和丙种球蛋白应由医院或产院安排接种。

（4）流感疫苗的制作过程也可能给使用者带来一些潜在的危险。病毒灭活剂包括甲醛和一种汞的衍生物制成的消毒剂，而汞对儿童和胎儿的神经系统会造成不可逆的损害，因此，12岁以下儿童不能使用全病毒灭活疫苗。此外，疫苗对怀孕妇女的安全性是未经检验的，能否引起流产并不清楚。

（5）在春季，妇女和儿童都容易患上风疹，但是孕妇一旦发生风疹就可能影响胎儿造成先天性畸形，这一点应引起孕妇的高度重视。

目前，最可靠的预防风疹手段是接种风疹疫苗。风疹的预防与麻疹、水痘、猩红热等发疹性传染病不同，其对象不仅仅是儿童，同时包括孕妇和育龄妇女，对后两

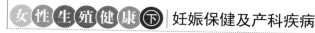
者保护的重要性甚至超过儿童。

　　风疹病毒的最大受害者是胎儿。如果孕妇接种，疫苗病毒就会直接毒害胎儿，所以，孕妇不能接种，只能在育龄期就及早注射疫苗。由于风疹疫苗注射1次，便可获得终身免疫，因此，提倡在儿童期或怀孕前注射风疹疫苗。应提醒的是，注射风疹疫苗后3个月内不宜怀孕，否则疫苗中活的风疹病毒可能毒害胎儿。

　　（6）水痘、风疹、麻疹、腮腺炎等病毒性活疫苗，口服脊髓灰质炎疫苗、百日咳疫苗孕妇应禁用。凡有流产史的孕妇，为安全起见，均不宜接受任何防疫接种。

怀孕篇

什么是唐氏筛查，我需要做唐氏筛查吗

　　唐氏综合征筛查，是一种通过抽取孕妇血清，通过检测准妈妈血液中甲型胎儿蛋白（AFP）、人类绒毛膜促性腺激素（β-hCG）、血清雌三醇的浓度等生化指标，并结合孕妇的预产期、年龄、体重和采血时的孕周等，计算生出唐氏儿的危险系数的检测方法。唐氏筛查的时间：14周+6天~19周+6天，最好是在16~18周。

　　唐氏患儿具有严重的智力障碍，生活不能自理，部分伴有复杂的心血管疾病，需要家人的长期照顾，会给家庭、社会造成极大的精神及经济负担。唐氏综合征是一种偶发性疾病，所以每一个怀孕的妇女都有可能生出"唐氏儿"。生唐氏儿的概率会随着孕妇年龄的递增而升高。

　　唐筛检查可筛检出60%~70%的唐氏症患儿。需要明确的是，唐筛检查只能帮助判断胎儿患有唐氏症的机会有多大，但不能明确胎儿是否患上唐氏症。也就是说抽血化验指数偏高时，怀有"唐"宝宝的机会较高，但并不代表胎儿一定有问题。如同35岁以上的高龄孕妇怀有"唐"宝宝的机会较高，但不代表她们的胎儿一定有问题。另一方面，即使化验指数正常，也不能保证胎儿肯定不会患病。唐筛检查指数超出正常的孕妇应进行羊膜穿刺检查或绒毛检查，如果羊膜穿刺检查或绒毛检查结果正常，才可以百分之百地排除唐氏症的可能。

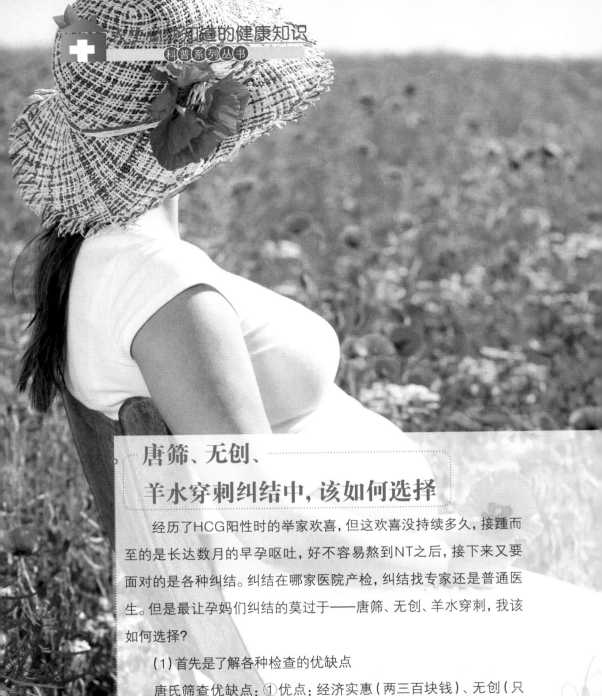

唐筛、无创、
羊水穿刺纠结中，该如何选择

经历了HCG阳性时的举家欢喜，但这欢喜没持续多久，接踵而至的是长达数月的早孕呕吐，好不容易熬到NT之后，接下来又要面对的是各种纠结。纠结在哪家医院产检，纠结找专家还是普通医生。但是最让孕妈们纠结的莫过于——唐筛、无创、羊水穿刺，我该如何选择？

（1）首先是了解各种检查的优缺点

唐氏筛查优缺点：①优点：经济实惠（两三百块钱）、无创（只需抽取静脉血）；②缺点：检出率及准确性低（就算最全面的早中期联合筛查也只能检出80%~90%的患儿），假阳性率高（唐氏筛查高危的，经确诊最后很大一部分不是）。

无创NDA优缺点：①优点：无创（只需抽取静脉血）、检出率准确率高（能检出99%的患儿）、假阳性率低（无创高危的，经确诊最后极个别不是）；②缺点：费用高（全国各地2000多至3000不等）、检测面窄［目前针对21、18、13三体准确性高，性染色体准确性稍低，其他染色体准确性有限（其他染色体异常往往也表现成唐筛高风险）。但无创的检测范围已覆盖了常见的染色体非整倍体疾病］。

羊水穿刺优缺点：①优点：能一次检测46条染色体，不但数目异常，>10M的结构异常也能检出。另外，还能进行基因芯片及单基因疾病检测。准确性高（染色体疾病诊断的金标准）是目前检测范围最广，准确性极高的产前诊断技术之一；②缺点：有一定风险（流产率0.5‰~1‰），极个别的会细胞培养失败，须改做其他检查或重新穿刺。

（2）究竟该如何选择

经济实惠型组合：唐氏筛查 → 无创DNA → 羊水穿刺

先做唐氏筛查：高风险或伴发其他危险因素再行无创或者羊水穿刺，此组合费用低、安全，因为无创的加入，羊水穿刺的孕妈数量会大幅减少。但此组合会漏掉约10%的唐氏患儿。适合无高危因素普通孕妈，勤俭持家型。

奢华型组合：无创DNA → 羊水穿刺

不做唐氏筛查直接做无创DNA，无创高风险或伴发其他危险因素再行羊水穿刺，因为无创的直接应用，此组合费用高，检出率高，能检出99%唐氏患儿。此组合的瑕疵是会漏掉极少数的染色体结构异常患儿。适合无高危因素普通孕妈。

精确型组合：高危因素 → 羊水穿刺

此组合检出率最高，能检测出所有染色体的数目异常，如加做SNP基因芯片能检出染色体微缺失、微重复、杂合性缺失及单亲二倍体。特别适合那些有过异常生育史、家族史及伴发其他高危因素的孕妈。

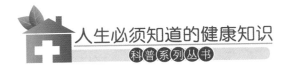

羊水穿刺有什么风险

羊水穿刺术是一种产前诊断技术,其操作是有创性检查,因此存在以下医疗风险:① 该操作用细针穿刺进入羊膜腔,可能造成孕妇出血、出血性休克、羊水外流、流产及伤及胎儿的可能;② 因子宫畸形、胎盘位于前壁、腹壁太厚、羊水过少等原因可能导致穿刺失败;③ 由于羊水细胞培养系脱落细胞体外培养受羊穿时间、标本是否混血、培养基污染等多种因素影响,羊水培养有失败的可能,有时因为嵌合体而不能诊断;④ 受现有医学技术水平的限制,羊水生化检查、细胞学和分子遗传学分析有时难以确诊,需进行进一步检查;⑤ 如术前孕妇存在隐形感染或术后卫生条件不佳,有发生宫内感染的可能;⑥ 孕妇若合并心脑血管疾病,由于疼痛、紧张等刺激,有发生心脑血管意外的可能;⑦ 通过本次检查,可以排除拟诊断染色体异常的疾病,但受现有医学技术水平的限制,有时难以分辨染色体的某些微小异常,也不能排除一些多基因病或其他原因导致的胎儿畸形或异常;⑧ 由于不可抗拒的外界影响如停电、地震或培养设备的损害等非人为因素造成羊水培养失败的可能。

羊水穿刺的副作用还可能会有这些:约2%的孕妇会发生阴道出血、羊水溢出或子宫持续性收缩,通常不需要特别治疗,对于怀孕过程没有不良影响。有关的自发性流产,占0.3%~0.5%。羊水穿刺是一种侵入性检查,任何一种侵入性检查都是有风险的。羊水穿刺检查肯定有风险,但是它的总风险率,导致胎儿流产的风险一般来说不超过1%。而且,现在的大中型医院,原则上要求做羊水穿刺必须是在B超下面做。也就是说,必须在B超下面看着,躲开孩子和胎盘。所以,这样对胎儿造成损伤的可能性就更小了。羊水穿刺术后需要注意预防感染、注意饮食、注意营养就好了。

唐氏综合征除产检外如何预防

唐氏综合征的病因:唐氏综合征是由染色体异常(多了一条21号染色体)而导致的。每个人都有46条染色体,排列成23对。因为男性的精子和女性的卵子各有23

条染色体，所以，当精子使卵子受精怀孕后，就会形成一个拥有全部46条染色体的新生命。不过，有时候也会发生错误，引起染色体异常，唐氏综合征就是其中的一种异常。如何早期预防唐氏综合征？

（1）避免电离辐射：在生活中要避免电离辐射，尽量不要进行X线检查，远离有放射线的物质，就是看电视也不要过长。

（2）避免接触化学物质：生活在农村的育龄妇女应做好对各种农药和一些化学物质的防护，避免直接接触。

（3）避免病毒感染：病毒感染是引起染色体断裂原因之一，在流行性腮腺炎、水豆、麻疹等季节里，孕妇要避免接触这些患儿，并可用淡盐水每日漱口，这样可起到消毒防病的作用。

（4）注意个人卫生：孕妇每个星期至少要洗澡一次，每天要冲洗会阴部，保持个人良好的卫生习惯，同时在居住的环境中防止潮湿，保持干燥，注意通风。

（5）避免大量用药：在孕期孕妇要尽量避免大量用药，因为好多药物会导致先天愚型儿的产生。

（6）保持良好的生活习惯：在准备怀孕前男女双方最好不吸烟和不饮酒，或者少吸烟、少饮酒，保持良好的工作环境和生活环境。

（7）注意适量的体能锻炼：适当地进行体育锻炼，以增强机体的抵抗能力。

（8）及时了解妊娠状态：对于习惯性流产的孕妇，不能一味地进行保胎，要及时了解妊娠状态，如果确诊为患儿，应考虑是否人流。

何为高危孕妇，高危妊娠包括哪些范畴

高危妊娠是指在妊娠期间母体、胎儿或新生儿存在某些危险因素而影响其身体生长发育者，它不仅影响母亲及胎儿的健康，也是导致孕产妇及围产儿死亡的主要原因，因此做好高危妊娠筛查、监测和管理十分必要。高危妊娠可用产前评分进

怀孕篇

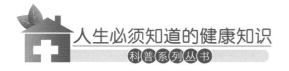

行量化科学管理（表）。

高危妊娠评分标准

项目	异常情况	评分	项目	异常情况	评分
一般情况	年龄≤18岁或≥35岁	5	孕产史	人工或自然流产2次	5
	身高≤145厘米	5		产次≥3次	5
	体重≤40千克或≥85千克	10		人工或自然流产≥3次	10
	骨盆异常	10		早产史	10
	子宫、软产道异常	10		先天异常儿史	10
过去史	不孕史	10		死胎死产史	10
	子宫肌瘤剜除或子宫修补术史	10		新生儿死亡史	10
	心脏病手术史	10		阴道难产史	10
	生殖道瘘修补术史	10		剖宫产史	10
	高血压病史	10		产后出血史	10
本次妊娠异常情况	孕周41-不足42周	5	严重并发症	贫血（HGB≤90克/升）	10
	过期妊娠（孕周≥42周）	10		心脏病	10
	妊娠期高血压疾病	10		肾脏疾病	10
	前置胎盘	10		血液系统疾病	10
	胎盘早剥	10		肝炎或肝损害	10
	孕期阴道出血原因未明	10		活动性肺结核	10
	孕晚期胎位异常	10		糖尿病	10
	多胎	10		甲状腺功能亢进症	10
	先兆早产	10		精神病或神经系统疾病	10
	羊水过多或过少	10		妊娠合并免疫系统疾病	10
	胎儿生长受限	10		卵巢或子宫肿瘤	10
	胎儿窘迫	10		孕期感染性疾病	10
	胎盘功能异常	10		性传播疾病（含艾滋病）	10
	估计巨大儿	10		其他严重内外科疾病	10
	临产头浮	10	社会因素	家庭贫困	5
	胎膜早破	10		孕妇或丈夫为文盲或半文盲	5
	辅助生殖技术受孕	10		丈夫长期不在家	5
	孕妇本人及一级亲属遗传病	10		由居住地到卫生院需要1小时以上	5
	孕期接触可疑致畸物质	10			
	临产前无接受产前检查	10			
	头盆评分≤6分	10			

注：同时占上表两项以上者，其分数累加。分级，轻：5分；中：10～15分；重≥20分。

高危妊娠应怎样进行监测

高危妊娠的监测及管理是母婴安全最核心的问题，高危妊娠直接影响母亲及胎儿健康，也是导致孕产妇及围生儿死亡的主要原因。孕产妇死亡率和围生儿死亡率是衡量一个国家和地区经济、文化、卫生等社会发展水平的综合性指标。在妊娠早期应该进行筛选，孕期重点管理监护高危孕妇，及时正确处理，是减少孕产妇及围产儿死亡的重要措施，对优生优育亦具有重要意义。重点监护包括孕妇和胎儿两个方面。

在产科门诊随诊中，严格执行产前检查常规，通过医生系统的产前检查，尽早筛查出具有高危因素的人群，及早给予诊治，并设立高危门诊，进行专案管理，由专人（有经验的医师）进行登记、宣传、预约下次检查日期，及时完善孕期追踪，使她们按时复诊；凡高危孕妇应增加产前检查次数，根据存在的高危因素给予监护；重症高危孕妇，门诊不能处理或难做出诊断的应及时指导住院或转上级医院进一步确诊治疗；重症高危孕妇转诊必须有医护人员陪同。以不断提高高危妊娠管理的"三率"（高危妊娠检出率、高危妊娠随诊率、高危妊娠住院分娩率），提高产检质量，这是减低孕产妇死亡率、围产儿死亡率和病残儿出生率的重要手段。

怀孕篇

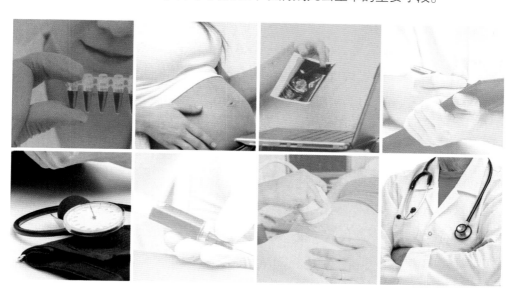

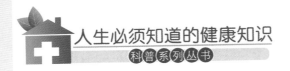

医生怎样了解胎儿生长发育情况

在产科门诊随诊中，医生会严格执行产前检查常规，通过医生系统的产前检查，从而了解胎儿生长发育情况。

（1）妊娠图：将孕妇体重、血压、腹围、宫底高度、胎位、胎心、水肿、蛋白尿、超声检查的双顶径等，制成一定的标准曲线。于每次产前检查，将检查所见及检查结果，随时记录于曲线图上，连续观察对比，可以了解胎儿的生长发育情况。

（2）子宫底高度测量：测量子宫底高度所得数据与胎儿出生体重相关。所以，测量子宫底高度可以预测胎儿生长发育。从孕20~34周，子宫底高度平均每周增加约1厘米，34周后宫底增加速度转慢，子宫底高度在30厘米以上表示胎儿已成熟。

（3）B超检查：测量胎儿某一标志部分，如胎头双顶间径BPD、股骨长度、腹围等来判断胎儿生长发育情况。超声检查BPD>8.5厘米者，表示胎儿体重>2500克，胎儿已成熟；>10厘米，可能为巨大胎儿。

胎儿成熟度测定有哪些

（1）根据胎龄及胎儿体重大小估计胎儿是否成熟：胎龄<37周为早产儿，37周至42周为足月儿，>42周为过期儿。<2500克为早产儿或足月小样儿，>4000克为巨大儿。

（2）羊水分析

①羊水卵磷脂／鞘磷脂比值（L／S）表示肺成熟度，如比值≥2，表示胎儿肺成熟；比值<1.5则表示胎儿肺尚未成熟，出生后可能发生新生儿呼吸窘迫综合征（RDS），临床上可用泡沫试验代替，如两管液柱上均有完整泡沫环为阳性，表示L／S≥2。胎儿肺成熟；如两管未见泡沫环为阳性，表示胎儿肺未成熟；一管有泡沫环、另一管无，为临界值，L／S可能<2。

②羊水肌酐表示肾成熟度，>2毫克/分升表明肾成熟，<1.5毫克/分升表明肾未成熟。

③羊水胆红素测定表示胎儿肝脏成熟度。胆红素值随其孕期延长而减少。如用分光光度比色仪450微米的光密度差在0.04以上，表示胎儿肝脏未成熟。临界值为0.02~0.04，0.02以下表示胎儿肝脏成熟。

④雌三醇羊水中含量与出生体重相关。体重<2500克时，含量低于0.6毫克/升；孕37周后，胎儿体重>2500克，E3>1毫克/升；如体重>3000克，含量多在2毫克/升以上。

⑤胎儿脂肪细胞计数表示皮肤成熟度，以0.1%硫酸尼罗兰染色后，胎儿脂肪细胞呈橘黄色，不含脂肪颗粒的细胞染为蓝色。橘黄色细胞>20%为成熟，<10%为未成熟，>50%为过期妊娠。

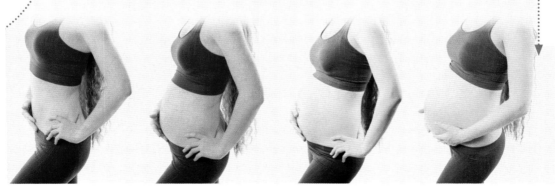

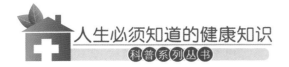

怎样测定胎盘功能是否老化

（1）血和尿中hCG测定：在孕卵着床后7天左右，即可在血和尿中测到hCG，随孕卵发育逐渐上升，至80天左右达高峰，此后逐渐下降，维持一定水平到产后逐渐消失。孕早期hCG测定反映胎盘绒毛功能状况，对先兆流产、葡萄胎监护具有意义，对晚孕价值不大。

（2）血hPL测定：胎盘泌乳素（hPL）审胎盘滋养细胞分泌的一种蛋白激素，随妊娠而逐渐增高，34~36周达峰值，以后稍平坦，产后逐渐消失。hPL只能在孕妇血中测定。晚期正常妊娠的临界值为4微克/毫升，低于此值为胎盘功能不良，胎儿危急。hPL水平能较好地反映胎盘的分泌功能，是目前国际上公认的测定胎盘功能的方法。连续动态监测更有意义。为E3、B超胎盘功能分级结合进行，准确性更高。

（3）尿中雌三醇（E3）测定：收集孕妇24小时尿用RIA法测定观察E3，是了解胎盘功能状况的常用方法。妊娠晚期24小时尿E3＜10毫克，或前次测定值在正常范围，此次测定值突然减少达50%以上，均提示胎盘功能减退。

（4）B超胎盘功能分级：从声像图反映胎盘的形象结构。根据①绒毛膜板是否光滑；②胎盘实质光点；③基底板改变等特征，将胎盘分为0~Ⅲ级。

胎儿宫内情况的监护

（1）胎动计数

胎动为胎儿在宫内的健康状况的一种标志。不同孕周胎动数值不一。足月时，12小时胎动次数＞100次。晚间胎动多于白天。胎动减少可能示胎儿宫内缺氧。对高危妊娠孕妇应作胎动计数，每天早、中、晚计数三次，每次一小时，三次之和×4，即为12小时胎动次数。＞30次/12小时表示正常，＜20次/12小时表示胎儿宫内缺氧。如胎动逐渐减少，表示缺氧在加重。12小时内无胎动，即使胎心仍可听到，也应引起高度警惕。此内容需要由孕妇在孕26周后自行执行，以及时发现问题，及时就诊。

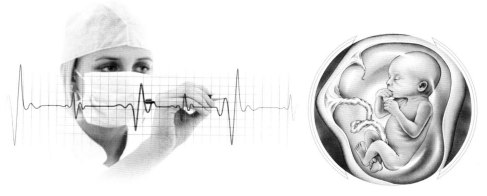

（2）胎儿监护

胎儿电子监测：根据超声多普勒原理及胎儿心动电流变化制成的各种胎心活动测定仪已在临床上广泛应用。其特点是可以连续观察并记下胎心率的动态变化而不受宫缩影响。再配以子宫收缩仪、胎动记录仪便可反映三者间的关系。

胎儿心电图：胎心的活动情况是胎儿在子宫内情况的反映，因此，胎儿心电图检查是较好的胎儿监护之一。测定胎儿心电图有宫内探测及腹壁探测两种，前者必须将探查电极经阴道置入宫腔，直接接触胎头或胎臀，虽所得图形清晰，但须在宫口已扩张、胎膜已破的情况下进行，有引起感染的危险，亦不能在孕期多次测定，故不宜作为孕期监护。腹壁探测将探查电极置于孕妇的腹部，胎儿的心电流通过羊膜腔传至孕妇腹壁。根据R波多次测定可推测胎儿宫内发育情况、胎儿存活情况、胎位、多胎、胎龄、胎盘功能和高危儿，PQRST变化也反映高危儿。胎儿心电图虽有一定诊断价值，但仅是很多监护方法的一种。

（3）羊膜镜检查：在消毒条件下，通过羊膜镜直接窥视羊膜腔内羊水性状，用以判断胎儿宫内情况有一定参考价值。禁忌证：产前出血，阴道、宫颈、宫腔感染，先兆早产，羊水过多等。

判断标准：正常羊水见透明淡青色或乳白色，透过胎膜可见胎发及飘动的胎脂碎片；胎粪污染时，羊水呈黄色、黄绿色，甚至草绿色；Rh或ABO血型不合病人，羊水呈黄绿色或金黄色；胎盘早剥患者羊水可呈血色。

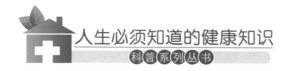

（4）胎儿头皮末梢血pH测定：分娩期采用的胎儿监护方法尚不能完全反应胎儿在宫内的真实情况。采取胎儿头皮外周血测定pH值，以了解胎儿在宫腔内是否有缺氧和酸中毒。pH7.25~7.35为正常，pH<7.20提示胎儿有严重缺氧并引起的酸中毒。

高龄孕妇为什么容易妊娠、分娩畸形儿

对于高龄产妇来说，最可怕的就是生育一个有残疾的婴儿。的确，母亲的高龄会增加婴儿先天性缺陷和无法存活的可能性。但幸运的是，胎儿期诊断的技术正在提高。现在医生们已经可以通过一些筛查及产前的诊断技术，在怀孕前8个月及时发现许多引起先天性缺陷的遗传异常。这些技术分为无创筛查及产前诊断技术、有创技术两种。此外，有些情况下的畸形还可以在出生前或分娩后进行及时治疗。

什么是高危儿

具有下列情况之一的围产儿，定为高危儿：

（1）胎龄不足37周或超过42周；

（2）出生体重在2500克以下；

（3）小于胎龄儿或大于胎龄儿；

（4）胎儿的兄弟姊妹有严重新生儿病史或新生儿期死亡者或有两个以上胎儿死亡史者；

（5）出生过程中或出生后情况不良，Apgar评分0~4；

（6）产时感染；

（7）高危产妇所生的新生儿；

（8）手术产儿。

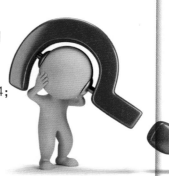

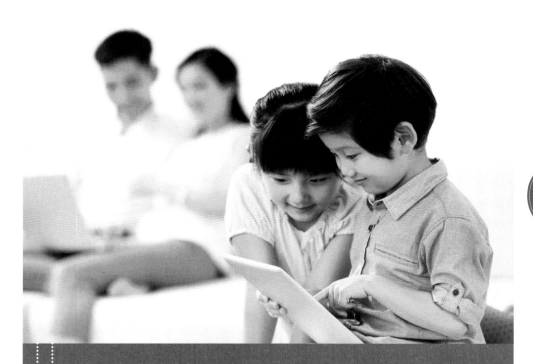

高龄准妈妈孕期需要注意些什么

　　高龄准妈妈孕期的问题明显增多，年龄愈大，所生孩子中先天性痴呆儿和某些先天性畸形儿的发病率愈高。另外，高龄准妈妈合并糖尿病或高血压的危险性增加。但即使无奈成了高龄准妈妈，也不必过分担心。高龄准妈妈除了一般孕妇常做的孕期保健外，还要缩短产前检查间隔时间，增加检查项目，加强医学检查，也一样能生个健康宝宝。随着医学技术的发展，剖宫产手术已比以前有了很大的提高。不但麻醉方法已从以前单一的全身麻醉发展到现在的联合麻醉，使病人减少了痛苦，而且手术时间也由以前的1~2小时缩短到现在的几十分钟。因此，进行剖宫产的高龄产妇不需要有太多顾虑。

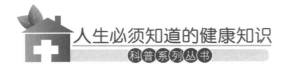
准妈妈怎样"孕动"

首先，安全第一。

对大多数女性来说，怀孕之后，可以照常上班，参加轻体力劳动。因为适当活动能促进血液循环和新陈代谢，增强心肺功能，有助睡眠，能减轻腰腿酸痛及预防或减轻下肢水肿，使全身的肌力增加，有利于分娩。怀孕的时候保持运动的习惯，不但准妈妈的体力较好，肌肉也更有弹性。当然，为了宝宝的安全，最好不要做剧烈的运动，可做简单的伸展操或散步。

此外，孕妇还应注意劳逸结合，不宜从事劳动量过大的工作，也不宜做长时间

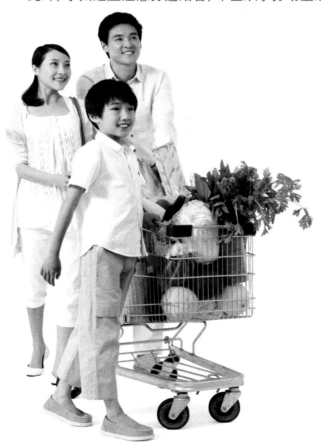

下蹲或弯腰的工作，因为这种姿势会增加腹部压力，影响血液循环，压迫胎儿，不利其生长发育。

如何判断孕期运动的强度是否适合？准妈妈可以自己摸摸心率。一般而言，以不超过每分钟140次为原则，每一次运动的时间不应超过15分钟。

运动是好事，准妈妈运动会使羊水摇动，摇动的羊水可刺激胎儿全身皮肤，就好比给胎儿做按摩。这些都十分利于胎儿的大脑发育，但孕期运动要因人而异，切

忌盲目运动，否则对胎儿和孕妇都不利，严重者会导致流产，妊娠期高血压病患者要静养、休息，严重的需住院治疗，不宜运动。

雾霾危害大，准妈妈该如何规避

冬季的雾霾天非常的多，雾霾会影响到身体的健康，如会伤害到呼吸道系统的健康，也可能会导致心脑血管疾病。那么雾霾天会给准妈妈带来哪些危害呢？孕妈又该如何规避雾霾带来的伤害呢？

雾霾对生殖能力以及孕期的影响没那么大。尤其在人体生育的过程中，即使母体受到较大伤害，例如营养或者毒素侵袭等方面，最终作用到宝宝身上的部分，已经大大减少了。有些孕妇哪怕很瘦，宝宝生下来却不一定营养不够，因为胎儿有一定的自我保护能力。

关于雾霾天影响备孕和怀孕的说法，还只是一种假设，目前，既没有循证医学的证据，又没有相关的动物实验，因此，现在还难以下一个准确的科学结论。当然不能排除雾霾对于胎儿的畸形和早产的影响。雾霾对胎儿的刺激原理和香烟类似。而目前吸烟造成孕妇流产和胎儿畸形的说法，是有医学循证和数据支持的。

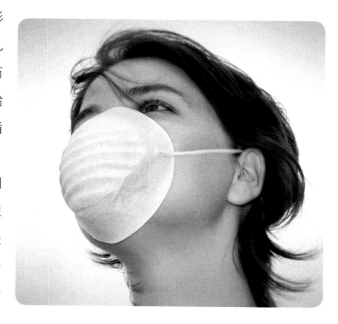

虽然目前没有证据表明雾霾天对孕妇有何伤害，但建议在整个围产期孕妇还是要适当规避雾霾天气，减少户外出行的时间，在家里时

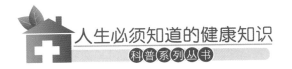
掌握好开关门窗的时间，以保证室内相对洁净的空气环境。一天中空气质量最好的时间，是上午9~10点和下午3~5点，在这两个时间段孕妇可以适当出门。在室内的话，选择早上8点多和下午3~4点的时候，开一下窗户，让新鲜空气流通进来。而在其他时间都主张把窗户关上。

如果雾霾天气比较严重，孕妇出行时，需要戴口罩。那么选择什么样的口罩呢？市面上流行的劳保口罩，只能挡一些PM_{10}及以上的灰尘，但挡不住$PM_{2.5}$及以下的颗粒和病原菌。这种纱布口罩既贵又不实用，尤其是那些涂了各种花花绿绿图案的好看口罩，基本不起什么作用。建议孕妇备一些医用口罩在家中，出门的时候可以戴上。但记住不能重复使用，使用一次后就应扔掉。

雾霾会给孕妈带来伤害，也会影响到胎儿的健康发育，所以准妈妈要做好孕期的保健，尽量减少出行，出行一定要做好防护措施，减少雾霾带来的伤害，尽量创造一个利于胎儿发育的好环境！

孕期需要提防口腔疾病吗

随着人们对口腔保健的日益重视，许多家长在小孩还年幼时就非常关注孩子的牙齿健康，希望宝宝拥有一口皓齿。但也有一些家长会有这样的疑惑：自己家的宝宝从小就养成早晚刷牙、饭后漱口的好习惯，而且也不喜欢吃糖果，为什么才5岁就长出2颗烂牙？

其实在母亲怀孕的第一个月，宝宝的牙齿就开始发育生长；孕6个月，牙齿基本上已经发育成熟；到宝宝出生时，已经有36颗牙胚在颌骨里生长，其中包括有16颗恒牙胚和20颗乳牙胚，只是它们还没长出来，需要等到一定时间后才会一颗颗慢慢露出来。也就是说，整个孕周从怀孕1个月到宝宝出生的这段时间里，很多因素都可以影响到宝宝的口腔健康。因此，孕妇口腔健康不仅关乎自身健康，也关系到腹中宝宝的口腔健康。孕妈妈要养成早晚刷牙、吃完东西后漱口的好习惯，平时注意平

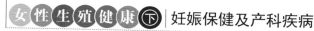

衡膳食，选择有利于身体健康和非致龋性的食物，遵循科学进糖的原则，少吃甜食、零食。为了宝宝牙齿健康，应从孕期保健开始。

同时，国内外也有研究表明，妊娠期某些严重的口腔疾病，是造成不良妊娠（如流产、早产、低体重儿等）的危险因素。由于妊娠期孕妇身体内环境的变化，以及生活习惯的改变，如口味改变、饮食与零食总量和次数增加、孕期行动不便与倦怠等因素，容易使口腔卫生无法维持在妊娠前的水平，致使牙龈炎、牙周炎、龋齿等口腔疾病明显上升。因此，孕期口腔保健显得尤为重要。孕期要小心四大口腔疾病"袭击"。

（1）龋齿（蛀牙）

妊娠期的妊娠反应可能会在刷牙时加重，有些孕妇便停止或马虎刷牙。妊娠和妊娠性呕吐等会使唾液pH值下降，引起牙齿的酸蚀和脱矿；同时，妊娠期饮食次数增加、偏食等，这些都容易导致口腔内菌群发生变化，形成导致蛀牙的口腔环境。由于妊娠期孕妇机体抵抗力下降，因此龋齿迅速发展，症状明显，所以孕妇要养成早晚有效刷牙、每次吃完东西后漱口的良好习惯。

另外，胎儿生长发育也需要大量的钙，对钙摄取不足或吸收不良会使母体骨骼和牙齿脱钙、致龋。同时，钙、磷等矿物质的缺乏也可影响胎儿牙齿结构的正常发育，使乳牙萌出后容易龋齿，严重的可导致颌骨发育等畸形。因此，妊娠期间，孕妈妈要摒除偏食的不良习惯，保证身体所需的各种营养素摄入足量，促进胎儿的口腔颌面部正常发育，以及预防口腔疾病。

（2）妊娠期牙龈炎和牙周病

妊娠期间，由于孕妇体内雌激素、孕激素水平升高，导致牙龈毛细血管扩张、炎症细胞和渗出液增多，还可能出现牙龈充血肿胀，呈增生性炎症反应，触碰后容易出血。如果这个时期孕妇的口腔卫生不好，有大量的菌斑和牙石堆积，牙龈在这些局部刺激，炎症将加重，严重者最终可形成牙周病。因此，应严格控制口腔卫生，以阻止或减少牙龈炎及牙周病的发生。

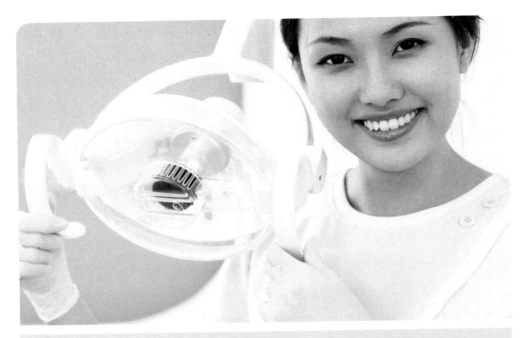

（3）急性牙龈炎

有些严重的蛀牙，比如因蛀牙引起的牙髓坏死，虽然感觉不到疼痛，但在漫长的孕期随时可能会导致急性根尖牙周炎等急性症状暴发，严重时会出现无法忍受的疼痛。因此，若有死髓牙、残根或以前做过根管治疗而明显有根尖病灶的牙齿，应尽量在计划怀孕前到医院就诊，以避免孕期疼痛。

（4）冠周炎

智齿冠周炎在妊娠期比较常见，由于智齿萌出位置不足或位置异常，存有盲袋，容易导致食物残渣存留。由于妊娠期生理、生活习惯改变，智齿冠周炎容易急性发作。孕妇一旦发生急性智齿冠周炎，考虑到各种消炎治疗受限，影响孕妇正常的生活及作息，因此，最好在怀孕前进行口腔检查，根据智齿的位置及覆盖牙龈的状态，予以预防性拔除。如果在怀孕后才出现急性智齿冠周炎，应在发病初期尽早到正规医疗机构口腔科对症处理，尽量避免使用抗生素。出现全身症状时，须在医生的指导下，尽早合理使用抗生素防止感染扩散。

细菌性阴道炎需要治疗吗?
对胎儿发育有什么影响

细菌性阴道炎是一种由多种细菌感染引起的性传播疾病,为育龄妇女常见疾病之一,占阴道感染性疾病中的1/3,也可引起盆腔炎等妇科疾病,那么细菌性阴道炎对怀孕有影响吗?如果怀孕后患了细菌性阴道炎会对胎儿有影响吗?

(1)细菌性阴道炎可能会造成不孕

正常情况下,阴道内的菌群比较平衡,酸碱度比较均衡(pH值在3.8~4.5)。这种适宜精子暂时存留、通过的环境,是非常重要的,一旦这种环境被破坏,就容易发生不孕。

如果患了细菌性阴道炎,阴道的pH值会超过4.5,阴道内环境酸碱度的改变会使精子的活动力受到抑制。另外,致病菌会吞噬精子,且患细菌性阴道炎时,阴道内分泌物大量增多,分泌物中含有大量的白细胞,这些都会妨碍精子的成活,使精子数量减少。精子本来数量少、活动度差者,就很有可能引起不孕。另外,一旦炎症上行,感染到宫腔,造成输卵管炎、盆腔炎等,也会造成不孕。当然,如果积极治疗,是可以再次怀孕的。

(2)细菌性阴道炎也会影响胎儿发育

细菌性阴道炎对于患者自身的危害是可想而知的,除了会给母体的生殖健康造成麻烦外,细菌严重感染的患者还会影响正常的工作和学习。在妊娠期间,这种危害自然增大,因为还会危及胎儿,轻则引起胎动不安,重则导致早产、流产。据报道,妊娠期罹患细菌性阴道病,发生产褥感染、新生儿感染、新生儿黄疸的百分比大大增加,分别为14.3%、9.5%、23.8%,比正常孕妇高出数倍,直接威胁着胎儿的发育和健康。

所以,综上所述,孕期及孕前的细菌性阴道炎都需要治疗。

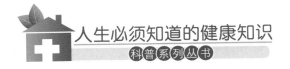
为什么真菌性阴道炎特别青睐孕妇

在临床工作中经常碰到孕妇患霉菌性阴道炎,为什么霉菌性阴道炎特别青睐孕妇? 该如何治疗? 如何预防该病复发?

妊娠期性激素水平升高,使阴道上皮内糖原含量增加,阴道pH值有所改变;适合白色念珠菌生长。同时,肾糖阈降低,尿糖含量增高。所以,霉菌性阴道炎特别青睐孕妇。

妊娠合并霉菌性阴道炎,为了避免感染胎儿,孕妇患霉菌性阴道炎后应积极治疗。孕12周之后感染霉菌性阴道炎都可以使用咪唑类药物塞阴道,比如达克宁栓、克霉唑阴道片等。但孕早期是早孕阶段,禁用咪唑类、制霉菌素类药物塞阴道。

预防该病的复发,就是系统的治疗,用药后复查白带常规,连续复查3次;夫妻同治;内衣和毛巾要煮沸消毒,专人专用。治疗期间禁性生活。

哪些因素可能导致胎儿缺氧致畸

(1)母亲:从母体本身来说,母亲如果有贫血、高血压、高血糖以及服用药物,都可能造成胎儿缺氧。其中,后三者是高风险因素,应重点关注和警惕。

(2)胎盘问题:子痫前期未充分治疗、糖尿病胎盘病变都能引起缺氧。

(3)胚胎期心律失常:造成此现象的原因主要是孕妇用药:抗惊厥类药物、抗精神病类药物、抗心律失常药物。

(4)造成血管收缩的因素:尼古丁、可卡因。孕期抽烟或吸二手烟都是高风险因素。

(5)其他:高海拔、吸入一氧化碳。其中,"海拔较高新生儿畸形概率更高"得到流行病学统计支持。

缺氧会导致心脏、脊椎、神经管、骨骼、肾脏的畸形。经实验证明,即使只是短期的缺氧(约8小时),也足够致使45%的胎儿产生先天性心脏发育不全或畸形。

孕前近视的妈妈，孕期视力下降怎么办

怀孕后内分泌系统发生了很大的变化，孕妈咪的角膜组织会有轻度水肿，使角膜的厚度增加，平均约3%。眼角膜的弧度在妊娠期间会变得较陡，产生轻度屈光不正现象，这种情况在怀孕末期更加明显。其结果可导致远视及睫状肌调节能力减弱，看近物模糊就是其中的一种情形。如果原本近视，此时眼睛的近视度数会增加。同时，泪液膜的均匀分布遭到破坏，孕妈咪的泪液分泌量也比平时少，黏液成分增多，很容易造成干眼症，眼角膜弧度也会发生变化，容易造成角膜损伤，使眼睛有异物感、摩擦感等。需要提醒的是，太大的视力变化可能是糖尿病和高血压、甲状腺功能异常的表现，所以不要掉以轻心。因而，定期产检很重要。

孕妈咪应注意孕期的卫生保健，合理营养，多摄入对眼睛有益的维生素A、维生素C等营养素。可以适量使用眼药水湿润角膜，消除眼疲劳。怀孕时不能用氯霉素眼药水，如有炎症可以用红霉素、林可霉素眼药水，但最好先征求产科医生的意见。眼药水的吸收是经由鼻泪管流到鼻腔，透过黏膜的吸收进入血液循环系统。如果孕妈咪担心使用眼药水对胎儿会有危害，在点眼药水的时候可靠近眼睛内侧的泪点，这样能减少药物的吸收。

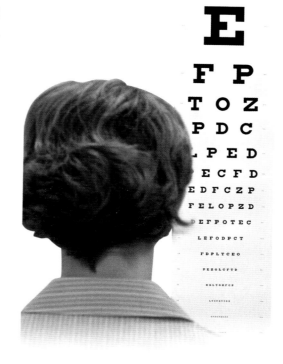

产后雌性荷尔蒙水平下降，视力多在产后5~8周恢复正常。所以，此时孕妈咪出现远视或近视加深情况，先不必配换眼镜，可在分娩1个多月后再验配，这样度数才相对准确。

怀孕篇

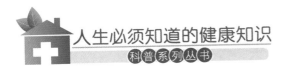

怎样保证孕期睡眠质量

（1）对烟酒说"不"，减少咖啡因的摄入。

（2）睡前3~4小时不宜运动，卧室要舒适温馨。适当午休、按时作息。睡不着时，起来干点别的。睡前吃些点心可以缓冲恶心，但避免进食难消化或辛辣的食物。傍晚之后要减少饮水量。

（3）把忧虑关在睡房门外：孕期妇女情绪容易焦虑，会对家庭生活、夫妻关系、未来孩子的抚养、教育和开支等产生想法和打算。建议喜欢孕期睡眠想问题的准妈妈把每天想到的问题用记事本记下来，在晚饭前就把问题搁置一边，想不通的留到第二天早上再解决。

（4）向左侧躺卧：孕早期趴着睡觉是没问题的，这时候，子宫还在耻骨后面，有完全的保护。但是到了怀孕中晚期，孕妇趴着睡觉可能就不那么舒服了。向左侧躺卧的姿势不但有助母体血液和养分流向胚胎和子宫，也可帮助肾排出废物和尿液。

（5）若是半夜醒来，千万不要沮丧，孕期半夜醒来是再正常不过的事。只要你坚持按以上的建议行事，你一定会建立起适合自己的睡眠模式和规律。

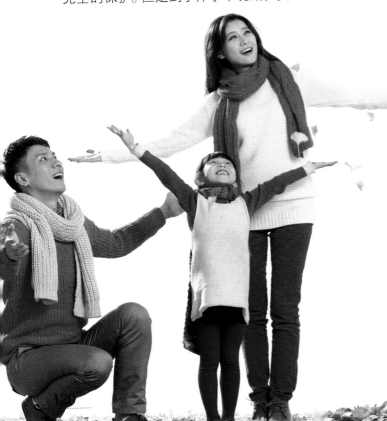

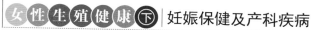

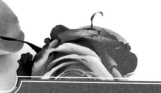

孕妇在孕期缺钙到底会有怎样的危害呢

首先，缺钙会影响胎儿或哺乳期婴儿的骨骼和牙齿发育。母亲的钙营养状况影响胎儿牙齿基质孕期疾病的形成和钙化过程。如果长期严重缺钙，同时维生素D的供给不足，会增加婴儿先天性佝偻病的发生率。

其次，由于动用了母体骨骼中的钙，使骨钙溶出，结果可能导致妈妈们在产后骨质疏松发生概率的增高，增加日后骨折的风险。

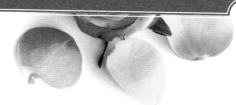

孕期应该补钙吗

孕期提到另外一个比较多的问题是"我是不是需要补钙，要喝多少牛奶，什么时候停止补钙，补钙太多会不会导致胎儿颅骨过硬影响分娩"。

是否补充这些营养素主要取决于是否有这些营养素的缺乏，就是胎儿生长发育的原料是不是充足。如果足够的话没必要补充，不够的话必须要补充。而钙在孕期需求量很大，同样也存在胃肠道吸收减少甚至孕吐导致的摄入不足，这种情况下就会出现缺钙，所以钙跟铁一样，在孕期是比较容易缺乏，也是需要关注的。我们知道在孕早中期钙的每天摄入量时1000毫克，孕晚期1200毫克，而孕妇很难知道自己摄入多少钙，其实首先保证孕期饮食均衡，另外还建议孕期要有奶的摄入，奶还是含钙比较高的，早晚喝2次奶一般就够了，孕晚期体重增长较快，胎儿需求增加的时候适当补充钙剂也是没有问题的。补钙过度会导致颅骨过硬这样的说法目前没有科学依据支持。

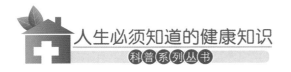
孕期怎样补钙合适

孕前/孕中：最好能从准备怀孕的时候开始补钙。中国营养会推荐，怀孕期的女性平均每日钙适宜摄入量为800~1200毫克。所以除了从食物中摄取外，还需每天额外补充约600毫克的钙剂。

孕妈妈补钙聪明选择：① 选择高浓度钙，补足最关键：怀孕期和哺乳期除了满足自身钙需求，还要保证宝宝的发育。资料显示：孕妇及哺乳期女性除膳食外每日需额外适宜摄入400~800毫克元素钙。② 选择含适量维生素D_3的钙片，促进钙吸收利用：维生素D_3缺乏，会导致钙吸收率低下。添加适量维生素D_3，有助人体更好地吸收利用钙质。③ 选择质量可靠，值得信赖的大品牌：为怀孕期和哺乳期女性选择钙剂要特别注意产品的可靠性，放心使用尤其重要。

孕期该如何做好心理保健呢

女性怀孕后会在生理与心理上产生一些变化。进入孕晚期以后，生理的负担及心理上的压力达高峰，临近预产期时个别孕妇心理上对分娩的恐惧、焦虑或不安会加重，对分娩"谈虎色变"。孕期该如何做好心理保健呢？

（1）了解分娩原理及有关科学知识：克服分娩恐惧，进行分娩前的有关训练。这对有效地减轻心理压力，解除思想负担以及做好孕期保健，及时发现并诊治各类异常情况。

（2）做好分娩准备：包括孕晚期的健康检查、心理上的准备和物质上的准备。如果孕妇了解到家人及医生为自己做了大量的工作，并且对意外情况也有所考虑，那么，她的心中就应该有底了。

准妈妈怎样平安度过寒冷冬季

进入冬季以来，气温持续走低，很多市民因此患上感冒，城区各大医院就诊的感冒患者络绎不绝，省妇幼、市妇幼里也是人头攒动，不少焦急的准妈妈也中了冷空气的招。孕妈妈们在寒冬可能会遇到哪些挑战？如何能够令自己更舒适呢？

（1）提前注射疫苗防呼吸道疾病

如果计划在冬末春初怀孕，建议提前注射流感疫苗，注射疫苗2~3个月后再受孕。如果已经怀孕，那么遇到患有流感等呼吸道疾病病人或到医疗场所，最好戴上口罩，避免与病人和带病毒者进行近距离接触。孕妇要注意讲究个人卫生习惯，饭前便后、外出归来以及打喷嚏、咳嗽和清洁鼻子后，都要立即用流动水和肥皂洗手。注意防寒保暖，根据天气变化，适时增减衣服，防止着凉。如果家里有呼吸道病人时，要注意做好消毒、隔离。

（2）定期产检防妊娠期高血压：妊娠期高血压综合征发病率大约为5%。这时候准妈妈的血管和老年人一样脆弱，天气稍微变化或者情绪激动，血压就可能上去了。因而，高血压高危人群(年轻初产妇、高龄初产妇，有慢性高血压、肾炎、糖尿病病史的孕妇，营养不良或身体矮胖有高血压史)应给予关注。

怀孕到了中晚期，尽量保持轻

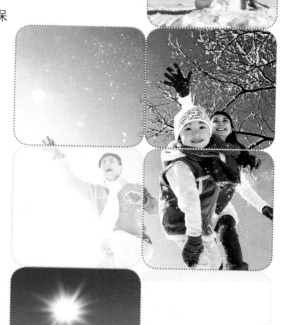

怀孕篇

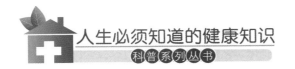

松愉快的心情。多吃清淡、易消化、高热量、高蛋白的食物，盐一定不能多吃。如果有妊娠期高血压综合征，最好卧床休息，睡觉的时候尽量向左边侧身，以减轻子宫压迫下腔静脉。

（3）室内温度力求恒定在21~24℃，每天注意收听天气预报，根据气温变化，适时增减衣服，要穿得暖和一些；天气晴好时可到室外散步。大风、降雪、寒潮天气不要出门。

穿衣保暖自然是第一位的，提前准备大衣，在严寒的季节你可能已经怀孕6~9个月了，但注意不要强迫自己的身体挤进一般的大衣里面。一件为孕妇设计的大衣能够让你感觉更加舒适并且保暖效果更好。不要等到深冬季节才匆匆去找这种大衣，提前就买好。

食：孕妇在冬季饮食，不应"厚肉薄菜"，还是要注意饮食营养的全面均衡，这也是抵抗外来有害物质的重要措施。孕妇比其他季节更应多吃些营养食物，以保证营养均衡。肉、蔬菜、水果一样不能少。同时，还应注意补充水。有许多的孕妇认为水果蔬菜中含有水分而很少喝水，其实菜蔬中的水分不同于白开水，孕妇要注意饮些白开水。

住：居室通风，有些孕妇觉得冬天气温低，常常让门窗紧闭，这是十分错误的。因为这样一来，室内空气不流通，其污染程度比室外严重数十倍，极易引发呼吸道疾病。因此，怀孕后，应注意常开门窗通风换气，保证居室空气清新。睡觉时注意关好门窗。其次，提高室内空气的相对湿度，防止呼吸道黏膜受损；室内生炉子或取暖时，可以在炉子上烧一壶水，使水分蒸发；在室内晾一些潮湿的衣服、毛巾等；在地面洒水或放一盆水在室内；使用空气加湿器或负氧离子发生器等，以增加空气中的水分含量。

行：避免随意外出，更不能到影剧院、超市、商场等人多的公共场所去，外出时一定要防路滑摔跤。但也不是只在家里从不外出，建议出太阳后适当散步，多晒太阳，促进钙吸收，需要提醒的是，隔着玻璃窗晒太阳是达不到效果的。此外，散步是一种最适宜的运动方式。在冬季生活中，孕妇应该选择阳光充足、气候比较温暖的下午，坚持出门散步，活动一下肌肉筋骨。

过敏体质的女性如何备孕

谢小姐计划要怀孕了，不过她却有一个小小的担忧，因为她听人说，过敏体质是会遗传的，如果父母是过敏体质的，以后孩子得过敏性疾病的概率也会增加。她本身是过敏体质，已经体验到过敏的痛苦了，实在不希望将来孩子也不幸遗传到她的这种过敏体质。

过敏体质，是一种比较容易发生过敏反应的体质。与正常体质的人相比，这类人更容易患上各种各样过敏性的疾病，如过敏性鼻炎、过敏性哮喘、荨麻疹、湿疹等。据研究报道，这种过敏体质往往还与先天性遗传有着密切的关系。所以，有过敏体质的您正准备怀孕或者刚得知怀孕的话，应该注意：

（1）减少甚至避免与过敏原的接触，过敏体质的人在接触到过敏原时，身体会自动识别并认为这是有害的物质，于是激活体内的过敏介导细胞，释放出过敏介质，从而出现各种免疫变态反应性疾病，过敏体质的人相对更容易发生过敏反应，

怀孕篇

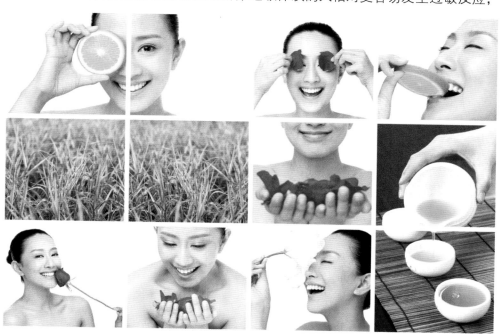

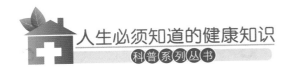
如鼻塞、流清鼻涕、眼睛痒、气喘、皮肤红斑、风疹、腹泻等。因此，应尽量减少甚至避免接触过敏源，常见的过敏原有花粉、灰尘、动物皮毛、霉菌、海产品等，同时室内空气要保持通风换气，床单、被褥要经常洗晒。另外，对于接触到室外冷空气，尤其是干燥冷空气后会因呼吸道受到刺激而出现收缩的过敏体质女性，在外出时最好戴上围巾和口罩，妥善保护好颈部和口鼻。

（2）抗过敏药能不能用？有些过敏反应症状比较轻，一段时间后会自行好转，有些则需要靠药物来控制。可"是药三分毒"，尤其是在怀孕期间用药更是应该慎重，那么，有过敏体质的女性，在怀孕过程中能否用药呢？怀孕第三周至第三个月是胎儿器官分化发育的关键期，如果准妈妈在这个阶段服用药物，对胎儿造成危害的风险还是比较大的，所以在胎儿发育的这个关键时期，如果过敏症状不严重，应尽量避免服用任何药物仍是比较安全的做法，可以在医生的指导下搽一些外用的药物等进行保守的局部性治疗。但是，对于一些像哮喘等需要长期服药的过敏体质女性，在准备怀孕的阶段，最好还是请专业的医师先帮忙评估药物的安全性，选择对胎儿没有伤害的药物或是减少药物剂量，并遵医嘱执行，切不可擅自服用、停药或是减少药量，以免影响母婴健康。如果您是在确定怀孕前，就已经服用了某些药物而担心影响胎儿的话，必须确定药名后（或保留药物），到医院向专业的医生进行咨询，而且在产检时一定要告知医生，请他们做进一步的详细检查。

（3）母乳可预防过敏，坚持母乳喂养：母乳中有宝宝成长所必需的营养成分，而且有利于提高宝宝的免疫力，能帮助宝宝更好地抵抗过敏原的干扰。所以，相对来说，母乳喂养的宝宝更不易患过敏症。因此，宝宝出生后，应坚持母乳喂养。

如何降低妊娠期、分娩期的盆底损伤

女性在妊娠、分娩期会造成盆底肌肉及神经损伤，导致盆底功能障碍，且由于经济条件好转、营养状况改善，我国孕妇胎儿普遍过大，加上孕妇自身因素，导致难产、产程过长、阴道助产等情况增加，加重了盆底肌肉的损伤。

生产的时候减少伤害，是在生产过程中先要做评估，如孩子太大、孕产妇的精神放松和紧张程度等。对于容易造成盆底伤害的，或之前有过盆底手术的，选择剖宫产。

让孕产妇在生产过程中尽量放松，拥有心理上的快乐：宝宝在生产的过程中，环境又黑暗、又拥挤、又孤独，宝宝在里面没有人可以帮助他，只有妈妈能够帮助他。这时只能靠妈妈每一次的子宫收缩，所以妈妈一定要清楚地知道，每一次的子宫收缩就是给宝宝力量，让宝宝向前踏一步的时候。所以妈妈一定要冥想，收缩的确会疼，但是这种疼痛对宝宝有帮助。

当宝宝要走出来的时候，如果妈妈害怕，又喊又叫，全身紧绷的时候，门是关着的。又希望宝宝出来，又把门关起来，只能把门撞破，这时盆底肌就会被撞坏撞裂。当孕产妇特别疼痛的时候，可以采取腹式呼吸，把身体放松，跟宝宝说话，"宝宝，妈妈很坚强，你要勇敢，妈妈陪你，妈妈带你出来，不要害怕。"可以对准妈妈说，"你不黑暗，不孤独，有太多的支持在你旁边"，把这种力量转化成支持宝宝的力量。这时，妈妈对每一次宫缩会期待，这样她是配合的，盆底的收缩就会减少，即使有伤害也会大大减小。如何让疼痛减小，有很多方法，如无痛技术、意志力、各种呼吸、各种活动等。

另一方面是身体恢复，要用科学的方法坐月子。越早做盆底的运动越好，越早让盆底肌肉活化越好。产后2~3天，就可以试着做轻微运动。但是假如产前没有学这方面，产后再学，产妇摸不着也不认识自己的盆底肌。所以我们在产前检查中有非常重要的课程，做盆底肌的评估、激惹、锻炼。

因而，孕期及分娩时减少盆底损伤的重点是，注重孕期、分娩期宣教，良好控制体重增长，详细了解分娩过程，从而减轻生产的疼痛、减少盆底肌的伤害，产后及早开始盆底的恢复等一定要有一个系统化的管理。

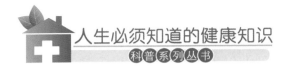
病理妊娠

妊娠时限异常

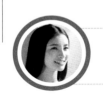

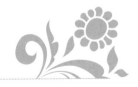

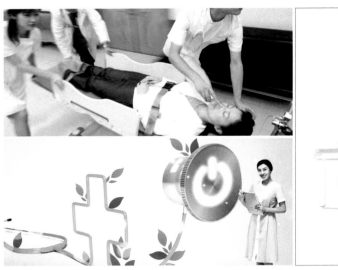

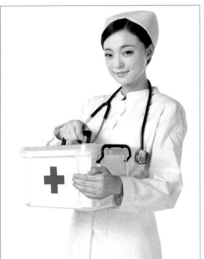

何为自然流产

妊娠不足28周、胎儿体重不足1000克而终止者,称为流产。自然流产占所有妊娠总数的10%~15%。在妊娠12周前流产者,称为早期自然流产;在妊娠12~28周期间流产,称为晚期流产。

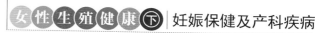

自然流产有几个不同阶段

（1）先兆流产：指妊娠28周前先出现少量阴道流血，常为暗红色或血性白带，无妊娠物排出，继之常出现阵发性下腹痛或腰背痛。到医院医生进行妇科检查：宫颈口未开，胎膜未破，妊娠产物未排出，子宫大小与停经周数相符经休息及治疗后，若流血停止及下腹痛消失，妊娠可以继续；若阴道流血量增多或下腹痛加剧，可发展为难免流产。

（2）难免流产：指流产已不可避免。由先兆流产发展而来，阴道流血量增多，阵发性下腹痛加重或出现阴道流液（胎膜破裂）。到医院医生进行妇科检查：宫颈口已扩张，有时可见胚胎组织或胎囊堵塞于宫颈口内，子宫大小与停经周数相符或略小。

自然流产有几种不同结局

（1）继续妊娠：先兆流产，经过继续保胎治疗，出血停止，胎儿继续发育生长，子宫逐渐长大，妊娠维持至孕28周后。由于先兆流产中有部分因素为胎儿先天异常所致，所以继续妊娠者一定要规范进行畸形筛查，除外胚胎异常的情况下继续妊娠。

（2）不全流产：难免流产发展而来，部分妊娠产物已排出宫腔，尚有部分残留于宫腔内或嵌顿于宫颈口处，或胎儿排除后胎盘滞留于宫腔或嵌顿于宫颈口处。由于宫腔内残留部分妊娠产物，影响子宫收缩，致使子宫出血持续不止，甚至因流血过多而发生失血性休克。到医院医生进行妇科检查：宫颈口已扩张，不断有血液自宫颈口内流出，有时尚可见胎盘组织堵塞于宫颈口或部分妊娠产物已排出于阴道内，而部分仍留在宫腔内。一般子宫小于停经周数。这种情况已经无须保胎治疗了，应积极促进残留胚胎组织排出，降低出血、感染风险，减少孕妇损伤。

（3）完全流产：指妊娠产物全部排出，阴道流血逐渐停止，腹痛逐渐消失。到医院医生进行妇科检查：子宫颈口关闭，子宫接近正常大小。需要密切观察，避免感染等不良预后。注意监测月经及排卵的恢复及是否正常。

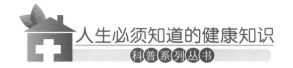

在先兆流产时，可以保胎治疗，而不全流产时就应该放弃保胎，并进行必要处理，积极促进残留胚胎组织排出，降低出血、感染风险，减少孕妇损伤；完全流产后，也需要密切观察，避免感染等不良预后，并注意监测月经及排卵的恢复及是否正常。

流产有哪些特殊情况

（1）稽留流产：指胚胎或胎儿已死亡滞留在宫腔内尚未能自然及时自然排出者。典型表现为早孕反应消失，有先兆流产症状或无任何症状，胚胎或胎儿死亡后子宫不再增大反而缩小。若已到中期妊娠，孕妇腹部不见增大，胎动消失。妇科检查宫颈口未开，子宫较停经周数小，质地不软。未闻及胎心。

（2）习惯性流产：近年国际上常用复发性自然流产取代习惯性流产，指连续2次及

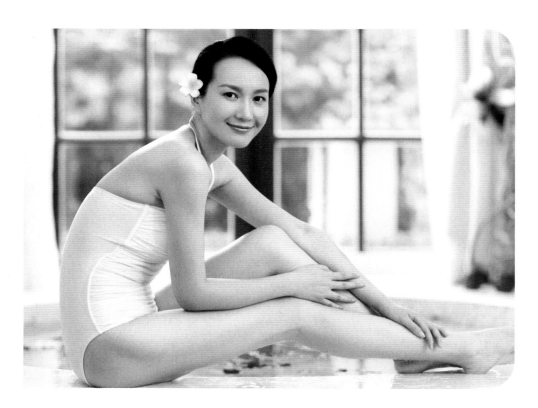

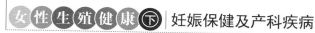

2次以上的自然流产。每次流产多发生于同一妊娠月份，其临床经过与一般流产相同。早期流产的原因常为黄体功能不足、甲状腺功能低下、胚胎染色体异常、免疫功能异常等。晚期流产最常见的原因为宫颈内口松弛、子宫畸形或发育不良、子宫肌瘤等。

（3）流产合并感染：流产过程中，若阴道流血时间过长、有组织残留于宫腔内或非法堕胎等，有可能引起宫腔内感染，常为厌氧菌及需氧菌混合感染；严重时感染可扩展到盆腔、腹腔乃至全身，并发盆腔炎、腹膜炎、败血症及感染性休克等，称流产合并感染。

黄体酮和HCG是怎样一种复杂关系

孕初期最怕的就是先兆流产，而和先兆流产离不开的两个数据是HCG和孕酮。因为常看孕妈圈子，很多朋友也都在说孕酮与HCG，医生好像更关注HCG的翻倍情况，并把这个指标作为胎儿生长的重要指标？究竟孕酮与HCG之间有什么关系，又有多重要呢？

（1）HCG翻倍很好，孕酮下降了，这说明胚胎是在正常发育，但是HCG促孕酮的功能不行。这个情况如果有条件就静养，尽量躺，只要孕酮不是特别低，不补充也是可以保胎的。

（2）孕酮正常，但是HCG翻倍不好，这种情况非常少。因为HCG促进孕酮的产生，HCG不好，孕酮一般也就不好了。我们从两种情况来具体说明如下：① 孕酮正常，HCG翻倍"相对"不好。什么意思呢，就是你某天去测，数值上去了但是没到倍数，差那么一百两百，那就是相对不好。如果你的HCG已经上万了，那么开始出现翻倍不是那么快，速度会降下来，都是正常的。② 孕酮正常，HCG翻倍"绝对"不好。绝对不好，就是数值在一个区间，比方说8天，只翻了一倍，这种情况就不是很妙了。首先去排除一下宫外孕，然后就可能是胚胎出现了问题，现在很多医院只补充孕酮，很少补充HCG，因为HCG低很有可能胚胎本身不好，保胎的价值不大。

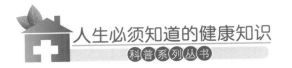

（3）HCG不翻倍反而下降，孕酮也在降低，这种情况医生是建议你先保胎，如果采取保胎措施后仍然没有起色，也是会建议你尽早放弃，做流产。因为这种情况下，极有可能就是胚胎本身就不好，保胎也没有意义。如果强行保胎，即使保胎成功，在后面的孕期胎儿也是将面临更多考验，甚至会遭遇胎停，待到后面再做流产，准妈妈也会增加一份危险。

首先讲讲HCG，人绒毛膜促性腺激素，很多人常常漏字或者颠倒某些字，不过没关系，谁都知道是什么。有些孕妈咪是很熟悉的，因为她常常去医院抽血，验尿去检测这个值。HCG在怀孕后6天身体就开始产生，这个时候是受精卵准备着床的日子，HCG会刺激人体产生孕酮。孕酮即将保证子宫的内环境稳定，尽量不受到外力干扰，也就保护了胚胎。

那么HCG又是怎么产生的呢？其实在受精卵着床的时候，它会伸出树枝状的触角，抓住子宫壁，这些触角就是绒毛，它会形成早期的胎盘。胎盘没有成熟的时候，这些毛会变多、附着形成薄薄的膜。这些绒毛膜里面渐渐布满血管，成为最初母体与胚胎交互养分、代谢废物的连接。这种绒毛的生长就是我们说的翻倍，一般来说HCG在前期是隔天翻一倍，所以天天验HCG的人是没有的，一般都是隔一个双数的日子，比方说2天、4天、6天、8天。

HCG还有一个非常重要的作用，就是减轻孕妈咪的排异反应。身上长一个寄生物，一般来说，人体的免疫系统是要攻击的，但是HCG迷惑了母体，告诉她们这是安全的、是你自己的，于是人体的免疫系统就不会发动。

HCG和孕酮的协同作用，一方面让胚胎获得养分，另一方面保证胚胎的安全，所以缺一不可。HCG翻倍不好，胚胎因为缺少养分，可能会发育迟缓甚至停育；孕酮不够，胚胎就会着床不稳，造成出血甚至流产。但是HCG和孕酮数值低，并非一定会流产，只是概率会高，一旦出现流血，就应该去试验看，如果以前曾经有不良孕史，监控一下也可以以防万一。

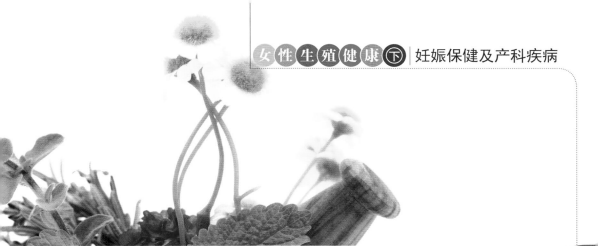

阴道出血就是自然流产吗

　　自然流产的症状可以概括为停经后阴道流血和腹痛。早期自然流产一般发生在怀孕的前12周，流产先后经历如下过程：绒毛与蜕膜剥离，血窦开放，阴道流血，剥离的胚胎及血液刺激子宫收缩，排除胚胎，下腹部阵痛。当胚胎完全排出后，子宫收缩，血窦闭合，出血停止。因此，早期自然流产的症状为先出现阴道流血，而后出现腹痛。晚期自然流产的症状与早产、足月产相似，胎盘及胎儿娩出后，一般不会出太多血，为先出现腹部阵痛，后出现阴道流血。所以，阴道出血为流产征兆，出现后要积极寻找原因，积极采取应对措施，才有利于保胎治疗。注意：不是所有的出血都意味着流产。

　　关于褐色分泌物，有些人认为就是出血，去医院找大夫开孕酮吃，其实不是这样，褐色的分泌物代表是以前的出血，很可能是着床的时候的创伤引起的出血，后来随着阴道分泌物延迟排出，很正常。粉色的，鲜红的，不黏稠的，量大的出血或者持续的出血才是需要注意是不是流产的。这种褐色分泌物一般有个2~3天少量的就过去了，不会再有了。

　　在孕早期使用大量的黄体酮，胎儿脊柱、肛门、四肢等部位发生畸形的危险可增加8倍。如果使用人工合成的孕酮（如炔诺酮具有雄性化作用），约有18%的女性胎儿男性化。而在孕酮缺乏的正常情况下使用黄体酮不会带来危险，所以我们必须正确地认识黄体酮，正确认识流产的不同因素，正确认识保胎，避免好心办了坏事。

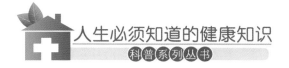

自然流产的内在因素有哪些

（1）胚胎发育不全：孕卵异常是早期流产的主要原因，在妊娠头2个月的流产中，约有80%是由于精子和卵子有某种缺陷，以致使胚胎发育到一定程度而终止。

（2）生殖器官疾病：子宫畸形如双角子宫、纵隔子宫、子宫发育不良；子宫后屈、盆腔肿瘤，尤其是黏膜下肌瘤等均可影响胎儿的生长发育而导致流产。子宫内口松弛或宫颈深度裂伤都易引起胎膜早破而发生晚期流产。

（3）孕妇全身性疾病：孕妇患有流感、伤寒、肺炎等急性传染病，细菌毒素或病毒通过胎盘进入胎儿体内，使胎儿中毒死亡。高热可促进子宫收缩而引起流产。孕妇患有重度贫血、心力衰竭、慢性肾炎和高血压等慢性病，可因子宫内缺氧而使胎儿残废，而致流产。孕妇营养不良，特别是维生素缺乏，以及汞、铅、酒精中毒均可引起流产。

（4）外伤：孕妇的腹部受到外力的撞击、挤压，以及孕妇跌倒或参加重体力劳动、剧烈体育运动；腹部手术如阑尾炎，或卵巢囊肿手术均可引起子宫收缩而发生流产。

（5）内分泌功能失调：当体内孕激素分泌不足时，使子宫蜕膜发育不良，从而影响受精卵的发育，容易引起流产。如果前列腺素增多，会引起子宫肌肉的频繁收缩，也会导致流产。甲状腺功能降低，可使细胞氧化能力障碍，进而影响胚胎的生长发育而流产。

（6）情绪急骤变化：孕妇的情绪受到重大刺激，过度悲伤、惊吓、恐惧及情绪过分激动，均可引起孕妇体内环境失调，促使子宫收缩引起流产。

（7）夫妻血型不合适：这种情况虽然很少有，如果经过多次小产或接受输血，或孩子生下来便发生严重的黄疸而夭折，就应该怀疑到血型问题了。

（8）胎盘发育不良：如果胎盘发育不良或出现疾病，胎儿得不到营养物质和氧而停止生长引起流产。

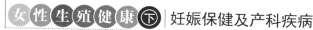

自然流产有什么不良后果

（1）大出血：是难免流产或不全流产最常见的并发症，严重者可致休克。

（2）感染：多发生在不全流产者，常合并盆腔炎、腹腔感染、全身感染及感染性休克。

（3）月经紊乱：因为感染的问题，卵巢功能及甲状腺等异常均会引起月经周期、月经量等改变。

如何应对自然流产

（1）妊娠组织进行染色体方面检测。

（2）要做遗传学检查，夫妇双方同时接受染色体的检查。

（3）做血型鉴定包括Rh血型系统。

（4）有子宫内口松弛的可做内口缝扎术。

（5）针对黄体功能不全治疗的药物使用时间要超过上次流产的妊娠期限（如上次是在孕3个月流产，则治疗时间不能短于妊娠3个月）。

（6）有甲状腺功能低下，要保持甲状腺功能正常后再怀孕，孕期也要服用抗甲低的药物。有甲状腺功能亢进的患者，最好等待至药物控制功能稳定后。

（7）注意休息，避免房事，情绪稳定，生活规律有节。

（8）男方要做生殖系统的检查。有菌精症的，要治疗彻底后再使妻子受孕。

（9）避免接触有毒物质和放射性物质的照射；从事电脑工作者，每周在电脑前总工作时间要少于20个小时。

（10）流产后要休息。

自然流产是孕妇的不幸，但从某种意义上讲，自然流产正是人类不断优化自身的一种方式，也正是对孕育着的新生命进行选择，优胜劣汰是大自然的法则，占流

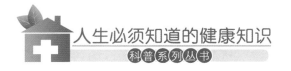

产50%以上的染色体异常胎儿早期流产会减少畸形儿的出生。因此,在保胎前应尽可能地查明原因,不要盲目保胎。

先兆流产时怎么办

在阴道流血出现数小时或数日时,伴有轻度下腹痛或腰背痛,但没有组织样物从阴道排出。建议应尽可能到医院进一步明确病因及胎儿的状况。如果经过医生检查,子宫颈口未开,羊膜囊未破,子宫大小与停经周数相符合;B超检查胚胎或胎儿是存活的。称之为先兆流产,即经过休息和治疗后,若相关症状消失,则可继续妊娠,若症状进一步加重,则可发展成为流产。

同时准妈妈也应了解,并非任何时候都需要保胎。多数流产是由于胚胎染色体异常的先天异常而引起的自然淘汰过程,从优生的角度来看是一种优胜劣汰的自然选择。只要医生判断胚胎是健康的,就可以保胎;如果因为接触有害物质,如放射线、病毒等,胚胎发育异常约占60%,此时出现先兆流产,不要盲目保胎。

怎么补充黄体酮才是正确的

首先必须弄清楚孕酮是否正常。是否缺乏可通过化验证实,也可通过测量基础体温的办法来了解。的确属于黄体功能不足者,为了受孕可从基础体温上升的3~4天注射黄体酮,并不间断使用9~10周,直到母体可自然分泌孕酮为止。

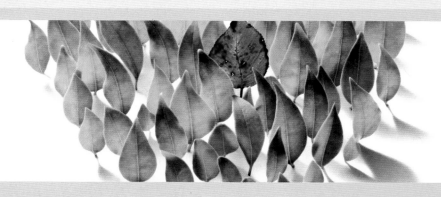

自然流产后是否能再次正常妊娠

自然流产常常让许多盼子心切的父母感到非常惋惜、痛苦、遗憾，其实，自然流产是好事而非坏事。流产不可怕，关键要找病因。在现实生活中，不少孕妇对自然流产的原因不甚了解或根本不了解，不管是什么原因引起的流产，均一概要求大夫全力保胎，甚至不惜一切努力，结果当然是事与愿违。这种做法，显然是错误的。所以，当即将自然流产的时候，是保是流，应该听从专家的意见和建议，切不可盲目从事。放弃这一次，是为了正常的下一个，这才有利于优生优育。自然流产绝大多数能再次自然正常妊娠。

怀孕篇

自然流产后有哪些注意事项

（1）要保持会阴部清洁干燥：每天用温开水清洗1~2次，勤换卫生巾。切勿洗阴道。

（2）术后2周内禁止盆浴，适当卧床休息，不做重体力劳动。1个月内禁止夫妻生活，以防生殖器官感染。

（3）适量吃一些富有营养的食物，使身体尽快恢复正常。一般而言，术后7~10天忌食冷饮，1个月内忌食辛辣食物。

自然流产后，什么时间最适合再怀孕

国外相关调查认为自然流产后等待再次妊娠的时间会影响女性的心理状况，如果自然流产后等待8个月没有怀孕，妊娠信心会很快减退。他们同时发现，妊娠间隔时间超过1年以上者，流产发生率明显高于一年内妊娠者。关于女性自然流产后什么时间最适合再怀孕，最新观点是：自然流产后的妇女如果希望迅速怀孕，不需要等待，随时妊娠并不会增加流产、前置胎盘、早产和胎膜早破的风险率，胎儿出生后的情况也无显著差异。同时，自然流产后迅速妊娠对妇女的心理健康有益，可增强怀孕的信心，缩短自然流产带来的伤痛，减少抑郁症的发生。

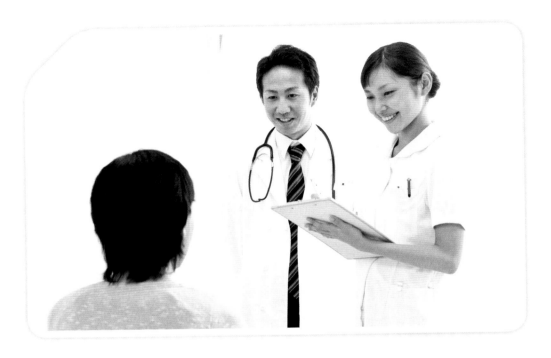

自然流产后再怀孕应该怎样保胎

自然流产后再怀孕，建议首先要到医院检查清楚，如果确定怀孕，最好做优生优育系列、内分泌等检查，对症处理。

（1）生活有规律：起居以平和为上，如早晨多呼吸新鲜空气，适当的活动，每日保证8小时睡眠，若条件允许可午睡，既不要太逸（如过于贪睡）又不可太劳（如提挈重物或攀高履险等）。保证大便通畅，但应避免用泻药。怀孕以后孕妇尽量不去公共场所，以免感染，不要养猫、狗等宠物避免弓形虫感染而导致流产。

（2）注意个人卫生：多换衣，勤洗澡，但不宜盆浴、游泳。特别要注意阴部清洁，防止病菌感染。衣着应宽大，腰带不宜束紧。平时应穿平底鞋。

（3）选择合适的饮食：食物要易于消化。尤其选食富含各种维生素及微量元素的食品，如各种蔬菜、水果、豆类、蛋类、肉类等。不能吃有利于子宫收缩和明显的堕胎作用的食物，例如海带、甲鱼等。

（4）保持心情舒畅：研究者认为自然流产是因为孕妇脑皮层下中枢兴奋亢进所致，试验证明神经系统的机能状态对流产起着决定性的作用，因此，妊娠期精神要舒畅，避免各种刺激，采用多种方法消除紧张、烦闷、恐惧心理。

（5）房事：妊娠3个月以内，7个月以后应避免房事。对有自然流产征兆的孕妇、自然流产史以及习惯性流产者，整个孕期应严禁房事。

（6）定期做产前检查：妊娠中期就应开始定期进行产前检查，以利医生及时发现和处理异常情况，并可指导孕期保健。

自然流产与优生有什么关系

临床中常会遇到出生不久的婴儿，通过检测染色体，被确诊为先天性痴呆，也称先天愚型。这往往是盲目保胎的结果。现代医学认为，造成自然流产的原因是受精卵内部异常，特别是染色体异常影响。这种自然流产常常发生在妊娠早期。

从遗传学看，自然流产是去除异常胎儿，保留健康胎儿的优生途径。因而，保胎治疗应持谨慎和科学的态度，在排除生殖器官本身疾病和内分泌紊乱等非遗传因素外，还应对夫妻双方及胎儿染色体检验，发现异常应立即中止妊娠。

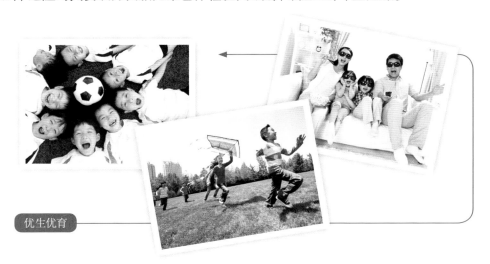

优生优育

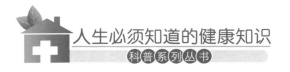

自然流产后不孕不育的原因有哪些

自然流产和人工流产后的不孕，是现今不少见的一种不孕类型，如果伴有闭经，则将使问题更趋复杂。在妇科门诊发现，约有1/3的不孕妇女，在婚前或婚后有过自然流产或人工流产的历史，其中自然流产后不孕和闭经的发生率较人工流产者高3~4倍。自然流产究其原因，是流产后感染引起输卵管炎性阻塞，或是流产时子宫腔内血液逆流进入输卵管，引起非炎症性血肿机化性输卵管阻塞。输卵管是一对与子宫相连的细长弯曲管道，是输送卵子、促成卵子和精子结合以及护送受精卵安全抵达宫腔的路径，如果发生阻塞，必然影响受孕，而流产后的继发性闭经或月经量减少，则可能是由于强力的刮宫造成子宫腔粘连所致。自然流产，子宫是产生月经和孕育胎儿的地方，如果有病变当然也会导致不孕。

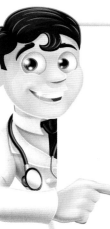

自然流产要清宫吗

如果自然流产很干净的话，不一定要清宫，但如果有残留的话，可能需要清宫。那么要如何判断自然流产是否干净呢？

首先建议做一下B超检查。一般流产后出血时间可能在10~15天，如果超过20天还有流血的话，不排除残留的可能。流产后1个月内禁止同房，注意预防感染。遵医嘱常规使用抗生素。流产后应间隔6个月再怀孕，下次怀孕前应进行常规的妇科检查和优生优育检查，以确保正常受孕。

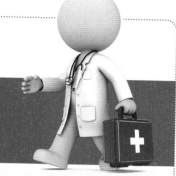

流产后为什么肚子疼

流产后出现腹痛可能有以下几种情况：

（1）不全流产：子宫为了将剩余的胚胎组织排出宫外，而发生阵性收缩。此时患者腹痛阵发性发作，发作时疼痛难忍，并伴有阴道出血量增多，颜色鲜红，有大血块，血块排出后腹痛减轻，如此反复发作。出现不全流产时一般要做清宫术，将宫腔内残留的胚胎组织刮出，腹痛自然消失。

（2）子宫穿孔：是一种很严重、少见的并发症。穿孔时患者多有突然剧烈腹痛。子宫穿孔引起的腹痛为持续性，阴道有少量出血，如果合并有内出血，可以引起腹膜刺激征：腹痛拒按，压痛、反跳痛同时存在。易发生在子宫过度倾曲或剖宫产1年内再孕的妇女，或频繁行人工流产术的妇女。

（3）宫腔积血：多发生在流产后几小时内，患者腹痛难忍，如刀割样，阴道内有少量血水流出妇科检查发现子宫增大明显，质软，有触痛。其发生也与子宫位置过度倾屈、宫颈口过紧的妇女相关。

（4）感染：多发生在流产后2周内，由手术操作或术后患者不注意卫生，有性生活、游泳等原因引起。一般导致急盆腔炎，出现剧烈腹痛，呈持续性，可以阵发性加重，伴发热恶寒，阴道出血，颜色鲜红，有腥臭味，或夹有黄色分泌物。查体时腹痛拒按，有压痛、反跳。妇科检查有子宫颈举痛、子宫体压痛，双附件可以有片状或条索状增厚，压痛明显。

怀孕篇

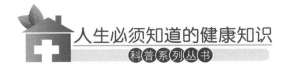

何为早产

早产是指妊娠满28周至不足37周（196~258日）间分娩者，此时娩出的新生儿称为早产儿，体重为1000~2499克。各器官发育尚不够健全，出生孕周越小，体重越轻，其预后越差，早产儿死亡率国内为12.7%~20.8%。我国早产数占分娩总数的5%~15%，约15%早产儿于新生儿期死亡。近年由于早产儿治疗学及监护手段的进步，其生存率明显提高，伤残率下降，国外学者建议将早产的定义时间上线提前到妊娠20周。防止早产是降低围生儿死亡率和提高新生儿素质的主要措施之一。孕妇妈妈们更要小心。

早产的病因有哪些

约30%的早产无明显原因。常见诱因有：

（1）孕妇方面：①合并子宫畸形（如双角子宫、纵隔子宫）、子宫颈内口松弛、子宫肌瘤。②下生殖道及泌尿道感染，如B族溶血性链球菌、沙眼衣原体、支原体感染、急性肾盂肾炎等。③妊娠合并症与并发症，如妊娠高血压综合征、妊娠期肝内胆汁淤积症、病毒性肝炎、急性阑尾炎、病毒性肺炎、高热、风疹、心脏病、糖尿病、严重贫血、甲状腺功能亢进、高血压病、无症状菌尿、重度营养不良等。④吸烟（每日≥10支）、吸毒、酒精中毒。⑤其他，如长途旅行、气候变换、居住高原地带、家庭迁移、情绪剧烈波动等精神体力负担；腹部直接撞击、创伤、性交或手术操作刺激等。

（2）胎儿、胎盘方面：①胎膜早破、绒毛膜羊膜炎：最常见，30%~40%早产与此有关。②子宫过度膨胀：羊水过多或过少、多胎妊娠。③胎儿畸形、胎死宫内、胎位异常。④胎盘因素：前置胎盘、胎盘早期剥离及胎盘早期功能减退等。

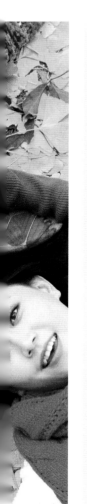

情绪不好可能诱发早产吗

两位到医院做孕前检查的准妈妈,脸上愁云密布,"我怀孕时吃过两片感冒药,这孩子生下来会不会有问题啊?""我最近经常和丈夫生气,会影响孩子的发育吗?"……

在平日的临床中,类似的孕妇还真不少,总担心各种行为对孩子是否有影响,担心生个畸形儿、痴呆儿什么的,终日生活在恐惧之中。这其实是孕妇的心理问题,直接影响着胎儿、婴儿的健康。

科学报道,人的情绪与大脑皮层、边缘系统和自主神经关系密切。情绪的变化会引起生理上的变化,许多疾病都与患者的情绪有关,而孕妇的心理状态对胎儿的影响更为敏感。当孕妇的精神愉快、情绪和谐时,血液中有利于胎儿健康发育的激素和化学物质增加,胎儿的活动便更加有规律性,促进胎儿神经系统发育。相反,孕妇的情绪悲伤或恐惧,会使血液中增加有害神经系统和心血管系统的化学物质,引起肾上腺激素分泌过多,可能导致儿童颌发育不全形成腭裂。因而,心理负担可能导致早产,甚至胎死腹中。

人们都知道有"产后抑郁症"之说,其实,孕妇在怀孕期间,也有异常情绪表现,如焦虑性状态(烦躁、紧张和恐惧疑惑)、抑郁性情绪(过分忧虑、懊丧、自责自卑、失落感)、强迫性观念等,这些症状如果得不到及时有效的缓解,很容易导致心理疾病。为确保孕妇、胎儿的身心健康,孕妇应做好孕期保健,定期孕检及向专家咨询,必要时应找心理专家予以指导。另外,家庭、社会也应给予孕妇特殊关怀,尤其是丈夫家人的体贴、关心,能帮助孕妇的不健康的心理症状减轻或消除。孕妇本身也应做好自我调节,注意营养,充分休息,平时多散散步、听听音乐、想一些美好的事情,做一个快乐的准妈妈,生一个健康聪明的好宝宝。

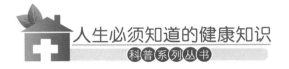
早产有哪些临床表现

早产与流产相仿,亦有其发展过程,包括:规律或不规律的宫缩;阴道分泌物改变(增多或变为清亮的、血性的、黏液性的);骨盆压迫感、胎儿下降感;腰痛、背下部隐痛;腹部绞痛;子宫紧张感,常为无痛性等。以往有晚期流产史、早产史及产伤史的孕妇容易发生早产。应该与妊娠晚期出现的生理性子宫收缩相区别,后者一般不规则、无痛感,且不伴有宫颈管的消退和宫颈扩张等改变。

早产分为几个阶段

临床上,早产可分为两个阶段:

(1)先兆早产:出现子宫收缩,至少10分钟有1次,每次持续30秒,历时1小时以上。

(2)难免早产:除有规律性子宫收缩,间歇期逐渐缩短、持续时间逐渐延长,且强度不断增加之外,伴有子宫颈容受≥75%及子宫颈扩张≥2厘米;或有进行性子宫颈容受及子宫颈扩张,且伴阴道血性分泌物或胎膜已破情况与足月妊娠临床相仿。

超声能预测早产吗

能。阴道B型超声检查检查宫颈长度及宫颈内口漏斗形成情况,如宫颈内口漏斗长度大于宫颈总长度的25%,或功能性宫颈内口长度≤30毫米,提示早产可能性大。

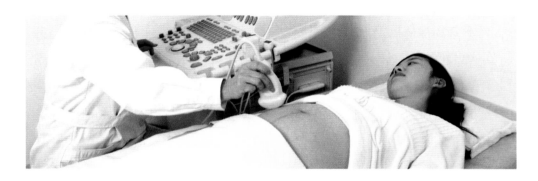

除超声外，还有什么能预测早产

阴道后穹窿棉拭子检测胎儿纤维连接蛋白（fFN）也可以预测早产。fFN是由羊膜、蜕膜、绒毛膜联合分泌，存在于蜕膜和绒毛膜之间的糖蛋白，对胎膜起到黏附作用。孕21周以后，绒毛膜与蜕膜的融合阻止了fFN的释放，因此，正常的孕妇在22~35孕周时，fFN的含量极低（<50纳克/毫升）。在绒毛膜与蜕膜分离、绒毛膜与蜕膜界面的细胞外基质遭到机械损伤或蛋白水解酶的降解时，fFN漏入阴道后穹窿分泌物中，孕22~35周宫颈阴道分泌物fFN水平，与早产有很好的相关性。

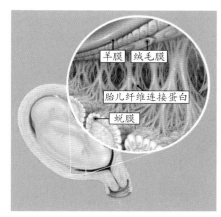

胎儿纤维连接蛋白（fFN）

怎样才能明确是否为早产

子宫收缩与产程进展仅仅意味着妊娠即将结束，是否属于早产范畴，关键还在于确定孕周及胎儿大小。

（1）临床推算：详细了解以往月经周期，询问末次月经日期、早孕反应开始出现时间及胎动开始时间；根据早孕期妇科检查时子宫体大小是否与停经月份相符合；参照目前耻骨联合上子宫长度和腹围推算孕周。

（2）超声检查：胎儿头径、头围、腹围、股骨长度与胎龄及体重密切相关。根据超声测量值可估计孕周与胎儿大小。双顶径的测量较为准确误差少，如≥85毫米，约96%的胎儿体重≥2500克；股骨长度测量的可靠性较高，如股骨长≥6.8厘米，约90%胎儿体重≥2500克。

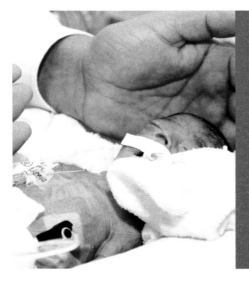

早产并发症有哪些

由于早产儿各器官系统尚未发育成熟，生活力差，容易导致疾病，如肺部疾病、颅内出血、感染、硬肿症等，可留有智力障碍或神经系统的后遗症，并且早产儿中约15%于新生儿期死亡。早产是围产儿死亡的重要原因。

先兆早产怎么办

原则：若胎膜未破，胎儿存活、无胎儿窘迫，无严重妊娠合并症及并发症时，应设法抑制宫缩，尽可能延长孕周。若胎膜已破，早产不可避免时，应设法提高早产儿存活率。

（1）一般治疗：左侧卧位以提高子宫胎盘血流量，降低子宫活性，使子宫肌松弛从而减少自发性宫缩。

（2）静脉滴注平衡液500~1000毫升以扩张子宫胎盘血流灌注量，减少子宫活动，按100毫升/小时的速度进行。

（3）在进行上述处理的同时做肛查或阴道检查，以了解子宫颈容受及扩张情况。观察1~2个小时后如宫缩变稀、消失，不再复查以免刺激阴道、子宫颈，激发前列腺素及缩宫素的分泌。

通过以上处理40%~70%的患者宫缩得到抑制，继续妊娠。若情况不见改善，应再次肛查或阴道检查，以明确是否进展至难免早产而给予相应处理。

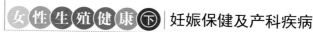

抗早产药物有哪些

β_2肾上腺素受体激动剂（利托君、沙丁胺醇、特布他林）、钙离子拮抗剂（硫酸镁、硝苯地平等）及某些前列腺素合成酶抑制剂（吲哚美辛）。

难免早产怎么办

（1）药物抑制宫缩

应用条件：凡符合以下条件者可应用宫缩抑制剂以延长妊娠数天，为肾上腺皮质激素促胎肺成熟争取时间；或数周，使胎儿能继续在宫内发育生长以降低新生儿死亡率及病率：① 难免早产诊断明确；② 妊娠28周以上；③ 无继续妊娠的禁忌证；④ 胎儿能继续健康成长；⑤ 子宫颈扩张≤4厘米，产程尚处于潜伏期，或即将进入活跃期。

宫缩抑制剂：第一类，阻断或抑制释放合成宫缩物质，如前列腺素合成酶抑制剂等；第二类，改变子宫肌对宫缩物质的反应性，如硫酸镁、β_2-肾上腺能受体兴奋剂、降压药等。

（2）药物促胎肺成熟：估计早产已难以避免，对于妊娠34周前的早产，应在给予产妇宫缩抑制剂的同时，给予肌肉注射、静脉滴注或羊膜腔内注射肾上腺糖皮质激素，以促胎肺成熟而预防早产儿出现呼吸窘迫综合征，同时减少新生儿脑室周围白质软化和坏死性小肠炎的发生，提高早产儿生存率。常用地塞米松，可在分娩前7日内5毫克、肌内注射每日3次、连续2~3日或6毫克、肌内注射每12小时1次，共4次；或倍他米松12~24毫克，静脉滴注、每12小时1次，共2次。紧急时，可经静脉或羊膜腔内注入地塞米松10毫克，后者可同时检测羊水胎儿肺成熟度。

（3）控制感染：感染是早产的重要诱因，应用抗生素治疗早产可能有益。特别适合阴道分泌物培养B族链球菌阳性或羊水细菌培养阳性、泌尿道感染患者。

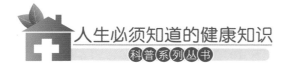
怎样预防早产

（1）应注意身心健康，尽量避免精神创伤，保持愉快的心情，预防血压升高。在整个孕期，孕妇都要注意交通安全，减少碰撞、外伤，避免胎盘早剥的发生。对于已经知道自己子宫有畸形，或有早产史，或有子宫肌瘤的孕妇，孕期里应该特别注意合理增加营养，同时禁止性生活。多胎妊娠或合并有慢性疾病的孕妇，孕期应多卧床休息，以左侧卧位更为适宜，因为这样可增加子宫胎盘的血流量，从而防止自发性子宫收缩。

（2）定期产前检查，指导孕期卫生，保持外阴清洁，积极治疗泌尿道、生殖道感染，避免胎膜早破。

（3）切实加强对高危妊娠的管理，积极治疗妊娠合并症及预防并发症的发生，预防胎膜早破及亚临床感染。

（4）对于宫颈内口松弛的孕妇，应于怀孕14~18周时，做子宫颈内口缝合术。

何为过期妊娠

平时月经周期规律，28~30天来潮1次，而妊娠达到或超过42周（≥294天）尚未分娩者，称为过期妊娠，其发生率约占妊娠总数的3%~15%。过期妊娠是一种高危妊娠，对母子危害大，并随孕周增加而增加，围生儿死亡率越高。随着围产医学的发展，过期妊娠对母婴的不良影响已被重视：使围产病率（胎儿窘迫、胎粪吸入综合征、过熟综合征、新生儿窒息、围产儿死亡、巨大儿以及难产）和死亡率等不良结局发生率增高，并随妊娠期延长而增加。妊娠43周时围产儿死亡率为正常的3倍，44周时为正常的5倍。初产妇过期妊娠胎儿较经产妇者危险性增加，是影响围生儿发育与生存的病理妊娠，需要加强宣教，使孕妇及家属认识过期妊娠的危害性，定期行产前检查，适时终止妊娠、结束分娩。

为什么会导致过期妊娠

过期妊娠病因尚不明确，多数学者认为与胎儿肾上腺皮质功能有关。

（1）头盆不称时：由于胎儿较大，导致头盆不称和胎位异常，使胎先露部对宫颈内口及子宫下段的刺激不强，反射性子宫收缩减少，容易发生过期妊娠。

（2）新生儿畸形：无脑儿畸胎由于胎儿无下丘脑，使垂体-肾上腺轴发育不良或缺如，促肾上腺皮质激素产生不足，胎儿肾上腺皮质萎缩，由胎儿肾上腺皮质产生的肾上腺皮质激素及雌三醇的前身物质16α-羟基硫酸脱氢表雄酮减少，从而雌激素分泌减少；或小而不规则的胎儿，不足以刺激宫颈内口及子宫下段引起宫缩，导致过期妊娠。

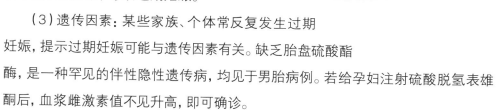

（3）遗传因素：某些家族、个体常反复发生过期妊娠，提示过期妊娠可能与遗传因素有关。缺乏胎盘硫酸酯酶，是一种罕见的伴性隐性遗传病，均见于男胎病例。若给孕妇注射硫酸脱氢表雄酮后，血浆雌激素值不见升高，即可确诊。

（4）雌、孕激素比例失调：导致孕激素优势，内源性前列腺素和雌二醇分泌不足，抑制前列腺素和缩宫素，使子宫不收缩，延迟分娩发动，导致过期妊娠。

过期妊娠会导致什么样的结果

（1）胎盘：有两种类型，一种是胎盘功能正常，胎盘外观和镜检均与妊娠足月胎盘相似，仅重量略有增加；另一种是胎盘功能减退，肉眼观察胎盘母体面呈片状或多灶性梗死及钙化，胎儿面及胎膜常备胎粪污染，呈黄绿色；镜下胎盘绒毛内血

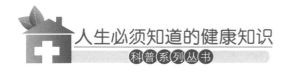

管床减少, 间质纤维化增加, 合体细胞小结增加, 某些合体细胞小结断裂、脱落, 绒毛表面出现缺损、纤维蛋白沉积, 出现钙化灶, 绒毛上皮与血管基底膜增厚。另外, 有绒毛间血栓、胎盘梗死、绒毛周围纤维素或胎盘后血肿增加等胎盘老化现象; 电镜下见合体细胞表面微绒毛及细胞内吞饮小泡明显减少, 内质网空泡变。这些变化均明显降低胎盘合成、物质交换与转运等能力。

（2）羊水: 明显减少, 约30%减少至300毫升以下; 羊水粪染率明显增高, 是足月妊娠的2~3倍, 若同时伴有羊水过少, 羊水粪染率达到71%。

（3）胎儿: 过期妊娠胎儿生长模式可能有以下几种:

① 正常生长: 胎盘功能正常, 胎儿继续生长, 体重增加成为巨大胎儿, 颅骨钙化明显, 不易变形, 导致经阴道分娩困难, 使新生儿病率相应增加。

② 成熟障碍: 由于胎盘血流不足和缺氧及养分的供应不足, 胎儿不易再继续生长发育。可分为过度成熟、胎儿缺氧、第Ⅲ期, 其中缺氧最为危险。

③ 胎儿生长受限与过期妊娠共存增加胎儿的危险性。

过期妊娠对母儿有什么影响

（1）对围生儿的影响: 导致胎儿成熟障碍、胎儿窘迫、胎粪吸入综合征、新生儿窒息、产伤以及新生儿低血糖等的发生率增高。各种围生儿发病率及病死率均明显升高, 较正常妊娠者高4倍。

（2）对母体的影响: 胎儿窘迫、头盆不称、产程延长、颅骨钙化不易变形、巨大儿等均使手术产率及母体产伤明显增加, 从而增加了母体损伤以及产褥感染的机会。

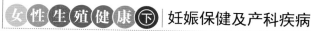

超出预产期了尚未分娩，就是"过期妊娠"吗

当然不完全是，医生会根据以下两点进行评估：

（1）核实预产期：① 详细询问平时月经变异情况，有无服用避孕药等使排卵期推迟；② 根据孕前排卵期推算预产期；③ 夫妇两地分居，应根据性交日期推算；④ 根据开始出现早孕反应的时间；⑤ 妊娠早期的子宫大小；⑥ B型超声检查；⑦ 子宫符合孕足月大小，羊水量渐减少，孕妇体重不再增加或稍减轻。

（2）判断胎盘功能：① 胎动计数：12小时内少于10次或逐日下降超过50%。而又不能恢复，应视为胎盘功能不良、胎儿有缺氧存在。② 测定尿雌三醇与肌酐（E/C）比值：<10表明胎盘功能减退。③ 胎儿监护仪检测：无应激试验（NST）每周2次，NST有反应型提示胎儿无缺氧，NST无反应型需做宫缩应激试验（CST），CST多次反复出现胎心晚期减速者，提示胎儿有缺氧。④ 超声监测：生物物理评分，或羊水暗区直径<3厘米提示胎盘功能不全，<2厘米提示胎儿危险；胎儿脐血流也可判断胎盘功能与胎儿安危。⑤ 羊膜镜检查：观察羊水颜色，了解胎儿是否因缺氧而有胎粪排出。

（3）了解宫颈成熟度：能对预测引产是否成功起重要作用，通常采用Bishop宫颈成熟度评分法，得7~9分的引产成功率约为80%，9分以上均成功。

过期妊娠怎么办

首先应该尽早到医院明确诊断，然后积极配合医生治疗。

已确诊过期妊娠，若有下列情况之一应立即终止妊娠：① 宫颈条件成熟；② 胎儿≥4000克或胎儿生长受限；③ 12小时内胎动累计数<10次或NST为无反应型，CST阳性或可疑时；④ 持续低E/C比值；⑤ 羊水过少（羊水暗区<3厘米）或羊水粪染；⑥ 并发中度或重度妊高征。

怀孕篇

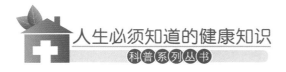
怎样预防过期妊娠

尽管随着围产保健水平提高，新生儿病率、死亡率已明显降低，但是与过熟儿相关并发症却持续影响着新生儿健康。孕妇可以从以下几个方面给予关注：

（1）在未怀孕的前半年，准孕妇便应及时记录每次的月经周期，以便能推算出较准确的预产期。在停经后2个月，便应去医院检查，以后定期产前检查，尤其在37孕周以后每周至少做1次产前检查。

（2）如果超过预产期1周还没有分娩征兆，配合医生，根据胎儿大小、羊水多少、测定胎盘功能、胎儿成熟度或者通过B超来诊断妊娠是否过期。

（3）孕妇自测胎动，如果12小时内胎动数少于20次，高度警惕；少于10次，说明胎儿已很危险，应立即求医。

（4）从妊娠39周起，孕妇每天用湿热的软布敷乳房，并轻轻按摩，这样会刺激脑垂体分泌催产素，从而使过期妊娠的发生率降低至5%，注意应两侧乳房轮流热敷按摩，每15分钟进行交替，每天进行3次，每次1小时。

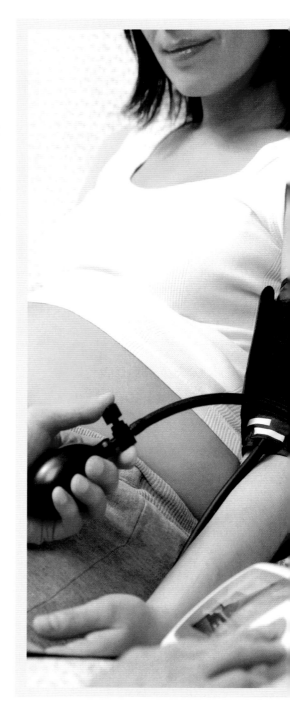

妊娠期高血压疾病

为什么会得妊娠期高血压疾病

妊娠期高血压疾病是妊娠期特有的疾病。我国的发病率为5%~12%，多发生在妊娠20周以后至产后24小时内，临床上主要表现为水肿、高血压、蛋白尿三大症候群，严重时出现抽搐、昏迷、肾衰竭、母婴死亡，严重威胁着母婴健康，是引起孕产妇和围产儿死亡的主要原因。

究其病因，可能是由于某些遗传因素导致胎儿-母体免疫平衡失调，从而引起子宫-胎盘血管的发育受阻和免疫损伤，胎盘缺血，胎盘释放血浆细胞毒性因子增加，全身程度不同的血管内皮受损和多系统多脏器的损伤。

哪些人容易患妊娠期高血压疾病

以下人群容易患妊娠期高血压疾病：① 孕妇年龄＞40岁；② 子痫前期病史；③ 多胎妊娠、初次妊娠；④ 高血压病史及家族史；⑤ 妊娠间隔≥10年；⑥ 慢性肾炎，抗磷脂综合征，糖尿病；⑦ 孕早期收缩压≥130毫米汞柱，或舒张压≥80毫米汞柱；⑧ 子痫前期家族史；⑨ 低社会经济状况。

妊娠期高血压疾病会累及哪些身体器官呢

全身小动脉痉挛为本病的基本病理生理变化。

（1）脑：缺血、水肿、充血、血栓形成、出血。

（2）肝：肝内小动脉痉挛，肝细胞缺血，发生不同程度坏死，出现肝功能异常。

（3）肾：肾小球内皮细胞肿胀，血管狭窄，肾血流量下降，肾小球滤过率下

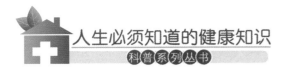
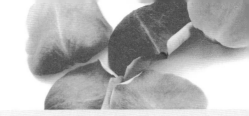

降，致少尿、肾衰。

（4）心血管：冠状小动脉痉挛引起心肌缺血、点状出血和坏死。外周阻力增加致血压升高、肺水肿、心衰。

（5）子宫胎盘血流灌注：血管痉挛导致胎盘灌流下降、功能下降，导致胎儿宫内发育迟缓，胎儿窘迫。若胎盘血管破裂可致胎盘早剥。底蜕膜血管动脉粥样硬化，胎盘绒毛变性、出血、梗死进展为胎盘早剥。

（6）血液：低血容量、血浓缩、异常的高凝状态。

（7）重症患者可发生微血管病性溶血，表现HELLP综合征。

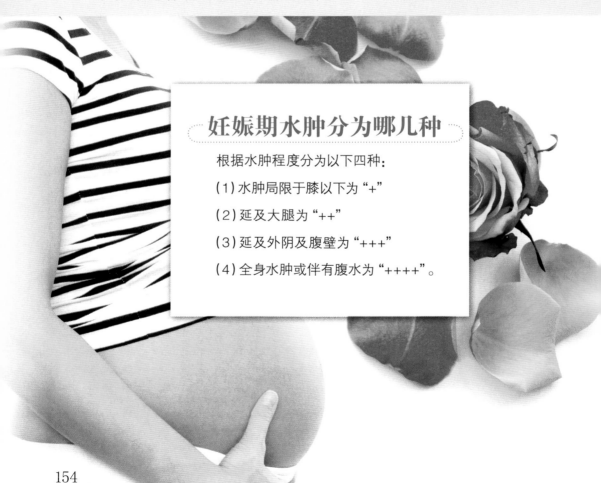

妊娠期水肿分为哪几种

根据水肿程度分为以下四种：

（1）水肿局限于膝以下为"+"

（2）延及大腿为"++"

（3）延及外阴及腹壁为"+++"

（4）全身水肿或伴有腹水为"++++"。

妊娠期高血压疾病需要完成哪些辅助检查呢

（1）血液检查：测血红蛋白、红细胞压积、血浆黏度比值、全血黏度比值，了解血液有无浓缩；测血小板数、凝血时间、凝血酶原时间、纤维蛋白原和鱼精蛋白副凝试验（3P试验），了解凝血功能有无异常。

（2）肝肾功能测定：谷丙转氨酶、血尿素氮、血肌酐及尿酸测定，综合判断肝肾功能。测定血电解质及CO_2结合力，了解有无电解质紊乱及酸中毒。

（3）眼底检查：见视网膜小动脉痉挛，动静脉管径比由2：3变为1：2~1：4。严重时视网膜水肿、视网膜剥离，棉絮状渗出物及出血，出现视力模糊或突然失明，产后多能恢复。

（4）尿液检查：应测尿比重、尿常规。当尿比重≥1.020说明尿浓缩，尿蛋白（+）时尿蛋白含量300毫克/24小时；尿蛋白（++++）时尿蛋白含量5克/24小时。

（5）其他检查：心电图、超声心动图、胎盘功能、胎儿成熟度检查等，视病情而定。

妊娠期高血压疾病分为几类

（1）轻度子痫前期：妊娠20周后出现收缩压≥140毫米汞柱，或舒张压≥90毫米汞柱；尿蛋白≥0.3克/24小时；随机尿蛋白（+）。

（2）重度子痫前期：收缩压≥160毫米汞柱或舒张压≥110毫米汞柱；尿蛋白≥5克/24小时或随机尿蛋白≥（+++）；肾功能异常；低蛋白血症伴胸腔或腹腔积液；肺水肿、心力衰竭；微血管病性溶血、血小板减少、溶血、黄疸或血HDL指标升高；肝细胞功能障碍；胎儿生长受限或羊水过少；症状提示显著的末梢器官受累（持续性头痛、视觉障碍、持续性上腹部痛）。其中，早发型发生在孕34周以前，往往预后不好。

（3）子痫：在先兆子痫基础上发生抽搐。抽搐发作过程典型者为先表现眼球固定、瞳孔放大，瞬即头扭向一侧，牙关紧闭，面部充血，口吐白沫，继而口角与面部肌肉颤动，全身及四肢肌肉强直，迅速发生强烈抽动，呼吸暂停、面色青紫。经过

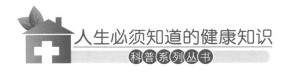

1~1.5分钟左右抽搐暂停,全身肌肉松弛,深长吸气,发生鼾声而恢复呼吸。抽搐时患者神志丧失。轻症抽搐后即渐苏醒,重者抽搐频繁,可陷入深昏迷。

(4)妊娠期高血压:妊娠期出现收缩压≥140毫米汞柱,或舒张压≥90毫米汞柱;于产后12周内恢复正常;随机尿蛋白阴性;产后方可诊断。

(5)慢性高血压并发子痫前期:慢性高血压孕妇孕前无蛋白尿,妊娠后出现蛋白尿≥0.3克/24小时;或妊娠前有蛋白尿,妊娠后明显增加或血压进一步升高或出现血小板减少<$100×10^9$/升。

(6)妊娠合慢性高血压:妊娠20周前出现收缩压≥140毫米汞柱,和或舒张压≥90毫米汞柱(除外滋养叶细胞疾病),妊娠期无明显加重;或妊娠20周后首次诊断高血压并持续到产后12周以后。

当血压升高、出现蛋白尿时,除了考虑妊娠期高血压疾病,还需要与慢性肾炎合并妊娠相鉴别;子痫需要与癫痫、脑炎、脑肿瘤、脑血管畸形破裂出血、糖尿病高渗性昏迷、低血糖昏迷等相鉴别。因而,在就诊时,应尽可能提供完整病史。

怎样预防妊娠期高血压疾病

妊娠期高血压疾病目前尚无有效、可靠的预测方法。可能有效的预防措施有:

(1)适度锻炼,合理休息。

(2)合理饮食:不推荐严格限盐和液体。

(3)补钙:低钙饮食(摄入量<600毫克/天)的孕妇建议补钙至少1000毫克/天。

(4)阿司匹林抗凝治疗:适合高凝倾向孕妇孕前及孕期服用,睡前25~75毫克/天,直至分娩。

得了妊娠期高血压，怎样进行治疗呢

妊娠期高血压疾病，应进行积极治疗，争取母体可完全恢复健康，胎儿生后可存活，以对母儿影响最小的方式终止妊娠。

（1）休息：充分睡眠，不少于10个小时；取左侧卧位，以减轻子宫对腹主动脉、下腔静脉的压迫，使回心血量增加，改善子宫胎盘的血供。

（2）镇静：对于精神紧张、焦虑、睡眠不佳者可给予镇静剂。地西泮是可以选择的安全药物，剂量2.5~5毫克，睡前服。

（3）密切监护母儿状态：头痛、视力改变、上腹不适等症状，每日测体重及血压，每2日复查尿蛋白。定期检测血液、胎儿发育状况和胎盘功能。

（4）间断吸氧：增加血氧含量，改善全身主要脏器和胎盘的氧供。

（5）饮食：充足的蛋白质、热量，不限盐和液体，但对于全身浮肿者应适当限制盐的摄入。

患了妊娠高血压疾病，医生给我开了降压药，能吃吗

妊娠合并高血压的降压药物选择原则：在有效控制血压的同时，应充分考虑药物对母婴的安全性。因ACEI、ARB、肾素抑制剂的致畸等副作用，禁用于妊娠期高血压患者。

中国高血压防治指南2010版：血压≥150/100毫米汞柱时应开始药物治疗，治疗目标是将血压控制在130~140/80~90毫米汞柱。可选药物包括：① 甲基多巴：200~500毫克，2~4次/天；② 拉贝洛尔：50~200毫克，每日3~4次口服，最大量为600毫克/天；也可静脉注射，每日最大剂量220毫克；③ 硝苯地平：5~20毫克/8小时，或缓释制剂，10~20毫克/12小时；④ 肼屈嗪：10毫克/次，每日4次，最大量400毫克/天。

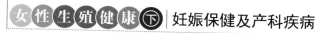

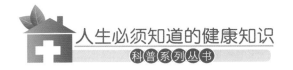
欧洲高血压指南2013版：药物治疗推荐用于重度高血压；也可用于妊娠妇女血压持续升高≥150/95毫米汞柱，和合并有亚临床靶器官损害或症状，BP≥140/90毫米汞柱的妊娠期高血压。降压药物首先考虑甲基多巴、拉贝洛尔、硝苯地平。急诊静脉用药可考虑拉贝洛尔、硝普钠。

对妊娠高血压患者而言，目前，没有任何一种降压药物是绝对安全的，仅甲基多巴及氢氯噻嗪在美国食品药品管理局的安全性评价中属于B类。选择药物时，应权衡利弊，并在给药前对患者进行充分的说明。

妊娠期遭遇高血压紧急状态，怎么办

需紧急入院，静脉应用降压药物。对于起始降压药物的血压值和降压目标值，尚缺乏确切临床证据。多数指南和专家共识认为150/100毫米汞柱可以作为降压治疗的起始值和目标值。如无蛋白尿及其他的靶器官损伤等危险因素，可在160/110毫米汞柱以上启动药物治疗。

（1）硫酸镁：5克稀释至20毫升，静脉缓慢注射（5分钟），维持量1~2克/小时；或5克稀释至20毫升，深部肌肉注射4小时1次。总量为25~30克/天。注意中毒反应。

（2）拉贝洛尔：20毫克，静脉注射，1~2毫克/分钟静滴。最大单次剂量80毫克，每日最大总量220毫克。

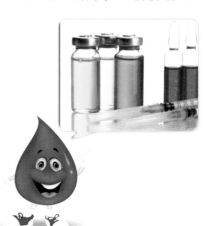

（3）乌拉地尔：10~15毫克，缓慢静脉注射；静脉输液最大药物浓度为4毫克/毫升，推荐初始速度为2毫克/分钟，并根据血压情况调整。

（4）硝普钠：静脉滴注，开始每分钟0.5微克/千克。根据治疗反应以每分钟0.5微克/千克递增，逐渐调整剂量，极量为每分钟10微克/千克。

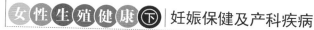

妊娠期高血压进展到了子痫前期,怎么办

妊娠期高血压进展到了子痫前期,患者积极配合治疗尤为重要。治疗原则:休息、镇静、解痉、降压、合理扩容,必要时利尿,密切监测母胎状态,适时终止妊娠。

(1)休息:同妊娠期高血压疾病。

(2)镇静:①地西泮;②冬眠药物。

(3)解痉:硫酸镁是首选药物。每日总量为25~30克,疗程24~48小时。用药过程中可监测血清镁离子浓度。

(4)降压:用于血压≥160/110毫米汞柱,或舒张压≥110毫米汞柱或平均动脉压≥140毫米汞柱者。

(5)扩容治疗:一般不主张应用,仅用于严重的低蛋白血症、贫血。防止肺水肿和心衰发生。

(6)利尿药:仅限于全身性水肿、急性心衰、肺水肿、脑水肿及血容量过高伴潜在肺水肿者。

(7)适时终止妊娠:经治疗适时终止妊娠是重要措施。

妊娠期高血压疾病中, 哪些药物是可以选择的

降压药物选择的原则:对胎儿无毒副作用,不影响心每搏输出量、肾血浆流量、子宫胎盘灌注量,不致血压急剧下降或下降过低为宜。

①肼屈嗪:周围血管扩张剂,扩张周围小动脉,降低外周阻力,降低血压,降低心排出量,改善肾血浆流量,提高子宫胎盘血流量。降压快,舒张压下降显著。副作用:头痛、潮热、心率加快。可以口服(10~20毫克,每日2~3次)、静脉注射(起始5毫克,每15~20分钟给药5~10毫克)。妊娠高血压、疾病性心脏病、心衰者不宜用。

②拉贝洛尔:α、β能肾上腺素受体阻断剂,降低血压但不影响肾及胎盘血流量,并可对抗血小板凝集,促进胎儿肺成熟。静脉总剂量不超过240毫克/天。该药

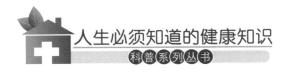
显效快，不引起血压过低或反射性心动过速。

③ 硝苯地平：钙离子通道阻滞剂，抑制钙离子内流，松弛血管平滑肌，可解除外周血管痉挛，使全身血管扩张，血压下降。10毫克口服，每日3次。不主张舌下含化。

④ 尼莫地平：钙离子通道阻滞剂，优点在于选择性的扩张脑血管。20~60毫克口服，每日2~3次。

⑤ 甲基多巴：中枢性降压药，兴奋血管运动中枢的α受体，从而抑制外周交感神经，降低血压。250毫克口服，每日3次。

⑥ 硝普钠：强有力的速效血管扩张剂，扩张周围血管使血压下降，由于药物能迅速透过胎盘进入胎儿体内，并保持较高的浓度，其代谢产物（氰化物）对胎儿有毒性作用。分娩期或血压过高，其他药物效果不佳时，方可考虑50毫克+5%GS1000毫升静脉缓滴。

患了妊娠高血压疾病，什么时候终止妊娠合适呢

终止妊娠指征：① 子痫前期孕妇经积极治疗24~48小时无明显好转；② 子痫前期孕妇，胎龄超过34周；③ 子痫前期孕妇，胎龄不足34周，胎盘功能减退，胎儿已成熟；④ 若未成熟可促胎肺成熟后终止妊娠。

子痫的治疗有哪些

（1）处理原则：控制抽搐，纠正缺血和酸中毒，控制血压，抽搐控制后终止妊娠。① 控制抽搐：首选硫酸镁，必要时加用强镇静药，降低颅压用20%甘露醇快速静滴；② 血压过高时用降压药；③ 纠正缺氧和酸中毒；④ 终止妊娠：子痫患者经药物治疗抽搐控制后2小时左右，或已恢复意识，应考虑终止妊娠，行剖宫产或引产视病情而定。

（2）护理：①避免声、光刺激，检查及各种治疗等均可诱发子痫抽搐，故一切操作都应在使用镇静剂后施行，动作要轻。将病人安置在暗室内，专人护理。②昏迷时应禁食，取头低侧卧位，使头偏向一侧，随时吸取口内痰液及呕吐物，保持呼吸道畅通，预防窒息及吸入性肺炎。③防止损伤，子痫抽搐时应防止从床上摔下，增加床挡，有纱布的压舌板或竹筷，插在上下磨牙之间，预防唇舌咬伤。

（3）病情观察：每1~2个小时记录血压、脉搏、呼吸及体温。注意尿量，可放置保留导尿管。计出入量，检查肺部有无啰音、四肢运动情况、膝反射，随时注意胎心音及有无宫缩。及时做血尿常规，眼底检查，血液化学及心电图等检查。早期发现和处理急性肾功能衰竭、肺水肿、脑出血和急产等。

妊娠高血压疾病出院有哪些注意事项

我们从两个方面进行叙述：

（1）对血压尚未正常的产妇，应嘱咐坚持用药治疗，定期随访，有10%~20%的患者产后发展及转为高血压病。

（2）对于已经分娩的产妇，做好避孕指导，嘱咐严格避孕；对于无子女者，再次妊娠应在半年以后，受孕后必须加强孕期检查。

硫酸镁应用过程中有什么副作用呢，发生时怎么办

正常孕妇血清镁离子浓度为0.75~1.0毫摩尔/升，治疗有效血镁浓度为1.7~3.0毫摩尔/升；若>3.0毫摩尔/升即可发生镁中毒。中毒反应有哪些？

（1）硫酸镁的毒性反应首先为膝反射消失，相继出现全身肌张力减退及呼吸困难，复视，甚至心跳停止而死亡。

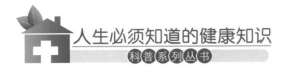
（2）每次用药前及持续滴注期间，均应检测：膝反射必须存在；呼吸每分钟不少于16次；尿量每小时不少于25毫升或24小时不少于600毫升，发现异常应立即停药，并报告医生，及时解救。

（3）注射前应备好具解毒作用的钙剂，如10%葡萄糖酸钙10毫升，如出现硫酸镁中毒时，立即做静脉注射解救。

什么是HELLP综合征？预后怎样

HELLP综合征是妊娠期高血压疾病的严重并发症，本病以溶血、肝酶升高及血小板减少为特点，常危及母儿生命。其发病率约占所有妊娠的0.12%～0.16%，国外资料表明，在重度子痫前期中，HELLP综合征发病率约占4%～16%，我国报道的发病率明显低于国外，仅占重度子痫前期的2.7%。其病因和发病机制尚不清楚，其主要病理改变与妊娠期高血压疾病相同。

有报道HELLP综合征多发生于妊娠的中后期，在产前发病者占69%，产后发病者占31%，经产妇HELLP综合征发生率高于初产妇。主要临床表现为：不适感（90%），右上腹部疼痛（65%），恶心、呕吐（36%），头痛（31%），视觉异常（10%），出血（9%）及黄疸（5%）等。HELLP综合征患者的体格检查可以没有任何阳性体征，但90%的孕妇有右上腹或上腹部肌紧张、轻压痛，部分患者还可能有显著的体重增加和水肿。

HELLP综合征严重的并发症是由于凝血因子、血流动力学和肝肾功能的严重紊乱所致，发生DIC（21%）、胎盘早剥（16%）、急性肾衰竭（8%）、腹水（8%）、肺水肿（6%）、肝被膜下血肿（1%）、胸腔积液（1%），常常是高母婴病死率的主要原因；因胎盘供血供氧不足，胎盘功能减退，可导致胎儿生长受限、死胎、死产、早产，围生儿死亡率明显增高。

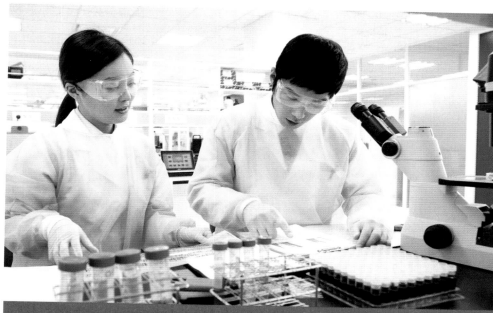

实验室怎样确诊HELLP

（1）血管内溶血：血涂片RBC变形、破碎、网织RBC增多；总胆>20.5微摩尔/升（11.2毫克/分升）；LDH>600单位/升。

（2）肝酶异常：ALT>70单位/升。

（3）血小板减少：<100×10⁹/升。

HELLP治疗原则有哪些

HELLP治疗原则有：在严密监护母胎情况下，积极治疗妊娠期高血压疾病。早期使用糖皮质激素，适当输注血小板等血制品，适时终止妊娠。对HELLP综合征患者要积极解痉、降压治疗，并纠正凝血功能障碍和弥散性血管内凝血（DIC）。对<32周、母儿情况稳定者，可给予对症处理，通常在4日内终止妊娠；对母体情况恶化或有胎儿宫内窘迫，或≥32妊娠周，应立即分娩。

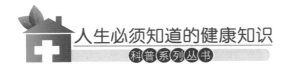

HELLP综合征不是立即剖宫产的指征。多数患者可经阴道分娩,因血小板减少,有局部出血危险,故禁忌阴部阻滞和硬膜外麻醉,阴道分娩宜采用局部浸润麻醉,剖宫产采用局部浸润麻醉或全身麻醉。剖宫产术前要纠正血小板减少,术后预防手术部位出血、血肿形成。对肝包膜下血肿破裂者可行外科手术。产后仍应进行解痉、降压、糖皮质激素治疗,必要时给予血浆置换疗法。

妊娠期肝内胆汁淤积症

妊娠期出现全身瘙痒不适正常吗,何为妊娠期肝内胆汁淤积症

胆汁淤积症ICP是一种重要的妊娠期并发症,它以妊娠期出现瘙痒和黄疸为特点,早产率和围产儿死亡率高。ICP的临床表现为妊娠中晚期出现瘙痒,或瘙痒与

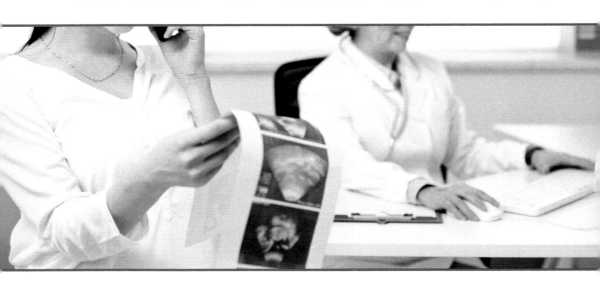

黄疸同时共存，分娩后迅速消失。ICP对妊娠预后的影响主要有：早产、胎儿窘迫、产后出血、产科并发症等。

在临床上根据流行病学的观点提示雌激素水平过高可能是诱发ICP的原因，在双胎中发生率较单胎中明显增高，约5~6倍。不少文献报道ICP有家族性发生的倾向；冬季高于夏季；与种族因素及遗传学有关，我国重庆、上海等地区的发生率亦高，这是一个值得注意的问题。总之，ICP可能是多因素引起的，遗传因素决定患者的易感性，而非遗传因素决定了ICP的严重程度。

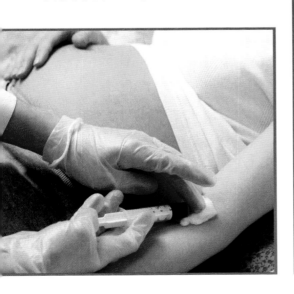

妊娠期肝内胆汁淤积症有哪些临床表现

ICP在妊娠中、晚期出现瘙痒，或瘙痒与黄疸共存，分娩后迅速消失。

瘙痒往往是首先出现的症状，常起于28~32周，但亦有早至妊娠12周者。瘙痒程度亦各有不同，可以从轻度偶然的直到严重的全身瘙痒，个别甚至发展到无法入眠而需终止妊娠。手掌和脚掌是瘙痒的常见部位，瘙痒都持续至分娩，大多数在分娩后2天消失，少数在1周左右消失，持续至2周以上者罕见。瘙痒发生后的数日至数周内（平均为2周）部分患者出现黄疸。黄疸持续至分娩后数日内消退，个别可持续至产后1个月以上；在将发生黄疸的前后，患者尿色变深，粪便色变浅。发生呕吐、乏力、胃纳不佳等症状者极少。

胆汁酸：在肝细胞损伤或肝分泌功能减退时，胆酸排泄不畅，因之在周围血清中积累。

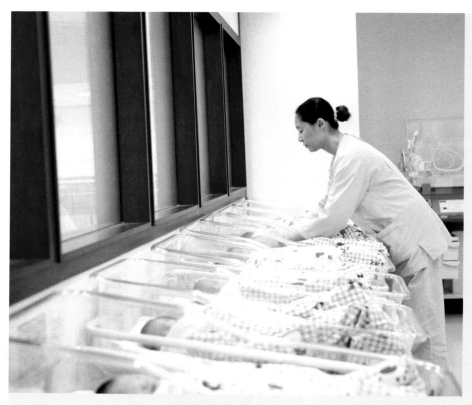

妊娠期肝内胆汁淤积症对母儿有什么影响

（1）对孕妇的影响：ICP患者脂溶性维生素K的吸收减少，致使凝血功能异常，导致产后出血，也可发生糖、脂代谢紊乱。

（2）对胎儿的影响：由于胆汁酸毒性作用使围产儿发病率和死亡率明显升高。可发生胎膜早破、胎儿宫内窘迫、自发性早产或孕期羊水胎粪污染。此外，尚有胎儿生长受限、不能预测的胎儿突然死亡、新生儿颅内出血、新生儿神经系统后遗症等。

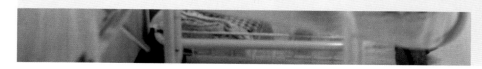

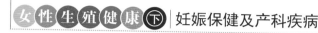

医生依据什么诊断妊娠期肝内胆汁淤积症（ICP）

（1）在妊娠期出现以皮肤瘙痒为主的主要症状。

（2）肝功能异常，主要是血清转氨酶的轻度升高。

（3）可以伴有轻度黄疸，血清胆红素在1.1~5毫克/分升。

（4）患者一般情况良好，无明显呕吐、食欲不佳、虚弱及其他疾病症状。

（5）一旦分娩，瘙痒迅速消退，肝功能亦迅速恢复正常。

（6）血清胆汁酸异常是诊断ICP的最主要实验室依据，也是监测病情及治疗效果的重要指标。

妊娠期肝内胆汁淤积症的监测及治疗措施包括哪些

妊娠期肝内胆汁淤积症的治疗目的是缓解瘙痒症状，恢复肝功能，降低血胆酸水平，注意胎儿宫内状况的监护，及时发现胎儿缺氧并采取相应措施，以改善妊娠结局。

（1）一般处理：适当卧床休息，取左侧卧位以增加胎盘血流量，给予吸氧、高渗葡萄糖、维生素类及能量，既能保肝又能监护胎儿；由于ICP孕妇的胎儿常在产前突然死亡，目前，主张从孕34周开始每周进行NST，必要时行胎儿生物物理评分，以便及早发现隐性胎儿缺氧。NST基线胎心率变异消失可作为预测ICP胎儿缺氧的指标。

（2）药物治疗：①腺苷蛋氨酸，通过甲基化对雌激素的代谢物起灭活作用。用量500~2000毫克，静脉滴注，连续2周后改为口服。②熊脱氧胆酸，用量每日1克或15毫克/千克·天，分3次口服，共20日，间隔2周，再用20日。瘙痒症状和生化指标应有明显改善。③地塞米松（dexamethazone）：仅用于34周前，估计7日内分娩者，预防新生儿呼吸窘迫症的发生。用量见早产。

怀孕篇

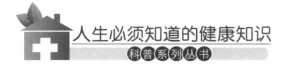
妊娠剧吐

为什么会有妊娠呕吐

妊娠呕吐是妊娠早期症状之一，多发生在怀孕早期，轻者即妊娠反应，出现食欲减退、择食、清晨恶心及轻度呕吐等现象，是一种正常的生理反应，一般在妊娠6周出现，12周左右就会逐渐好转并自行消失。本病多见于精神过度紧张，神经系统功能不稳定的年轻初孕妇。另外，胃酸降低、胃肠道蠕动减弱、绒毛膜促性腺激素增多及肾上腺皮质激素减少等，与妊娠呕吐也有一定关系。

极少数孕妇会出现出现频繁而剧烈的恶心呕吐，在医学上称为妊娠剧吐，发生率0.35%~0.47%。多见于初孕妇，绝大多数患者经治疗后痊愈，极个别患者可因剧吐而死于某些并发症，如酸中毒、肝功能衰竭等。出现脱水及代谢性酸中毒，表现为消瘦，体重下降，口唇燥裂，眼窝凹陷，皮肤失去弹性，尿量减少，呼吸深快，有醋酮味。严重者脉搏增快，体温升高，血压下降。当肝肾功能受到影响时，可出现黄疸和蛋白尿。甚者眼底出血，病人意识模糊或呈昏睡状态。

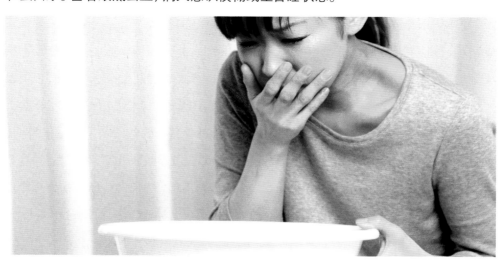

妊娠呕吐需要到医院就诊吗

需要。首先根据病史、症状和体征，结合实验室检查即可明确。

（1）尿液检查：①尿妊娠试验：阳性提示妊娠。②尿分析：尿比重增加；尿中可出现蛋白和管型。尿酮体阳性者应收住院治疗灭酮，补充营养及纠正酸碱及水电解质平衡。

（2）血液检查：①血分析：可见红细胞总数和血红蛋白升高，血细胞比容增高，提示血液浓缩；②血生化检查：钾、氯浓度降低；严重者可见肝肾受损表现，如谷丙转氨酶、血胆红素、尿素氮、肌酐等升高。

（3）B超检查：确定胎儿是否正常，除外葡萄胎等病理妊娠。

（4）其他：必要时要进行心电图检查，了解有无低血钾或高血钾及心肌情况；检查眼底以了解有无视网膜出血。

妊娠呕吐需要药物治疗吗

由于少数妇女反应严重，呈持续性呕吐，甚至不能进食、进水、伴有上腹不适、头晕乏力或喜食酸咸之物等，还有极少数孕妇会出现频繁而剧烈的恶心呕吐，并会持续存在、进行性加重，出现脱水及代谢性酸中毒，而死于某些并发症，如酸中毒、肝功能衰竭等。故对于严重呕吐，应该及时治疗。

（1）补液止吐：每日补液量至少维持3000毫升，给予5%~10%葡萄糖2000毫升、5%葡萄糖盐水、林格氏液1000毫升，或根据孕妇体质状况和液体丢失情况酌情加减。液体内可加10%氯化钾20毫升、维生素C 3克或维生素B_6 200毫克。能用于止吐的药物首选维生素B_6或维生素B_6-多西拉敏复合制剂，还有丙胺太林、氨溴酸东莨菪碱、溴化丙胺太林、爱茂尔、硫辛酸等。

（2）纠正酸中毒：根据血二氧化碳结合力水平，予以静脉补充5%碳酸氢钠溶液。

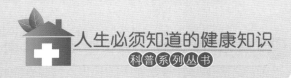
妊娠呕吐的护理内容有哪些

（1）心理护理：应全面了解患者的心理状态，充分调动病人的主动性，帮病人分析病情，使病人了解妊娠剧吐是一种常见的生理现象，经过治疗和护理是可以预防和治愈的，消除不必要的思想顾虑，克服妊娠剧吐带来的不适，树立妊娠的信心，提高心理舒适度。

（2）输液护理：因妊娠剧吐患者普遍输液较多、输液时间长，病情反复给病人带来不适，护士在输液前后应考虑病人的感受，输液前做好解释工作，操作时做到沉着、稳健、熟练，尽可能减少穿刺中的疼痛，经常巡视输液情况，观察输液是否通畅，针头是否脱出，输液管有无扭曲、受压，注射部位有无液体外溢、疼痛等。经常询问病人治疗效果，严密观察输液情况，使病人心理上得到满足，减少躯体不适。

（3）饮食护理：呕吐时应禁食，使胃肠得到休息。但呕吐停止后应适当进食，饮食以清淡、易消化为主，还应含丰富蛋白质和碳水化合物，可少量多餐，对患者进行营养与胎儿发育指导，把进餐当成轻松愉快的享受而不是负担，使胎儿有足够的营养，顺利度过早孕反应期。

（4）家庭护理：①饮食准备。②卧床休息，环境安静，通风，减少在视线范围内引起不愉快的情景和异味。③呕吐时做深呼吸和吞咽动作即大口喘气，呕吐后要及时漱口，注意口腔卫生。另外，要保持外阴的清洁，床铺的整洁。④关心、体贴孕妇，解除不必要的顾虑，孕妇保持心情愉快，避免急躁和情绪激动。⑤若呕吐导致体温上升、脉搏增快、眼眶凹陷、皮肤无弹性、精神异常，要立即送医院。

怎样预防妊娠呕吐

精神因素对妊娠剧吐的发生有着较大的关系，适当注意可以减轻呕吐症状。

（1）保持情志的安定与舒畅。

（2）居室尽量布置得清洁、安静、舒适。避免异味的刺激。呕吐后应立即清除呕吐物，以免恶性刺激，并用温开水漱口，保持口腔清洁。

（3）注意饮食卫生，饮食以营养价值稍高且易消化为主，采取少量多餐的方法。

（4）为防止脱水，应保持每天的液体摄入量。

（5）呕吐严重者，须卧床休息。

（6）保持大便的通畅。

（7）呕吐较剧者，可在食前口中含生姜1片，以达到暂时止呕的目的。

孕吐会对宝宝产生什么影响呢

孕期出现孕吐，是大部分准妈妈都会遇到的事。

轻度到中度的恶心以及偶尔呕吐，一般不会影响宝宝的健康。只要没有出现脱水或进食过少的情况，即使在孕早期（怀孕前3个月）体重没有增加，也没什么问题。多数情况下，应该能够很快恢复胃口，并开始增加体重。

如果恶心感使你无法保证饮食平衡，一定要服用孕期维生素，来保证获得身体所需要的营养。如果铁元素使孕妇觉得更恶心，可以选择含铁量较低或不含铁的维生素补充剂。长期严重的呕吐会增加早产、低体重出生儿和体形过小新生儿的概率。近期研究发现，在孕期体重增加达到7千克就不会造成不良后果。

怀孕篇

171

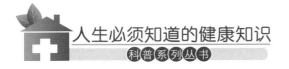
胎盘早剥

什么是胎盘早剥

　　妊娠20周后，正常位置的胎盘在胎儿娩出前，部分或全部从子宫壁剥离，称为胎盘早剥。胎盘早剥是妊娠晚期的一种严重并发症，起病急、进展快，若处理不及时，可危及母儿生命。国内报道的发生率为4.6‰~21‰，国外的发生率为1%~2%。有些轻型胎盘早剥于临产前可无明显症状，只在产后检查胎盘时，发现早剥处有凝血块压迹，此类患者易被忽略。

胎盘早剥有哪些临床特点

　　（1）轻型：以外出血为主，胎盘剥离面通常不超过胎盘的1/3，多见于分娩期。主要症状为阴道流血，出血量一般较多，色暗红，可伴有轻度腹痛。若发生于分娩期，则产程进展较快。腹部检查：子宫软，宫缩有间歇，子宫大小与妊娠周数相符，胎位

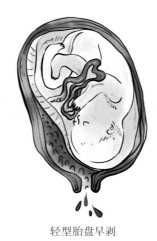

轻型胎盘早剥

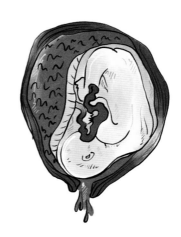

重型胎盘早剥

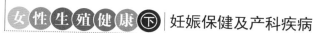

清楚,胎心率多正常。产后检查胎盘,可见胎盘母体面上有凝血块及压迹。

（2）重型:以内出血为主,胎盘剥离面超过胎盘的1/3,同时有较大的胎盘后血肿,多见于重度妊高征。主要症状为突然发生的持续性腹痛和(或)腰酸、腰痛,其程度因剥离面大小及胎盘后积血多少而不同,积血越多疼痛越剧烈。严重时可出现恶心、呕吐,以至面色苍白、出汗、脉弱及血压下降等休克征象。可无阴道流血或仅有少量阴道流血,贫血程度与外出血量不相符。腹部检查:触诊子宫硬如板状,有压痛,尤以胎盘附着处最明显。若胎盘附着于子宫后壁,则子宫压痛多不明显。子宫比妊娠周数大,且随胎盘后血肿的不断增大,宫底随之升高,压痛也更明显。子宫处于高张状态,偶见宫缩,间歇期不能很好放松,因此胎位触不清楚。若胎盘剥离面超过胎盘的1/2或以上,胎儿多因严重缺氧而死亡。

胎盘早剥有哪些不良预后

（1）DIC与凝血功能障碍:重型胎盘早剥,特别是胎死宫内的患者可能发生DIC与凝血功能障碍。临床表现为皮下、黏膜或注射部位出血,子宫出血不凝或仅有较软的凝血块,有时尚可发生尿血、咯血及呕血等现象。从入院到产后均应密切观察,注意DIC的发生及凝血功能障碍的出现,并给予积极防治。

（2）产后出血:发生的可能性大且严重,必须提高警惕。

（3）急性肾衰竭:主要原因是大量出血使肾灌注严重受损,导致肾皮质或肾小血管缺血坏死,出现急性肾衰竭。胎盘早剥大多伴有妊高征,在此基础上加上失血过多、休克时间长及DIC等因素,均严重影响肾的血流量,造成双侧肾皮质或肾小管缺血坏死,出现急性肾功能衰竭。

（4）羊水栓塞:胎盘早剥时,羊水可经剥离面开放的子宫血管进入母血循环,羊水中有形成分进入母亲血管,导致羊水栓塞。

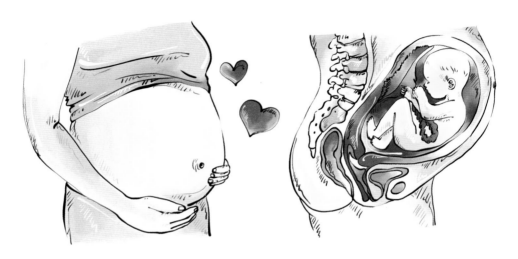

什么情况下可能发生胎盘早剥

(1) 血管病变:在重度妊高征、慢性高血压及慢性肾脏疾病孕妇中,全身血管病变者居多。当底蜕膜螺旋小动脉痉挛或硬化,引起远端毛细血管缺血坏死以致破裂出血,血液流至底蜕膜层形成血肿,导致胎盘自子宫壁剥离。

(2) 机械性因素:外伤(特别是腹部直接受撞击或摔倒腹部直接触地等)、行外倒转术矫正胎位、脐带过短或脐带绕颈、在分娩过程中胎先露部下降,均可能促使胎盘早剥。此外,双胎妊娠的第一胎儿娩出过快或羊水过多于破膜时羊水流出过快,使子宫内压骤然降低,子宫突然收缩,也可导致胎盘自子宫壁剥离。

(3) 子宫静脉压突然升高:妊娠晚期或临产后,孕产妇长时间取仰卧位时,可发生仰卧位低血压综合征。此时,由于巨大的妊娠子宫压迫下腔静脉,回心血量减少,血压下降,而子宫静脉却瘀血,静脉压升高,导致蜕膜静脉床瘀血或破裂,导致部分或全部胎盘自子宫壁剥离。

胎盘早剥需要完善哪些化验检查

(1) B型超声检查:对可疑及轻型患者进行B型超声检查,可确定有无胎盘早剥及估计剥离面大小。若有胎盘后血肿，超声声像图显示胎盘与子宫壁之间出现液性暗区，界限不太清楚。对可疑及轻型有较大帮助。重型患者的B超声像图则更加明显，除胎盘与宫壁间的液性暗区外，还可见到暗区内有时出现光点反射（积血机化）、胎盘绒毛板向羊膜腔凸出以及胎儿的状态（有无胎动及胎心搏动）。

（2）化验检查：主要了解患者贫血程度及凝血功能。血常规检查了解患者贫血程度；尿常规了解肾功能情况，由于胎盘早剥常由重度妊高征引起，因此，必要时应做血尿素氮、尿酸及二氧化碳结合力等检查。

重型胎盘早剥可能并发DIC，应进行有关实验室检查，包括DIC的筛选试验（如血小板计数、凝血酶原时间、纤维蛋白原测定和3P试验）以及纤溶确诊试验（如Fi试验即FDP免疫试验、凝血酶时间及优球蛋白溶解时间等）。急症患者可行血小板计数、全血凝块观察与溶解试验，作为简便的凝血功能监测，以便及早诊断是否并发凝血功能障碍。

发生胎盘早剥，怎么治疗

（1）纠正休克：患者入院时，情况危重、处于休克状态者，应积极补充血容量，纠正休克，尽快改善患者状况。输血必须及时，尽量输新鲜血，既能补充血容量，又可补充凝血因子。

（2）及时终止妊娠：胎盘早剥危及母儿的生命安全。一旦确诊，必须及时终止妊娠。终止妊娠的方法根据胎次、早剥的严重程度、胎儿宫内状况及宫口开大等情况而定。

（3）防止产后出血：胎盘早剥患者容易发生产后出血，故在分娩后应及时应用子宫收缩剂如催产素、前列腺素类药物等，并按摩子宫。若经各种措施仍不能控制出血，子宫收缩不佳时，须及时做子宫切除术。若大量出血且无凝血块，应考虑为凝血功能障碍，并按凝血功能障碍处理。

（4）预防肾功能衰竭：在处理过程中，应随时注意尿量，若每小时尿量少于30

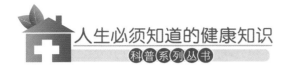

毫升,应及时补充血容量;少于17毫升或无尿时,应考虑有肾功能衰竭的可能,可用20%甘露醇250毫升快速静脉滴注,或速尿40毫克静脉推注,必要时可重复使用,一般多能于1~2日恢复。经处理尿量在短期内不见增加,血尿素氮、肌酐、血钾等明显增高,CO_2结合力下降,提示肾功能衰竭情况严重,出现尿毒症,此时应进行透析疗法,以抢救产妇生命。

怎样预防胎盘早剥

孕妇在日常生活中,应注意合理饮食、运动,加强产前检查,防止体重过度增加;积极预防与治疗妊高征、糖尿病,从而防治继发血管病变、胎盘病理改变;避免外伤;分娩过程中,双胎分娩避免第一胎儿娩出过快;羊水过多于破膜时避免羊水流出过快,使子宫内压骤然降低,子宫突然收缩,也可导致胎盘自子宫壁剥离;待产过程中,孕产妇避免长时间取仰卧位时,继发仰卧位低血压综合征(回心血量减少,血压下降),而子宫静脉却瘀血、静脉压升高,导致蜕膜静脉床瘀血或破裂,导致部分或全部胎盘自子宫壁剥离。胎位异常行外倒转术纠正胎位时,操作必须轻柔。

胎盘早剥的护理措施有哪些

(1)维持正常的血容量:严密观察血压、脉搏、面色、阴道出血、腹痛的情况,注意有无失血性休克。建立静脉通路,确保液体输入。禁止肛查,慎做阴道检查,以防再次的大出血。

(2)缓解缺氧:观察宫缩和胎儿,防止胎儿缺氧,绝对卧床休息,取左侧卧位,给予间断或连续性吸氧,从而改善胎盘血液供应情况,增加胎儿供氧,减少出血机会。定时地测量宫底高度和腹围的大小,宫体压痛的范围和程度,密切观察胎心、胎动。若发现子宫板状并有压痛,胎心音胎位不清,提示病情严重应立即处理。

(3)护理配合治疗:协助终止妊娠,预防产后出血。

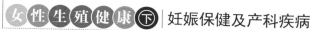

前置胎盘

何为前置胎盘

胎盘的正常附着处应该在子宫体部的后壁、前壁或侧壁。妊娠28周后，胎盘附着于子宫下段，甚至胎盘下缘达到或覆盖宫颈内口，其位置低于

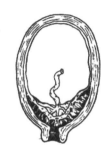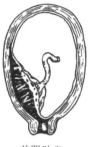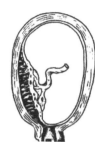

前置胎盘

胎先露部，称为前置胎盘。前置胎盘是妊娠晚期出血的主要原因之一，为妊娠期的严重并发症。多见于经产妇，尤其是多产妇。

前置胎盘有几种情况

（1）完全性前置胎盘或中央性前置胎盘：宫颈内口全部为胎盘组织覆盖。初次出血的时间早，在妊娠28周左右，称为"警戒性出血"，反复出血的次数频繁，量较多，有时一次大量出血即可使患者陷入休克状态。

（2）部分性前置胎盘：宫颈内口部分为胎盘组织覆盖。初次出血时间、出血量及反复出血次数介于两者之间。

（3）边缘性前置胎盘：胎盘附着于子宫下段，达子宫颈内口边缘，不超越宫颈内口。初次出血发生较晚，多在妊娠37~40周或临产后，量也较少。

由于反复多次或大量阴道流血，孕妇可出现贫血，出血量越多则贫血程度越重。出血严重者可发生休克，还能导致胎儿缺氧、窘迫，甚至死亡。部分性或边缘性前置胎盘患者，破膜有利于胎先露对胎盘的压迫，破膜后胎先露若能迅速下降，直接压迫胎盘，流血可以停止。

怀孕篇

发生前置胎盘的诱因有哪些，怎样预防

（1）子宫体部内膜病变如产褥感染、多产、多次刮宫及剖宫产等，引起子宫内膜炎或子宫内膜受损，使子宫蜕膜血管生长不全。当受精卵植入时，血液供给不足，为了摄取足够营养而扩大胎盘面积，伸展到子宫下段。

（2）胎盘面积过大，如双胎的胎盘面积较单胎为大而达到子宫下段。双胎的前置胎盘发生率较单胎高一倍。

（3）胎盘异常如副胎盘，主要胎盘在子宫体部，而副胎盘则可达子宫下段近宫颈内口处。

（4）受精卵滋养层发育迟缓，当受精卵达子宫腔时，尚未发育到能着床的阶段而继续下移植入子宫下段，并在该处生长发育形成前置胎盘。

（5）吸烟及毒品影响子宫胎盘供血，烟中的尼古丁可以促进肾上腺皮质释放肾上腺素，使血管收缩影响子宫胎盘血流量，而一氧化碳致使慢性血氧过少，胎盘为获取更多的氧供应而扩大面积，所以吸烟孕妇的胎盘面积增大、重量增加，有可能覆盖子宫颈内口，形成前置胎盘。

在出现阴道出血、可疑前置胎盘时，能做阴道检查吗

在出现阴道出血、可疑前置胎盘时，阴道检查一般只做阴道窥诊及穹窿部扪诊，不应行颈管内指诊，以免使附着该处的胎盘剥离引起大出血。若为完全性前置胎盘，甚至危及生命。阴道检查适用于终止妊娠前为明确诊断并决定分娩方式。必须在有输液、输血及手术的条件下方可进行。若诊断已明确或流血过多不应再做阴道检查。近年广泛采用B型超声检查，已很少再做阴道检查。

怎样确诊前置胎盘

妊娠晚期或临产时突然发生无诱因的无痛性反复阴道流血，应考虑为前置胎盘。超声检查B型超声断层显像可清楚看到子宫壁、胎先露部、胎盘和宫颈的位置，并根据胎盘边缘与宫颈内口的关系进一步明确前置胎盘的类型。胎盘定位准确率高达95%以上，须注意妊娠周数，妊娠34周前一般不做前置胎盘的诊断。

对产前出血患者，于产后应仔细检查娩出的胎盘，以便核实诊断。前置部位的胎盘有黑紫色陈旧血块附着。若胎膜破口距胎盘边缘距离<7厘米，则为部分性前置胎盘。

明确为前置胎盘，怎么办

（1）期待疗法：妊娠不足36周，胎儿体重小于2300克，阴道出血量不多，孕妇全身情况好，胎儿存活者，可采取期待疗法。

① 绝对卧床休息，可给镇静剂（苯巴比妥0.03克或利眠宁10毫克或安定5毫克，口服3次/日）。

② 抑制宫缩：沙丁胺醇2.4~4.8毫克/4~6小时或安宝10毫克/8~12小时，宫缩停止后给予维持量。

③ 纠正贫血：硫酸亚铁0.3克，口服3次/日，必要时输血。

④ 抗生素：青霉素或先锋霉素预防感染。

⑤ 地塞米松：6毫克，肌注或静推，1次/12小时，共4次，促进胎肺成熟。

⑥ 严密观察病情，同时进行有关辅助检查，如B超检查、胎儿成熟度检查等。

（2）终止妊娠：适于入院时大出血休克、前置胎盘期待疗法中又发生大出血休克或近预产期反复出血或临产后出血较多，都需要采取积极措施终止妊娠。

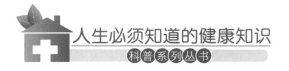

怎样预防前置胎盘

前置胎盘发生原因至今不明，可能与产时感染、刮宫、多产、剖宫产等因素引起的子宫内膜炎或子宫内膜损伤有关。所以，要认真避孕，防止多产，避免不必要的刮宫，尤其要避免多次刮宫或宫腔感染，更不要非法私自堕胎，是预防前置胎盘的主要原则。孕中期，B超发现胎盘位置低而超过子宫颈内口者约高达30%，但随着妊娠进展，子宫下段形成，相当一部分人在孕晚期就不是前置胎盘了。所以，若无出血症状，在妊娠34周前B超发现胎盘位置低者一般不做前置胎盘诊断，亦不需处理。

前置胎盘的母亲和胎儿面对哪些风险

前置胎盘对母体的影响主要是产后出血和感染。由于胎盘附着在子宫下段，组织薄而脆，分娩时易导致撕裂出血，而且子宫下段收缩力弱，产后胎盘不易完全剥离，可引起产后出血，加之反复出血，孕妇常合并贫血，因而抵抗力低下，易患产后感染。

前置胎盘对胎婴儿也有较大影响。前置胎盘反复出血，容易引起早产；前置胎盘部分的早剥、受压可使胎盘缺血缺氧，易引起胎儿宫内窒息；由于胎盘占据子宫下段的位置，妨碍了胎头进入产妇的骨盆入口，以致胎位异常如臀位、横位发生率高出一般。早产和缺氧是胎婴儿死亡的常见原因。

因此，妊娠晚期无论阴道出血多少，均应及时送医院明确诊断，早期接受治疗，以免延误病情而危及母婴生命。

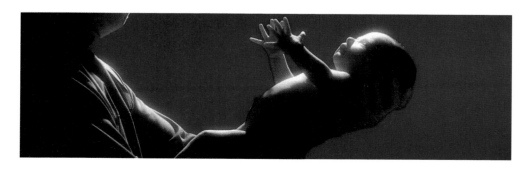

多胎妊娠

多胎妊娠的概念及诊断

　　一次妊娠宫腔内同时有2个或2个以上的胎儿时，称为多胎妊娠。

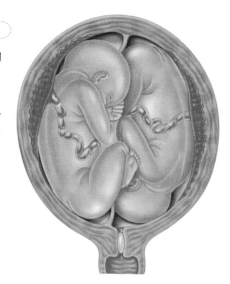

　　根据病史（双方家庭中有多胎分娩史；此次受孕前接受促排卵药物治疗；早孕反应较重；进入孕中期后，体重增加多、下腹作胀不适）、产科检查，多胎妊娠的诊断不难确立，有疑问时可借助于B型超声显像等辅助检查。

　　多胎妊娠的产科检查异常所在：① 子宫体积明显大于相应孕周；② 触及2个或是2个以上胎体；胎头较小，与子宫体积不成比例；胎儿肢体多，位在子宫腔内多处；③ 在子宫不同部位闻及频率相差10次/分钟以上的胎心音；或胎心率虽相差不多，但两个胎心音心之间相隔一无音区；④ B型超声检查：是目前确诊多胎妊娠的最主要方法；⑤ 血清甲胎蛋白测定：亦有助于多胎妊娠的诊断。

　　早孕做超声检查就可以确诊双胎了，准确率100％。18~20周时，三胎和四胎的诊断准确率达65％~70％，月份增加，诊断正确率更高。

多胎妊娠是高危妊娠吗

　　多胎妊娠中以双胎最为常见。多胎妊娠的母、儿并发症增多。在孕母方面有妊娠高血压综合征、贫血、早产、羊水过多、胎位异常、产时宫缩乏力、产后出血、产褥感染等。胎儿方面有宫内生长迟缓、早产儿、低体重儿、胎儿间输血综合征、脐带缠

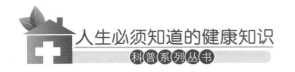

绕打结等，围产期发病率及死亡率增高，故属高危妊娠。为改善妊娠结局，除早期确诊外，还应加强孕期保健并重视分娩期处理。

其中，早产最常见。单胎时平均孕周是39周，双胎是36.2周，三胎是33周，四胎30周，五胞胎29周，因此，宝宝体重一般比较低。由于早产和低出生体重，宝宝常常需要特别照顾，医疗费用高昂。其他常见的并发症还有血压高，严重水肿，贫血，妊娠期糖尿病等。

多胞胎的孕妇需要早期进行产前筛查诊断；增加营养摄入；增加休息时间，提早住院待产；产前检查次数明显多；超声检查次数也比单胎多。由于几个宝宝挤在一个狭小的空间中，产前进行超声结构筛查时，对我们的超声诊断医生是一个巨大的挑战，而且宝宝越多诊断越困难。

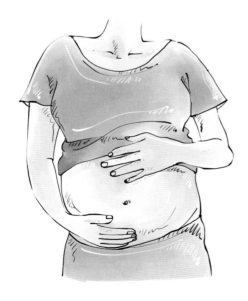

多胞胎孕妇应该增重多少，多胞胎的孕妇可以锻炼吗

孕期妇女获得足够的体重是保证胎儿胎盘健康成长所必需的，因此，需要科学健康饮食。双胎孕妇应该增重16~20千克；三胞胎孕妇增重22~27千克。一般双胎前3个月增重共2.3千克，以后每周增重300~550克。三胞胎则要求每周增重650克。早产是多胞胎孕妇面临的最大问题，需要多休息，延长孕周，所以我们不主张剧烈运动，但可以散步。

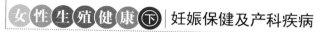

多胎妊娠有哪些不良妊娠结局

因为多胎妊娠存在较多并发症，容易引起不良母婴妊娠结局，因而不好。

（1）流产与早产、难产、胎儿窒息死亡：双胎妊娠的自然流产率2~3倍于单胎妊娠，胎儿个数越多，流产及早产危险性越大，与胚胎畸形、胎盘发育异常、胎盘血液循环障碍及宫腔容积相对狭窄有关、子宫过度伸展，尤其并发羊水过多时宫内压力过高。单羊膜囊双胎易发生脐带互相缠绕、扭转，可导致胎儿死亡。脐带脱垂也是双胎常见的并发症，多发生在双胎胎位异常或者胎先露未衔接出现胎膜早破时，以及第一胎娩出后、第二胎娩出前，是胎儿急性缺氧死亡的主要原因。多数早产为自然发生，或因胎膜早破后发生。据统计，双胎妊娠的平均妊娠期仅36周，早产发生率50%。另外，尚可出现胎头交锁及胎头碰撞，前者多发生在第一胎儿为臀先露、第二胎儿为头先露者，分娩时第一胎儿头部尚未娩出，而第二胎儿头部已经入盆，两个胎头颈部交锁，造成难产；后者两个胎儿均为头先露，同时入盆，胎头碰撞难产。

（2）胎儿畸形：双胎妊娠胎儿畸形率比单胎高2倍，单卵双胎畸形儿数又是双卵双胎的2倍。畸形率增高的原因尚不清楚，宫内压迫可致畸形足、先天性髋关节脱位等胎儿局部畸形，但与胎盘类型无关，亦无染色体异常增多的依据。

（3）胎儿宫内生长受限及胆汁淤积症：30孕周以前，双胎胎儿的生长速度与单胎相似，此后即减慢。宫内生长迟缓的发生率为12%~34%，其程度随孕周的增长而加重，单卵双胎比双卵双胎更显著，与胎儿拥挤、胎盘占蜕膜面积相对较小有关。胆汁淤积症的发生率为单胎妊娠的2倍，胆汁酸常常超出正常值10倍以上，易引起早产、胎儿窘迫、死胎、死产，围产儿死亡率升高。

（4）贫血：双胎并发贫血是单胎的2.4倍，由于血容量增加多、铁的需要量大而摄入不足或吸收不良，妊娠后半期多有缺铁性贫血。孕期叶酸需要量增加而尿中排出量增多，若因食物中含量不足或胃肠吸收障碍而缺乏，易致巨幼红细胞性贫血。

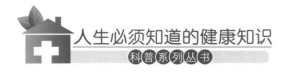
（5）妊娠高血压综合征：是双胎妊娠最重要的并发症，发生率为单胎妊娠的3~4倍，症状出现早且重症居多，往往不易控制，子痫发症率亦高，容易出现心肺并发症。

（6）羊水过多及胎膜早破：12%双胎妊娠发生羊水过多，发生率为单胎妊娠的10倍，尤其多见于单卵双胎，且常发生在其中的一个胎儿，于孕中期发生急性羊水过多，与双胎输血综合征及胎儿畸形有关。14%双胎并发胎膜早破，可能与宫腔内压力增高有关。

（7）前置胎盘及胎盘早剥：由于胎盘面积大，易扩展至子宫下段而覆盖子宫颈内口，形成前置胎盘，发生率比单胎高1倍。胎盘早剥是双胎妊娠产前出血的主要原因，与妊娠高血压疾病发生率增加可能有关。第一胎儿娩出后，宫腔容积骤减，是胎盘早剥的另一重要原因。

（8）双胎输血综合征：主要是双羊膜囊单绒毛膜单卵双胎妊娠的严重并发症，由于两个胎儿的血液循环经胎盘间动—静脉吻合血管沟通，发生血液从动脉向静脉单向分流，而

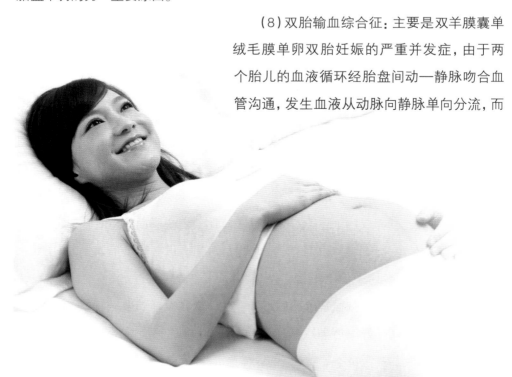

血流不均衡引起。供血胎儿贫血、血容量减少，致使生长受限、肾灌注不足、羊水过少，甚至营养不良而死亡；受血儿血容量明显增多、动脉压增高、各器官体积明显增大、胎儿体重增加，可发生充血性心力衰竭、胎儿水肿、羊水过多。双羊膜囊单绒毛膜单卵双胎的两个胎儿体重相差≥20%、血红高蛋白相差>50克/升，提示双胎输血征。

（9）双胎之一宫内死亡：多胎妊娠时，不但流产、早产比单胎多，发生胎儿宫内死亡亦多。有时，双胎之一死于宫内，另一胎儿却继续生长发育。

（10）宫缩乏力及产后出血：双胎妊娠子宫肌纤维伸展过度，常发生原发性宫缩乏力，致使产程延长及产后出血发生。经阴道分娩的双胎平均产后出血量≥500毫升，与胎盘附着面积大有关。

多胎妊娠孕期有哪些注意事项

双胎或多胎妊娠，听起来确实令人高兴。但母体处于超负荷状态，若不合理调节，就会发生许多并发症。

（1）防治贫血：多胎妊娠妇女的血容量比单胎妊娠明显增多，铁的需求量也增大，往往在早期即出现贫血，以后可发生妊娠高血压综合征。为了防治贫血，除加强营养，进入妊娠后期，还应每日补充铁剂、叶酸等。每日口服硫酸亚铁1~2片（300~600毫克），维生素C 300毫克。如果血红蛋白在10克以下，要适当加大药物剂量；如已出现严重贫血或口服药物有困难，可肌肉注射右旋糖酐铁。

（2）预防早产：由于胎儿较多，导致子宫过度膨大，往往难以维持到足月而提前分娩。早产的诱发因素主要是休息不当和房事不节制。

（3）防治妊娠高血压综合征。

经上述保健措施后，一般均能使孕期延长到37周以后。这时胎儿各方面都已发育成熟，基本上具有了存活的能力。

双胎妊娠的超声监测有哪些注意事宜

（1）早在孕6周时，即可显示着床在宫内不同部位的胚囊个数，每个胚囊与周围蜕膜组成具有双环特征的液性光环。至孕7周末以后，胚芽内出现有节律搏动的原始心管。孕12周后，胎头显像，可测出各胎头的双顶径。随孕周的增长，诊断正确率可达100%。故临床疑为多胎妊娠时，应继续随访，直至胎儿个数完全确定。

（2）B超诊断双胎妊娠的绒毛膜性尤为重要，可依次采取下列步骤：① 如见两个胎盘，为双绒毛膜性。② 若仅一个胎盘，决定每一胎儿的性别，异性为双绒毛膜妊娠。③ 如双胎性别相同，仔细扫查分隔膜，4层肯定为双绒毛膜双羊膜，2层为单绒毛膜双羊膜。

（3）妊娠进入中期后，倘若发现：① 两个胎儿发育不一致，胎儿双顶径差>5毫米或头围差>5%、腹围差>20毫米。② 羊水量有显著差异。③ 一个胎儿出现水肿，即可做出慢性输血综合征的诊断。

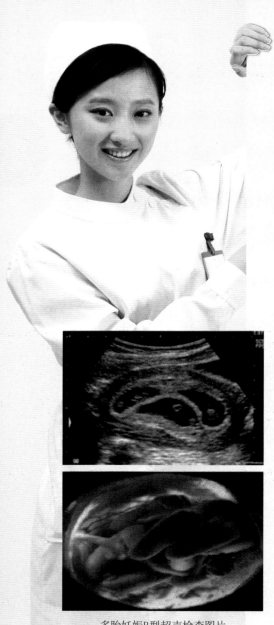

多胎妊娠B型超声检查图片

多胎妊娠孕期可能需要哪些方面的特殊治疗

（1）孕期确诊为多胎妊娠后，应根据孕妇营养状况，调整食谱，以增加热量、蛋白质、矿物质、维生素及必需脂肪酸的摄入为原则，并适当补充铁剂及叶酸。孕中期后，嘱多左侧卧位卧床休息，可增进子宫血流量而增加胎儿体重；可减低子宫颈承受的宫内压力从而减少早产发生率。加强产前检查，以利及早发现与及时治疗并发症，如贫血、妊娠高血压综合征等；系列监测胎儿生长发育情况及胎盘功能。双胎孕妇于35~36孕周住院，三胎及以上之多胎妊娠孕妇，孕中期即住院及卧床休息，酌情应用宫缩抑制剂；孕晚期应用肾上腺皮质激素促胎肺成熟。

（2）双胎之一宫内死亡的处理：要点在于监护活存胎儿的继续生长发育情况、羊水量、胎盘功能，以及监测母体凝血功能，主要是血浆纤维蛋白原浓度、凝血酶原时间、白陶土部分凝血活酶时间、血小板计数与纤维蛋白降解产物量，并发妊娠高血压综合征者尤需注意。倘若另一胎儿继续生长发育良好，孕母血浆纤维蛋白原水平稳定，可以继续观察。在这过程中，一旦血浆纤维蛋白原水平降至2.0克/升（200毫克/分升）或估计胎儿出生后可存活，应适时引产，终止妊娠。

（3）胎儿间存在血液传输：最理想治疗是消除胎盘吻合血管。应用胎儿镜寻找胎盘的吻合血管，加以钳夹或用激光凝固血管内血液，以阻断传输，目前成功用于临床；还可在B超引导下，进行胎儿输血（经母体腹壁穿刺羊膜腔脐静脉输血，或通过胎儿镜做脐静脉输血）。

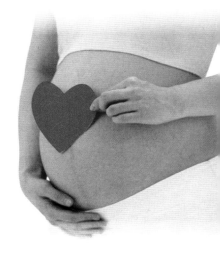

（4）为避免多胎妊娠，以提高胎儿存活率，国外不少学者主张在妊娠早期进行选择性减胎以减少发育中的胚胎个数，使多胎妊娠转变为双胎妊娠，既可达到生育目的，又可消除多胎妊娠的不良预后。当前，可采取经腹、经阴道两种操作方法，均在B超检查引导下进行。

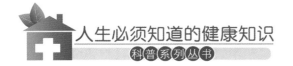

羊水异常

羊水过多的原因有哪些

妊娠足月时羊水量约为1000毫升（800~1200毫升），凡在妊娠任何时期内羊水量超过2000毫升者，称为羊水过多。文献报道，羊水过多的发生率为0.5%~1%，妊娠合并糖尿病者发生率可达20%。临床见于以下几种情况：

（1）胎儿畸形：羊水过多孕妇中，约20%~50%合并胎儿畸形，其中以中枢神经系统和上消化道畸形最常见。无脑儿、脑膨出与脊柱裂胎儿，脑脊膜裸露，脉络膜组织增殖，渗出液增加，导致羊水过多；食管或小肠闭锁、肺发育不全时不能吞咽与吸入羊水，均可因羊水积聚导致羊水过多。

（2）多胎妊娠：多胎妊娠并发羊水过多是单胎妊娠的10倍，尤以单卵双胎居多，且常发生在其中的一个体重较大的胎儿，因循环血量多，尿量增加，致使羊水过多。

（3）孕妇和胎儿的各种疾病：如糖尿病、ABO或Rh血型不合、重症胎儿水肿、妊高征、急性肝炎、孕妇严重贫血。腹壁缺损可造成脐膨出、内脏外翻，使腹腔与羊膜腔之间仅有菲薄的腹膜，导致胎儿体液外渗而发生羊水过多。膈肌缺损者称为膈疝，腹腔的内容物通过疝孔进入胸腔，胎肺和食管发育受阻，胎儿吞咽和吸入的羊水减少导致羊水过多。胎儿对醛固酮的敏感性降低，导致低钠血症、高钾血症、脱水、胎尿增加、胎儿发育迟缓等症状，往往伴有羊水过多。

（4）胎盘脐带病变：胎盘绒毛血管瘤、脐带帆状附着有时也可引起羊水过多。

（5）特发性羊水过多：约占30%，不合并任何孕妇、胎儿或胎盘异常。

羊水有何功能

羊水是孕育胎儿的神奇之水：可以作为评估胎儿健康和性别的指标；有润滑作用，使产道分娩不会过于干涩；形成水囊，在生产时对子宫颈和产道有软化扩张的功能，减少对母体的伤害；预防外界细菌感染，即使已经感染，也可使其降低到最小限度；减少子宫收缩时对胎儿的压迫，使子宫收缩压力较平均；保护胎儿，使胎儿能在稳定的压力和温度中成长。妊娠期间，羊水的量和成分不是固定不变的，而是处在一个不断生成和吸收的、相对稳定的动态变化过程中。

羊水过多的临床表现

（1）急性羊水过多：多发生在妊娠20~24周，由于羊水急剧增多，数日内子宫迅速增大，似妊娠足月或双胎妊娠大小，在短时间内由于子宫极度增大，横膈上抬，出现呼吸困难，不能平卧，甚至出现发绀，孕妇表情痛苦，腹部张力过大感到疼痛与食量减少发生便秘。由于胀大的子宫压迫下腔静脉，影响静脉回流，引起下肢及外阴部水肿及静脉曲张。孕妇行走不便而且只能侧卧。

（2）慢性羊水过多：约占98%，多发生在妊娠28~32周，羊水可在数周内逐渐增多，多数孕妇能适应，常在产前检查时发现腹部膨隆大于妊娠月份，妊娠图可见宫高曲线超出正常百分位数，腹壁皮肤发亮、变薄，触诊时感到皮肤张力大，有液体震颤感，胎位不清，有时扪及胎儿部分有浮沉感，胎心遥远或听不到。

羊水过多的超声诊断方法

B型超声检查：以单一羊水最大暗区垂直深度（羊水池）AFV测定，超过8厘米即可考虑为羊水过多。若用羊水指数法AFI，>25厘米为羊水过多。羊水过多时，胎儿在宫腔内只占小部分，肢体呈自由体态，漂浮于羊水中，并可同时发现胎儿畸形、双胎等。

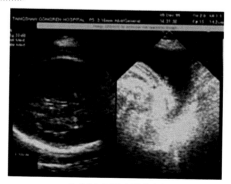

羊水过多超声影像图

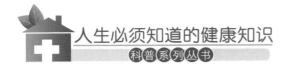
羊水过多有哪些不良预后

急性羊水过多患者因腹腔压力高、静脉回流受阻，出现外阴及下肢水肿、静脉曲张。因子宫张力过高，容易发生早产。羊水过多孕妇容易并发妊高征、胎位异常、早产。破膜后因子宫骤然缩小，可以引起胎盘早剥，破膜时脐带可随羊水滑出造成脐带脱垂。因子宫过大容易引起子宫收缩乏力导致产后出血。

羊水过多怎么办

对羊水过多的处理，主要取决于胎儿有无畸形和孕妇症状的严重程度。

（1）羊水过多合并胎儿畸形，处理原则为及时终止妊娠。慢性羊水过多孕妇的一般情况尚好，无明显心肺压迫症状，采用经腹羊膜腔穿刺，放出适量羊水后注入乳酸依沙吖啶50~100毫克引产。

（2）羊水过多合并正常胎儿，应根据羊水过多的程度与胎龄而决定处理方法：① 症状严重孕妇无法忍受（胎龄不足37周），应穿刺放羊水，用15~18号腰椎穿刺针行羊膜腔穿刺，以每小时500毫升的速度放出羊水，一次放羊水量不超过1500毫升，以孕妇症状缓解为度。放出羊水过多可引起早产。放羊水应在B型超声监测下进行，防止损伤胎盘及胎儿。严格消毒防止感染，酌情用镇静保胎药以防早产。3~4周后可重复以减低宫腔内压力。② 前列腺素合成酶抑制剂——消炎痛治疗：吲哚美辛有抑制利尿的作用，用吲哚美辛期望抑制胎儿排尿治疗羊水过多。具体用量为2.0~2.2毫克/千克·天，用药时间1~4周，羊水再次增加可重复应用。用药期间，每周做1次B型超声进行监测。妊娠晚期羊水主要由胎尿形成，孕妇服用吲哚美辛后15分钟即可在胎血中检出。鉴于吲哚美辛有使动脉导管闭合的副作用，故不宜广泛应用，当孕周大于34周，不宜使用。③ 妊娠≥34周，在确定胎儿已成熟的情况下，行人工破膜引产，终止妊娠。④ 症状较轻可以继续妊娠，注意休息，低盐饮食，酌情用镇

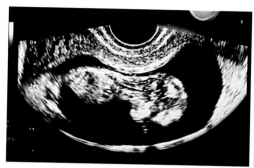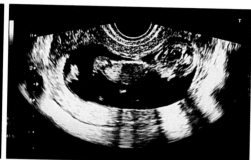

B 超图

怀孕篇

静药，严密观察羊水量的变化。

无论选用何种方式放羊水，均应从腹部固定胎儿为纵产式，严密观察宫缩，注意胎盘早剥症状与脐带脱垂的发生，并预防产后出血。

何谓羊水过少

当羊水生成减少和(或)羊水吸收增加，羊水的生成量小于羊水的吸收量时就会发生羊水过少。

妊娠晚期羊水量少于300毫升者，称为羊水过少(oligohydramnios)。妊娠早、中期的羊水过少，多以流产告终。羊水过少时，羊水呈黏稠、混浊、暗绿色。过去认为羊水过少的发生率约为0.1%，但近年由于B型超声的广泛应用，羊水过少的检出率为0.5%~4%，检出率有所增加。但无论阴道分娩还是剖宫产很难准确估计羊水的总量。近些年，由于影像学的应用，特别是产科B超技术的应用对羊水过少的诊断更趋精确，诊断标准统一已经逐渐被临床运用。B超诊断羊水过少的标准是羊水指数(AFI)≤5厘米或最大羊水池深度≤2厘米。AFI≤8厘米为羊水偏少。羊水过少严重影响围生儿的预后而受到重视。

羊水过少的病因有哪些

(1)胎儿畸形：许多先天畸形特别是泌尿系统畸形与羊水过少有关，如先天性肾缺如、肾发育不良、多囊肾和尿道狭窄或闭锁等。上述畸形导致尿液生成减少或不能生成。

(2)胎盘功能不全：导致胎儿血容量下降，胎儿肾脏血供下降，最后导致胎尿生成减少。由于水肿、血栓形成、纤维化、钙化等病理机制均可以导致胎盘功能障碍，胎儿与母体间物质交换下降，最后导致羊水生成下降。临床工作中常见到胎盘体积小、厚度薄，同时合并胎盘母面的钙化纤维化，因总的有效面积降低的胎盘功能严重不全，通常合并羊水过少和胎儿宫内生长受限。

(3)药物作用：常见的有非甾类解热镇痛药和血管紧张素转换酶抑制药两类，如吲哚美辛等，可以导致子宫、胎盘循环下降，胎儿血容量和肾血容量下降，尿液生成下降。

羊水过少有哪些不良预后

羊水过少对胎儿的危害：① 如羊水过少发生在妊娠早期，胎膜可与胎儿粘连在一起，造成胎儿严重畸形或形成羊膜带使手指或肢体离断；② 如发生在妊娠中晚期，羊水的缓冲作用消失，子宫的压力可直接作用于胎儿，引起斜颈、曲背、巨颌、手足畸形等，胎儿胸壁可受到压迫，影响肺部膨胀，导致肺发育不全，出生后呼吸窘迫综合征的发病率明显增加，胎儿皮肤干燥，如羊皮纸状；③ 分娩期羊水过少，可导致宫缩时胎儿脐带受压，胎儿宫内窘迫或新生儿窒息发生率也明显增加，若同时合并羊水混浊，则可造成新生儿吸入性肺炎或呼吸道阻塞，增加新生儿死亡率。总之，羊水过少对胎儿危害较多，孕妇如发现自己的腹部增长不明显或胎动异常，应及时到医院检查，在医生指导下进行必要的治疗。

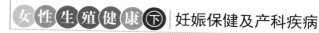

孕妇经常因胎动而感疼痛，腹围及子宫底高度均小于妊娠月份，胎儿活动受限，自然回转不易，故臀先露多见。妊娠时间延长，常超过预产期2~3周；分娩过程中常出现原发性宫缩乏力或不协调性宫缩宫口扩张缓慢，易发生第一产程延长。羊水极少黏稠多呈黄绿色，导致胎儿缺氧。分娩过程中通常出现不协调宫缩、子宫颈扩张缓慢、脐带受压胎儿窘迫等情况所以剖宫产率增高；即使阴道分娩，相对困难，容易出现产伤。胎儿出生后容易出现新生儿窒息和其他新生儿疾病，新生儿死亡率明显增加。

羊水过少怎么诊断

临床上主要根据临床表现、B超检查及直接测量羊水确诊。B超检查是诊断羊水过少的主要方法：发现羊水量明显减少、羊水和胎儿界面不清、胎儿肢体明显聚集重叠即可以做出羊水过少的定性诊断；妊娠28~40周期间，B型超声测定最大羊水池稳定在5.1±2.0厘米范围，若最大羊水池垂直深度（AFV）≤2厘米为羊水过少，≤1厘米为严重羊水过少，多采用羊水指数法AFI诊断羊水过少，该方法比AFV准确可靠，AFI≤8厘米时为诊断羊水偏少的临界值，若AFI≤5厘米则诊断为羊水过少。

羊水过少时，应与下列疾病相鉴别：① 胎儿生长受限，子宫底高度小于同孕周正常高度的第10百分数。妊娠36周前B型超声测胎头双顶径小于同孕周的5个百分数。羊水过少者子宫紧裹胎体，B型检查超声测羊水暗区≤2厘米，甚至≤1厘米。胎儿生长受限常合并羊水过少。② 早产子宫底高度虽小，符合孕周。子宫内羊水振波感明显，子宫不紧裹胎体。B型超声检查羊水量在正常范围内，胎头双顶径值符合孕周。出生新生儿体重及特征均符合为早产儿。

磁共振技术是近些年发展起来的一项可以于产科应用的新的影像学技术，磁

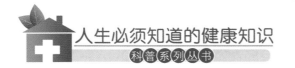
共振技术除可以准确判断羊水池的深度,还可以利用三维成像技术和体积计算技术对羊水总量进行估计,是诊断羊水过少的重要方法。

对于羊水过少患者,通过影像学技术判断羊水量固然重要,但影像学技术更大的作用是对胎儿畸形的诊断,明确有无胎儿畸形是制订治疗方案的关键。对于宫内诊断胎儿畸形B超技术已经是一里程碑,新兴的磁共振技术较B超技术有更大的优点。

发现羊水过少,怎么办

当妊娠期发现羊水过少,如果明确合并胎儿畸形者,需要立即终止妊娠;无胎儿畸形且胎儿已经发育成熟者,可以考虑终止妊娠。

在不能明确除外胎儿畸形情况下,可以考虑采用羊膜腔灌注法,该方法是增加羊水量有针对性的治疗措施。羊膜腔灌注法按灌注途径分为经腹壁和经阴道羊膜腔灌注两种,前者通常在未破膜的情况下,后者通常已经破膜。通过灌注,可以达到以下目的:① 增加胎儿内脏显影:羊水过少,胎体靠近宫壁和胎盘,内脏结构显示不清难以判断是否合并胎儿畸形,通过羊膜腔灌注法可以增加声窗,提高胎儿畸形的诊断率;② 诊断不典型的胎膜早破:对难以诊断的胎膜早破,经腹壁行羊膜腔灌注,如出现阴道溢液则可以诊断胎膜早破;③ 妊娠期减少胎体受压、胎儿生长发育和运动受限;④ 减少分娩过程中脐带受压,减少不协调的子宫收缩。

羊膜腔灌注法注意事项:① 灌注液通常用生理盐水,灌注前加温。② 通常灌注速度10~15毫升/分钟,一次最多200~300毫升。③ 灌注动力为重力,避免应用推注法和输液泵。④ 灌注液中可以加入抗生素、促胎肺成熟药物和氨基酸类营养物质。⑤ 注意监测子宫收缩和胎儿胎心的变化,适当选用宫缩抑制剂预防流产或早产。⑥ 可以连续或多次灌注,注意预防感染。

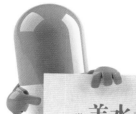

羊水过少的预防措施有哪些

对育龄妇女应加强优生优育宣传指导，做好产前筛查工作，孕3个月建卡定期系统保健检查；孕37周以后至40孕周前计划分娩，减少羊水过少的发生率。用吲哚美辛来治疗羊水过多时，要注意监测羊水量，及时减量或停药，避免引起羊水过少。该药不宜用在孕34周后，因可引起胎儿动脉导管早闭。

胎儿生长受限

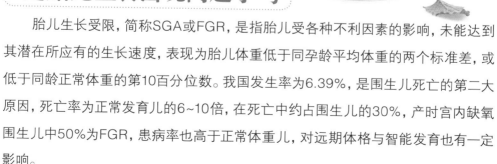

我的肚子比别人的小，
是胎儿生长出现问题了吗

胎儿生长受限，简称SGA或FGR，是指胎儿受各种不利因素的影响，未能达到其潜在所应有的生长速度，表现为胎儿体重低于同孕龄平均体重的两个标准差，或低于同龄正常体重的第10百分位数。我国发生率为6.39%，是围生儿死亡的第二大原因，死亡率为正常发育儿的6~10倍，在死亡中约占围生儿的30%，产时宫内缺氧围生儿中50%为FGR，患病率也高于正常体重儿，对远期体格与智能发育也有一定影响。

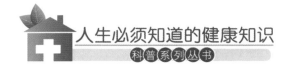
临床诊断是否存在FGR，首先确定胎龄，其次测量子宫底高度与腹围，如低于正常者均应怀疑FGR。最好应用B超测定胎儿身体不同部位的数值，包括胎儿头臀长、双顶径、头围、胸围、腹围、股骨长等参数值作为生长指标，以评估胎龄及胎儿生长情况。利用头围腹围比值（HC/AC）可发现85%的FGR。

所以，是否存在胎儿生长的问题，需要配合医生完成病史采集、体格检查，结合既往月经情况、超声结果进行综合分析，准妈妈们不用过多担心，定期产检才是最重要的，能适时发现问题。

胎儿生长受限分为几种

根据FGR发生时期，胎儿体型及结合发病原因分为三类：

（1）内因性匀称型FGR：系原发性FGR，于受孕或胚胎早期，有害因素即产生作用，使胎儿在体重、头围和身长三方面收到抑制。因头围和腹围均小，故为匀称型FGR。其原因多为遗传物质如基因染色体异常或外界有害因素如病毒感染、中毒、放射性物质影响。临床表现为：① 新生儿体重、头围、身长匀称，但与孕周不符，外表无营养不良状态，器官分化和成熟度与孕周相称，但各器官的细胞数均减少；脑重量低，神经功能不全和髓鞘形成延缓；胎盘较小，除非胎盘受到感染，组织无异常；② 半数胎儿有严重先天性畸形；③ 无胎儿缺氧现象，但有轻度代谢不良；④ 新生儿生长发育有困难，常伴有脑神经发育障碍。

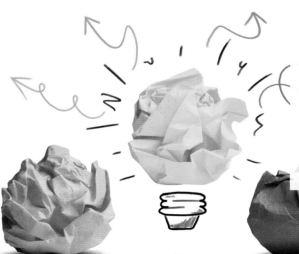

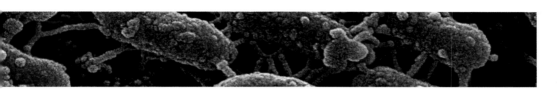

（2）外因性不匀称型FGR：孕早期胚胎发育正常，晚期才收到有害因素影响，因而胎儿内部器官发育正常，头围身高不受影响，但体重较轻，显得胎头较大，故为不匀称型FGR。其基本原因为胎盘功能不足。常见病因为妊娠高血压综合征、慢性高血压、慢性肾炎、糖尿病、双胎、过期妊娠、烟酒等。临床表现为：① 胎儿发育不均匀，头围、身长与孕周符合，体重偏低，胎头较大而腹围较小；外表有营养不良或过熟情况；各器官细胞数正常，但细胞体积缩小，尤其是肝脏内细胞团数目减少；胎盘常有病理变化，但体积不小，DNA含量基本正常；② 常有胎儿缺氧现象及代谢不良；③ 由于肝脏较小，要供应葡萄糖给相对大的大脑，故出生后常发生新生儿低血糖；④ 新生儿出生后躯体发育正常，但由于在围产期缺氧，常有神经损伤。

（3）外因性匀称型FGR：为以上两种类型的混合型。由于重要生长因素如叶酸、氨基酸或其他营养物质缺乏引起，致病因素虽是外因，但在整个妊娠期却都发生影响，所以后果类似内因性FGR。临床表现为：① 新生儿体重、身长与头径均减少，发育匀称但有营养不良表现；各器官均小，肝脾更严重；器官的细胞数目可减少15%~20%，有些细胞体积也缩小；胎盘小，外表无异常，但DNA量减少。② 如在新生儿期还受到营养不良的影响，60%的患儿脑细胞数目也减少。

正常发育胎儿HC/AC于孕32周大于1，孕32~36周以后则小于1，对称型FGR比值可正常；不匀称型FGR比值随孕周上升。

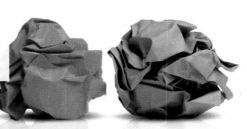

胎儿生长受限可有哪些方面的治疗

（1）确定病因，按病因治疗。

（2）除外胎儿畸形。

（3）一般治疗：①左侧卧位休息可使增加母体儿输出量的同时，可能使子宫胎盘的血流达到最大，促进胎儿生长发育；②消除引致FGR的主导因素，如停止吸烟、饮酒、改变偏食等不良饮食习惯。③营养治疗：包括高蛋白、高能量饮食的营养配餐和静脉滴注营养治疗。每日静脉滴注10%葡萄糖1000毫升，5%葡萄糖盐水1000毫升，复方氨基酸250毫升，复方丹参10毫升和维生素C 2克，5~7天为一个疗程。

（4）治疗后监测胎儿增长及宫内安危情况：每天1次无应激试验，必要时行宫缩素激惹试验；定期B超监测胎儿生长情况，进行生物物理评分羊水状态及胎盘成熟度。

（5）适时终止妊娠：对FGR伴妊娠合并症或并发症治疗效果不佳，胎盘功能低下者虽妊娠未达37周，需终止妊娠时应检查胎肺成熟度，并给地塞米松促胎肺成熟，按宫颈条件决定引产方式。如功能低下，胎儿宫内缺氧严重，应考虑剖宫产术。

（6）做好抢救新生儿的准备。

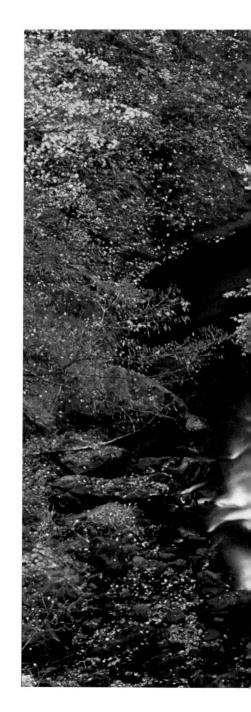

胎儿窘迫、胎死宫内

孕妇自觉胎动停止，是死胎吗

孕妇A自觉胎动停止，到医院检查发现胎心良好、一切正常，一场虚惊；而孕妇B自觉胎动似乎减少，体重有下降，医院检查子宫无明显增大，胎心消失，B型超声检查提示胎动、胎心消失，甚至胎头已变形。后者称为死胎，多数能自行排出。若死后3周末排出，退变的胎盘和羊水释放凝血活酶进入母体血循环，引起母体凝血功能障碍，即弥散性血管内凝血（DIC）。分娩时发生不易控制的产后出血，对产妇危害极大，故及时诊断处理是非常必要的。死胎是指妊娠20周后，胎儿在宫腔内死亡。引起死胎的常见原因有脐带病变、胎儿畸形、母体病变导致的胎盘功能不全供氧不足，使胎儿缺氧死亡。

胎死宫内的原因有哪些

（1）母体的疾病：糖尿病、高血压、败血病（或是其他原因引起的休克）、地中海型贫血或恒河猴因子疾病。

（2）宝宝本身的问题：染色体异常和先天性畸形；B型链球菌、弓形体病和风疹感染是造成24~27周之间的胎儿死亡的重要元凶。这类感染常无症状，孕妇可能毫无察觉。检查死胎的胎盘可以得知是否死于细菌感染、胎儿免疫溶血疾病、脐带脱出、脐带扭结、脐带栓塞、代谢异常等。

（3）生产过程的问题：胎儿窘迫或是胎儿窒息等。

（4）胎盘因素：胎盘早期剥离、胎盘功能不足、过期妊娠、前置胎盘、双胞胎输

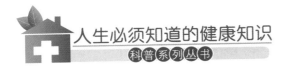
血综合征、母儿血型不合等。

(5)环境的问题：环境毒物、药物等。妇女不该吸烟或饮酒，因为它会增高死胎以及其他妊娠并发症的风险。

怎样明确诊断胎死宫内

X线检查及超声检查可协助诊断。

死亡时间较短，仅见胎心搏动消失、胎儿体内各器官血流及脐带血流停止，身体张力及骨骼、皮下组织回声正常，羊水无回声区无异常改变。死亡时间较长，超声反映的胎儿浸软现象与放射学影像相似，显示胎儿颅骨强回声环变形颅骨重叠变形；胎儿皮下液体积聚造成头皮水肿和全身水肿表现；液体积聚在浆膜腔，如胸腔、腹腔；腹腔内肠管扩张，并可见不规则的强回声显示；少量气体积聚，也可能不产生声像阴影。如果死胎稽留宫内，进一步浸软变形，其轮廓变得模糊，可能会难以辨认，此时须谨防孕妇弥散性血管内凝血(DIC)的发生。偶尔超声检查也可发现胎儿的死因，如多发畸形等。

根据"胎动停止，胎心消失，子宫大小与相应妊娠月份不符"，结合超声检查结果"无胎心、胎动，颅骨重叠"及X线检查结果"胎儿脊柱成角弯曲"及羊水甲胎蛋白显著增高、尿雌三醇含量<3毫克/24小时，即可明确诊断。

怎样预防胎死宫内

(1)忌滥用药物：许多药物可以通过胎盘进入胎体，是否会对胎儿产生影响以及影响程度多大，和用药的剂量、持续时间、药物种类、给药途径、胎儿易感性等因素有关。一般来说，用药时间越早、持续用药时间越长、用量越大，则危害亦越大。有的药物虽然对大人无害，但却可使孕妇腹中的胎儿畸形，如利眠宁、地西泮、苯妥英钠、激素类药、抗肿瘤、抗癫痫、抗甲状腺药、降血糖药等。以用药时间为例，如果在初孕4~6周的胎儿器官形成期往往最易致畸。

（2）忌病毒感染：怀孕初期2~3个月，胎儿对病毒十分敏感，因为一些病毒如单纯疱疹病毒、麻疹病毒，乙型肝炎病毒、风疹病毒等均可引起胎儿畸形。如果患活动性结核病、肝炎，宜终止妊娠。病毒对胎儿危害之大，是各种病原中所罕见的。毒力最大的病毒有风疹、巨细胞、单纯疱疹、流感等十几种。怀孕早期如感染了这些病毒，会造成胎儿严重的多发畸形。因此，孕早期应尽量少去公共场所，预防病毒感染，增强体质，增强对疾病的抵抗力，孕妇要避免感冒、风疹。

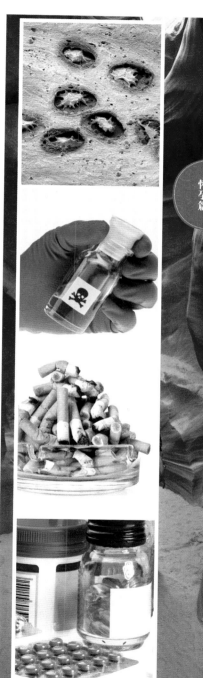

（3）忌有毒化学物质：过多接触洗涤剂，容易造成流产，也应引起注意。放射线、同位素、化学工业毒物如苯、氯丁二烯、亚硝胺、铅以及剧毒农药均有致畸作用。从事化工生产或接触有毒化学品的孕妇，应尽量调换工作。农村孕妇不要喷洒农药。

（4）忌吸烟：烟草中含400多种有害化合物，其中尼古丁是罪魁祸首。孕妇吸入或在烟雾缭绕的环境中生活、工作，可招致流产、早产、发育不良，甚至畸形，如先天性心脏病、兔唇、腭裂、无脑畸形等，吸烟孕妇妊娠高血压症的发生率也较非吸烟孕妇高。怀孕后吸烟或被动吸烟，可造成流产、早产、死胎、胎儿发育延缓。

（5）忌孕后贪杯：酒精通过胎盘进入胎儿，可使出生后的婴儿身材矮小，智力低下。受孕前酗酒，可使发育中的精子和卵子发生畸变。这种畸变的生殖细胞结合，可引起胎儿"酒精中毒综合征"。

（6）忌浓茶、咖啡：浓茶、咖啡具有兴奋作用，可以刺激胎儿增加胎动次数，甚至危害胎儿的生长发育。在药物对胎儿致畸的动物实验中，发现咖啡因能引起小动物畸形。

（7）忌饮食不当：山楂易刺激子宫的收缩而引起流产。油条在制作中加了明矾，明矾是铅的有机物。铅会增加痴呆儿发生的概率，故应少吃油条。还要忌吃热性食物及作料，如小茴香、八角、茴香、花椒、桂皮等，以免发生便秘。

（8）忌营养不平衡：营养不平衡，长期素食或食用单一的食品，会造成不同程度的营养缺乏，当然会影响胎儿的生长发育。孕妇的营养供应不足，就会直接影响胎儿大脑的发育，引起脑细胞增殖量减少，使出生后的小孩儿智能低下。因此，孕妇不能挑食、偏食，要注意多食蔬菜、水果和富含蛋白质的食物。

（9）忌情绪不良：从心理学角度来看，孕妇所处的整个环境都与胎儿有关，胎儿环境应包括孕妇心理状态、家庭居住生活环境、身心健康等条件。母亲如经常处于强大的声音刺激环境中，可导致胎儿的过度活动，有碍胎儿的发育。孕妇的情绪对胎儿发育起着很大的作用，情绪紊乱、忧伤、惊恐易引起各种合并症，例如孕妇焦虑可使出生后的婴儿多动、易激怒、好哭闹。夫妻吵架持续时间的长短可影响胎儿腭骨的发育融合而发生腭裂。

（10）忌产前检查不规范：产前检查能及早发现并预防疾病，保护孕妇健康。妊娠后，为适应胎儿生长发育，母体各个器官发生一系列变化，这些变化可以是生理的，也可以是病理的。如果母亲在妊娠前，合并心、肾、肝、肺等重要器官疾病，不规范检查就可能危及母子健康以至生命。产前检查可以及早发现畸形，适时终止妊娠，也可以了解胎儿生长发育是否正常，适时给孕妇以生活、卫生、保健指导。及时检查，可预防遗传病，特别是高龄孕妇，更应及早进行检查。

其实，没有办法完全避免胎死宫内的发生，但是可以努力将胎死宫内的概率降到最低。此过程呈渐进性，初为胎动减少，后为胎动消失至胎心消失，可历时数日。

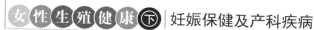

如胎动减少或胎动消失，但胎心正常，短时内及时采用剖宫产，有时仍可获存活的婴儿。因此，孕期学会胎动计数行自我监测，有助于了解宫内胎儿安危。如12小时内胎动计数少于10次，提示胎儿宫内缺氧，随时有胎死宫内之危，需立即找医生检查明确。超声波扫描可以鉴定胎儿的心脏是否已经停止跳动、胎儿是否已经死亡。

什么情况下会发生胎儿窘迫

胎儿在宫内有缺氧征象、危及胎儿健康和生命者，称为胎儿窘迫。胎儿窘迫是一种综合症状，是当前剖宫产的主要适应证之一。胎儿窘迫主要发生在临产过程，也可发生在妊娠后期。

胎儿窘迫多见于产前期，主要有胎盘功能不全的表现。病理生理高危妊娠，如妊娠高血压综合征、慢性高血压、肾炎、糖尿病、心脏病、哮喘、重度贫血、过期妊娠等，或由于血管病变使子宫血液减少，或由于胎盘的退行变，或由于血氧浓度过低，使胎儿得不到足够的供氧，引起胎儿生长迟缓；红细胞增多症；胎动减少；甚至严重的胎儿窘迫，引起胎儿死亡。

胎儿窘迫有哪些临床表现

（1）孕妇体重、宫高、腹围持续不长或增长很慢。

（2）急性胎儿窘迫初期，先表现为胎动过频，继而转弱及次数减少，进而消失。胎动减少，尤其是当胎动低于6次/2小时或减少50%，要注意胎死宫内的可能。胎动减少是胎儿窘迫的一个重要指标，每日监测胎动可预知胎儿的安危。胎动消失后，胎心在24小时内也会消失，故应注意这点以免贻误抢救时机。胎动过频则往往是胎动消失的前驱症状，也应予以重视。

（3）B超声系统检查胎儿双顶径、头腹围之比、股骨长度、羊水量等表明有胎儿生长迟缓。

（4）胎心监护：胎心率是了解胎儿是否正常的一个重要标志。胎心率>160次/分钟，尤其是>180次/分钟，为胎儿缺氧的初期表现；胎心率<110次/分钟，尤其是<100次/分钟，为胎儿危险征；出现胎心晚期减速、变异减速或（和）基线缺乏变异，均表示胎儿窘迫。胎心率异常时需详细检查原因。

产前无应力试验（NST）连续描述胎心率20~40分钟。若胎动时胎心率加速不明显，基线变异率≤5次/分钟，提示存在胎儿窘迫，即为无反应型。有时甚至发生胎心率自发减速。宫缩应力试验（CST）可为阳性结果。

（5）综合生物物理像评分检查：即通过B超声测胎儿呼吸、胎动、胎儿张力、羊水量，≤4分可以诊断，<6分可疑胎儿窘迫。

（6）胎盘功能检查可测雌三醇、胎盘生乳素雌激素/肌酐比值，有持续低值或递减趋向。测定24小时尿E3值并动态连续观察，若急剧减少30%~40%，或于妊娠末期连续多次测定24小时尿E3值在10毫克以下者，表示胎儿胎盘功能减退。

（7）羊膜镜检查见羊水为胎粪污染。羊水Ⅰ度甚至Ⅱ度污染，胎心始终良好者，应继续密切监护胎心，不一定是胎儿窘迫；羊水Ⅲ度污染者，应及早结束分娩，即使娩出的新生儿Apgar评分可能≥7分也应警惕，因新生儿窒息概率很大。羊水轻度污染，胎心持续10分钟异常，仍应诊断为胎儿窘迫。

（8）酸中毒：破膜后，检查胎儿头皮血进行血气分析。诊断胎儿窘迫的指标有血pH值<7.0，PO_2<1.3千帕（10毫米汞柱），PCO_2>8.0千帕（60毫米汞柱）。

发生胎儿窘迫，怎么办

随着胎儿窘迫加重，胎儿会出现酸中毒，通过检测胎儿头皮血液的酸碱度判断是否已经出现酸中毒，从而用于帮助确定如何处理。

（1）慢性胎儿窘迫：治疗应针对病因，视孕周、胎儿成熟度和窘迫的严重程度决定胎儿的处理。定期做产前检查，估计胎儿情况尚可，应嘱孕妇多取侧卧位休息，争取胎盘供血改善，延长孕周数。情况难以改善，接近足月妊娠，估计在娩出后胎儿生存机会极大者,可考虑行剖宫产。距离足月妊娠越远,胎儿娩出后生存可能性越小,则可将情况向家属说明,尽量保守治疗以期延长孕周数。实际胎儿胎盘功能不佳者,胎儿发育必然受到影响,所以预后较差。

(2)急性胎儿窘迫:① 宫口开全,胎先露部已达坐骨棘平面以下3厘米者,应尽快助产经阴道娩出胎儿;② 宫颈尚未完全扩张,胎儿窘迫情况不严重,可予吸氧(面罩供氧),通过提高母体血氧含量以改善胎儿血氧供应,同时嘱产妇左侧卧位,观察10分钟,若胎心率变为正常,可继续观察。若因使用催产素宫缩过强造成胎心率异常减缓者,应立即停止滴注,继续观察是否能转为正常。病情紧迫或经上述处理无效者,应立即行剖宫产结束分娩。

怎样防治胎儿窘迫

胎儿宫内窘迫可直接危及胎儿健康和生命。因此,产前定期检查非常重要,可及时发现母亲或胎儿异常情况的出现,从而判断出对胎儿的危害程度,制定相应的治疗方案而预防或治疗之。孕期注意自我保健,增加营养,劳逸结合,避免不良生活习惯,预防胎盘早剥。自觉身体不适、胎动减少应及时就医。对治疗无效的胎儿宫内窘迫,如已近足月,未临产,宫外环境优于子宫内,应及早终止妊娠,切莫等待。

抢救方法:① 术前准备:对已确诊胎儿宫内窘迫行剖宫产手术的病人,应积极、迅速做好术前准备。② 产妇入手术室后,给予心理安慰,解除其紧张、焦虑心理。开始前,让产妇取左侧卧位,因左侧卧位能减轻妊娠子宫对下腔静脉的压迫,增加回心血量和心输出量,改善子宫胎盘的血流量和供氧状况。③ 立即吸氧气,给产妇面罩吸氧,氧流量为4L/分,通过吸氧提高孕妇血氧浓度,改善胎儿的血氧供给。

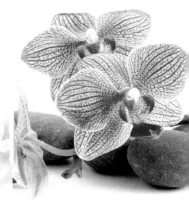

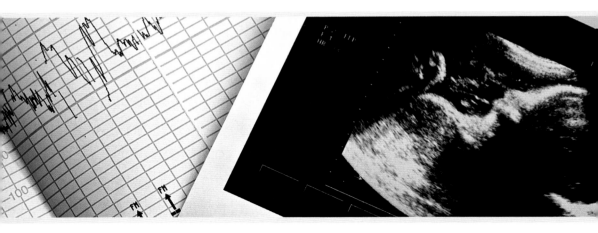

妊娠合并心血管疾病

孕妇合并心血管疾病对胎儿有什么影响

心脏病对胎儿的影响, 与病情严重程度及心脏功能代偿状态等有关。病情较轻、代偿机能良好者, 对胎儿影响不大; 病情重者, 由于长期慢性缺氧, 可致胎儿宫内发育不良和胎儿窘迫。如发生心衰, 可因子宫瘀血及缺氧而引起流产、早产或死产。

何为妊娠期高血压疾病性心脏病

妊娠期高血压疾病性心脏病是妊娠期特有的疾病, 中国发病率为9.4%, 多数病例在妊娠期出现一过性高血压、蛋白尿等症状, 少部分患者发展为妊娠期高血压心脏病导致急性左心衰是孕产妇的主要死亡原因, 所以诊治上一定要积极准确。妊娠期高血压疾病导致血管痉挛, 血压升高, 外周阻力增加, 心肌收缩力和射血阻力增加, 心输出量明显减少, 心血管系统处于低排高阻状态, 心室功能处于高动力状态, 加上内皮细胞活化使血管通透性增加, 血管内液进入细胞间, 导致心肌缺血、间质水肿、心肌点状出血或坏死、肺水肿, 严重时导致心力衰竭。

妊娠合并心脏病可能有哪些并发症

妊娠合并心脏病患者既往无心脏病症状及体征，突然发生左心衰竭为主的症状，常有干咳，夜间明显，易被误认为上呼吸道感染或支气管炎而延误诊疗时机。

（1）心力衰竭：心脏病患者若原来心功能已受损或勉强代偿，可因妊娠而进一步心功能代偿不全。

（2）感染性心内膜炎：无论风心病或先心病均可因菌血症而并发感染性心内膜炎。如不及时控制可促发心力衰竭而致死。

（3）缺氧及发绀：在发绀型先心病，平时即有缺氧及发绀，妊娠期外周阻力低，发绀加重。非发绀型、左至右分流的先心病孕妇，若因失血等原因而血压下降，可致暂时性逆向分流，即右至左分流，从而引起发绀及缺氧。

（4）栓塞：妊娠期间，血液处于高凝状态，加上心脏病伴有的静脉压增高及静脉血液瘀滞，易于并发栓塞症。血栓可能来自盆腔，引起肺栓塞，使肺循环压力增高，从而继发肺水肿，或使左至右分流逆转为右至左分流。若为左右心腔交通的先心病，则血栓可能通过缺损而造成周围动脉栓塞。

诊断多不困难，患者既往大都有心慌气短史，妊娠后加重。在心前区可听到舒张期杂音或二级以上收缩期杂音，严重者可有奔马律或心房纤颤等。

妊娠合并心脏病在妊娠期有哪些注意事项

对心功能二级以下患者应加强产前检查，至少每2周1次。患者应有足够的休息，避免较重的体力劳动，进低盐饮食，注意预防呼吸道感染。有贫血者应积极治疗，于预产期前2周入院待产。有心衰者应立即入院治疗。

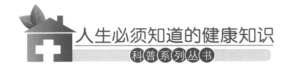

加强母胎监测指导孕妇自我监测,正确数胎动每天3次,每次1小时并记录,发现异常及时汇报医生,同时进行胎心监护并给予氧气吸入等。每日3~4次测听胎心率,加强电子胎心率监护,隔天1次,必要时每天1次,同时配合超声做生物物理检查、脐动脉血流图测试、24小时尿雌三醇、血雌三醇的测定等,及时了解胎儿及胎盘功能。

及时了解心功能情况,每日或隔日测尿蛋白和称体重。心功能Ⅲ级以上者根据体重增加情况,及时予以利尿,以减轻心脏负荷,加强观察有无水肿加重或范围扩大、气急和心率加快等异常情况的出现,加强心电监护并记录,配合医生及时复查心电图、24小时动态心电图、心功能以及实验室检查。

饮食注意含盐分高的食物应尽量避免;一餐之进食量宜少,一天之总热量应限制。每餐求七分饱即可,一日之三餐饮食量,应求平均为宜。或少量多餐亦可。热量之摄取量,应以维持标准体重为准,不宜过量。油脂(尤其是动物性脂肪)之限制。肉类尽量用瘦肉部分,勿食肥肉、鸡皮、鸭皮等。避免油炸、油煎或油酥之食物。烹调宜采用植物油,勿用动物油。摄取均衡的饮食,如蔬菜、水果、油脂类(植物油)、五谷类、鱼肉、蛋、奶、豆类。避免摄取过多的糖类及淀粉预防肥胖,如砂糖、糖果、馒头、面包、番薯、芋头、玉米等。多摄取含高纤维的食物以防便秘,如新鲜水果、蔬菜、含乳酸菌的食物。避免摄取高胆固醇食物,如内脏类(脑、心、肝、肠)、卵黄类(蛋黄、鱼卵)、海产类(牡蛎、龙虾)。

所以,必须及时诊断、及早干预,治疗上以减轻心脏负荷,利尿为主,强心药少量而不主张用饱和量,因为这种心衰主要原因是周围小动脉阻力增加、水及钠潴留及血液黏度增加,应及早控制心力衰竭的同时紧急剖宫产。

孕妇对洋地黄类药物耐受性较差,用药时(尤其在快速洋地黄化时)应注意毒性反应,如呕吐、脉搏缓慢及胸痛等。孕期最好服用作用及排泄较迅速的洋地黄类药物,如地高辛0.25毫克,口服2/日,2~3天后酌情改服1次,不要求达饱和量,以防万一发生心衰后,能有加大剂量的余地。因长期用维持量较难掌握,离预产期远者,病情好转后可停药,临产后如需要可快速洋地黄化。

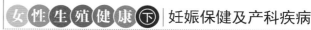

妊娠合并心脏病，哪些情况应设法终止妊娠，怎样终止

（1）心脏病较重，代偿功能在三级以上者。

（2）既往妊娠有心衰史或妊娠早期即发生心衰者。

（3）风湿性心脏病有中、重度二尖瓣病变伴有肺动脉高压者或发绀型先心病。

（4）患有活动性风湿热、亚急性细菌性心内膜炎及有严重的心律失常者。

（5）严重的先天性心脏病及心肌炎。

终止妊娠的方法：妊娠在3个月以内可行人流术，>12周而<15周者，必要时可慎重考虑用钳刮术。中孕引产，尤其须手术时，有较大危险性，应尽量避免。如有条件，可在积极治疗观察下，使妊娠继续下去。凡出现心衰者，必须在控制心衰后，再终止妊娠。

妊娠合并心脏病的护理中应该注意哪些

心理安慰合并心脏病孕妇的心理问题，主要为紧张、担忧和焦虑，其中心功能Ⅲ、Ⅳ级的患者多从外院转入，因此，出现的心理问题既有因环境改变、语言不通所致的情绪不安和躁动，也有自身疾病在医疗过程中未能治愈所致的忧虑。护士要运用沟通技巧，向患者介绍治疗成功的病例等给予精神安慰，并向孕妇说明用药的目的，教会她们配合方法，同时耐心解答患者和家属的各种疑问，以消除不良心理因素，减轻心理负担，主动配合治疗护理。

体位及活动度保证患者的休息和睡眠，日间餐后有0.5~1小时的休息，夜间要有10个小时的睡眠，休息时保持左侧卧位和头肩高位，防止子宫右旋，减轻对心脏的负担；限制体力劳动，适当减少活动量。心功能Ⅲ级以上者要以卧床为主，尽可能采用半卧位或半坐位，以患者舒适为标准。

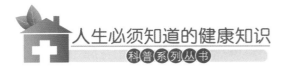
妊娠合并肝炎

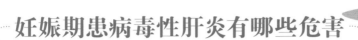

妊娠期患病毒性肝炎有哪些危害

在妊娠的这一特殊时期，病毒性肝炎不仅使病情复杂化，重症肝炎也仍是我国孕产妇死亡的主要原因之一；同时，对胎儿也产生一定的影响，围生儿患病率、死亡率增高；流产、早产、死产和胎儿畸形发病率增高；而且胎儿可通过垂直传播而感染肝炎病毒，尤以乙肝病毒的母婴垂直传播率为高，围生期感染的婴儿容易成为慢性携带状态，以后更容易发展为肝硬化及原发性肝癌。

妊娠的任何时期都有被肝炎病毒感染的可能，病毒性肝炎是妊娠妇女肝病和黄疸的最常见原因，妊娠合并病毒性肝炎发病率为0.8%~17.8%，分为甲型、乙型、丙型、丁型、戊型、庚型和输血传播型肝炎7个类型。其中，乙型肝炎病毒感染最常见。

孕期肝脏未见明显增大，胎盘循环的出现使肝脏血流量相对减少，肝细胞大小和形态略有改变，但无特异性；肝功能无明显改变，由于血液稀释所致，血清总蛋白降低，60~65克/升，主要以白蛋白降低为主；凝血因子有所改变，使血液处于高凝状态，纤维蛋白原明显增加；血清胆固醇、甘油三酯等均增加。妊娠并不增加对肝炎病毒的易感性，但由于其生理变化及代谢特点，肝脏负担加重，同时肝脏抗病能力下降，病毒性肝炎病情加重，使诊断和治疗难度增加，以致造成妊娠期重症肝炎及肝性脑病的发生率显著增高，达到非孕期的37~65倍。

妊娠与肝炎互为不利因素，即肝炎可影响妊娠的正常发展，对母儿可产生不良后果，如流产、早产、妊娠期高血压综合征、产后出血；胎儿畸形、胎儿窘迫、胎儿生长发育受限、死胎、死产等的发生率均明显增高；妊娠期高血压综合征可引起小血管痉挛，使肝脏、肾脏血流减少，而肾功能损害，代谢产物排泄受阻，又进一步加重肝损害，易致肝细胞大块坏死，易诱发成为重型肝炎。

各型肝炎病毒感染的母婴传播方式是什么

（1）甲型病毒性肝炎：经粪口途径传播，甲型肝炎病毒不能通过胎盘，故孕期不用人工流产或引产，但妊娠晚期患病，分娩过程中母体血液受粪便污染可使新生儿感染。

（2）乙型病毒性肝炎：母婴传播是乙型病毒性肝炎感染的主要途径。主要有三种途径：① 宫内传播：占9%～36%，是产后免疫接种失败的主要原因。② 产时传播：是母婴传播的主要途径，占40%～60%，胎儿可通过母血、羊水、阴道分泌物或母血进入胎儿体内感染，一般认为，母血清病毒含量越高、产程越长，感染率越高。③ 产后感染：与接触母乳及母体唾液有关。

（3）丙型病毒肝炎：母婴传播的比率为4%～10%，仅当在母血中检测到较高浓度的病毒量时才发生母婴传播，且有许多宫内感染的新生儿在生后1年内自然转阴。

（4）丁型病毒肝炎：是在乙型肝炎病毒感染的基础上发生，传播途径与乙型病毒性肝炎相同，但母婴传播较少见。

（5）戊型病毒性肝炎：孕妇一旦感染病情常常很危重，妊娠晚期母亲的死亡率有15%～25%，在疾病的急性期诊断较难，亦有一定的母婴传播。

（6）庚型肝炎：输血传播病毒引起的肝炎。

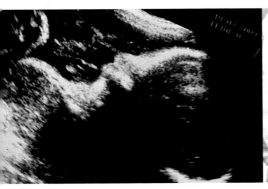
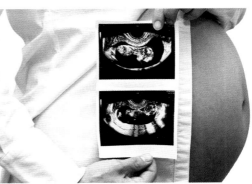

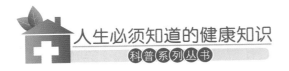
妊娠合并病毒性肝炎需要与哪些疾病鉴别诊断

（1）妊娠剧吐引起的肝损害：妊娠早期反复呕吐和长期饥饿，可出现肝功能受损，病情好转后，肝功正常，病毒学标志有助于鉴别。

（2）妊娠期高血压疾病引起的肝损害：在高血压、蛋白尿及肝功能受损的基础上合并肝损害。HELLP综合征是妊娠期高血压疾病肝损害的一种严重并发症，往往是在妊娠期高血压疾病的基础上伴有溶血、肝酶升高和血小板降低三大特征。

（3）妊娠期急性脂肪肝：为妊娠晚期特有的疾病，表现为急性肝细胞脂肪变性所引起的肝功能障碍，多见于妊娠30周后，以初产妇居多，早期表现与肝炎相似，1~2周后病情迅速恶化，出现少尿、弥散性血管内凝血、肝性脑病、昏迷和休克。肝脏穿刺有助于明确诊断。

（4）药物性肝损害：孕妇因服药发生肝损害及黄疸较非孕期多见。药物性肝损害均有服药史而无病毒性肝炎史，服药后迅速出现黄疸及ALT升高，可伴有皮疹、皮肤瘙痒。停药后多可恢复。

孕期患病毒性肝炎怎么办

（1）妊娠期轻症肝炎：与非孕期相同，注意休息，加强营养，高纤维素、高蛋白、足量碳水化合物、低脂肪饮食，应用中西药物，积极进行保肝治疗。避免应用可能损害肝脏的药物，注意预防感染，以防感染加重肝脏损害，有黄疸者应立即住院。

（2）妊娠期重症肝炎：① 保护肝脏。② 预防及治疗肝昏迷。③预防及治疗DIC。④ 肾脏损害的治疗。

（3）产科处理：① 妊娠早期：妊娠早期急性轻症，应积极治疗，可继续妊娠，慢性活动性肝炎，适当治疗好终止妊娠。② 妊娠中、晚期：尽量避免终止妊娠，避免手术、药物对肝脏的损害，加强胎儿监护，防止妊娠期高血压疾病，避免妊娠延期或过期。

怎样防治孕期合并病毒性肝炎

加强围生期保健：重视孕期监护，加强营养，提高蛋白、高碳水化合物和感纤维素食物，定期复查肝功及肝炎病毒血清学标志。

① 甲型肝炎：有密切接触史的孕妇，7日内肌注丙种球蛋白，新生儿出生后注射丙种球蛋白感染，甲型肝炎急性期禁止哺乳。

② 乙型肝炎：新生儿出生后采用联合免疫。孕妇根据具体情况孕晚期可采用抗病毒治疗。

③ 丙型肝炎：尚无特异的免疫方法。保护易感人群可用丙种球蛋白，新生儿1岁内注射免疫球蛋白可对婴儿起保护作用。

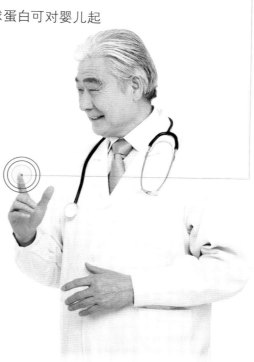

怀孕篇

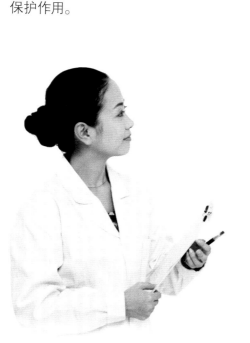

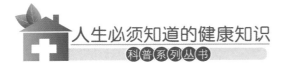
妊娠合并糖尿病

每个孕妇都需要进行糖筛吗，糖筛和唐筛是一回事吗

因为很多在非孕期血糖正常的女性怀孕以后会出现糖代谢的异常，目前推荐每一位孕妇都要在孕中期进行妊娠期糖尿病GDM筛查（简称糖筛）。近些年，由于GDM诊断标准的变化导致了其发生率明显上升。在采用新的诊断标准之前，国人GDM的发生率大约为5%，实施新标准以后，GDM的发生率一下子跳升到18%左右。调整GDM诊断标准的目的不是让1/5的孕妇都成为病人，而是为了给大家一个警示，是为了提醒大家需要调整生活方式，是为了让大家预防可能发生的近期和远期不良结局。

当然，糖筛和唐筛是截然不同的，前者指的是孕期妈妈的糖尿病筛查，而后者指的是（图）。

每个孕妈在 24～28 周期间都会做个孕检项目，

叫做 糖耐筛查，简称 糖筛。

要和发音相同的"唐筛"（唐氏筛查）区别开来。

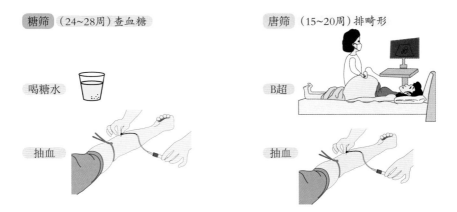

糖筛 （24～28周）查血糖　喝糖水　抽血

唐筛 （15～20周）排畸形　B超　抽血

妊娠期怎样进行糖尿病筛查

分三步。

第一步

糖筛要求检查的前晚8点后禁食早上不吃不喝，去医院空腹抽血。

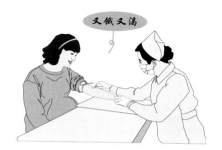

又饿又渴

第二步

抽血后，护士发个装75克葡萄糖的杯子，自助兑水5分钟内喝完，从喝第一口开始计时。

甜得要死得浓糖水，喝得想呕吐。

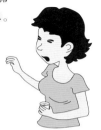

第三步 分别抽取喝糖水后1小时及2小时的静脉血进行血糖检测。

只要其中一次血糖高于正常值，就诊断为妊娠期糖尿病，就需要进入饮食指导。

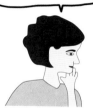

严格控制吃，不能想吃什么就吃什么。

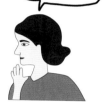

我还蛮幸运哒！两次都没事。

第四步 根据结果进行诊断。

孕前血糖正常，为什么会得妊娠期糖尿病呢

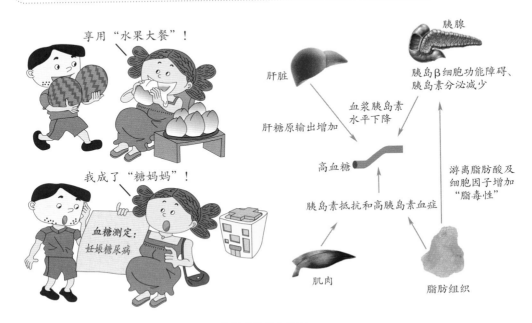

糖尿病的发生机制

孕期，由于胰岛β细胞功能不全，机体神经内分泌调节失常，胎盘激素的抗胰岛素作用，可致空腹及餐后高血糖、高脂血症及高氨基酸血症。因而，妊娠可加重糖尿病，妊娠期糖尿病增加、糖尿病性肾病加重、糖尿病性神经损害加重、糖尿病增殖性视网膜病发生率增高、糖尿病酮症酸中毒发生率增高。

在妊娠早中期，孕妇血浆葡萄糖随妊娠进展而降低，空腹时约降低10%，孕妇长时间空腹易发生低血糖及酮症酸中毒。到妊娠中晚期，孕妇体内抗胰岛素样物质增加，如胎盘生乳素、雌激素、孕酮、皮质醇和胎盘胰岛素酶等，胰岛素的敏感性随孕周增加而下降，为维持正常糖代谢水平，胰岛素需求量必须相应增加。对于胰岛素分泌受限的孕妇，妊娠期不能正常代偿这一生理变化而使血糖升高，使原有糖尿病加重或出现GDM。因而，孕期内宜做OGTT筛查糖尿病。

被诊断为糖尿病以后，需要调整饮食、监测血糖吗

有的人很紧张，专门去买血糖仪，在家每天监测空腹和餐后血糖；有的人无所谓，随便你医生怎么说，我该干什么还是干什么、该吃啥还是吃啥。其实，对于已经诊断的GDM患者，科学合理的做法是：要重视，但是不必过于担心，多数通过饮食调整和适量运动就可以得到很好的控制。

首先，应该了解妊娠期间的糖尿病有两种情况：一种为妊娠前已患糖尿病的患者，称为妊娠合并糖尿病；另一种为妊娠前糖代谢正常或有潜在糖耐量减退，妊娠期才出现或发现糖尿病，称为妊娠期糖尿病（GDM），占糖尿病孕妇的80%以上。在胰岛素问世之前母体死亡率为27%~30%，胎儿围产期死亡率>40%。胰岛素问世后，尤其围产医学开展以来，围产死亡率已明显下降。

对于GDM孕妇来讲，控制血糖水平不仅仅是为了减少对自身和胎儿的近期不良影响，更重要的是减少对子代的远期不良影响。因为宫内的高糖环境会对子代的糖代谢产生不良影响，这种不良影响会随子代年龄的增加而越发显著。其子代在20岁时患2型糖尿病的累积风险接近15%，24岁时增加到30%以上，并且这种增加的程度与母亲妊娠晚期时的血糖水平呈正相关。

糖尿病孕妇怎样做好自我管理

糖尿病专科医生及营养专家会给你很多、很详细的专科建议和很多的食谱选择和建议，应根据自己的饮食习惯进行选择和调整，餐后适当运动，并定期进行血糖监测。

（1）管住嘴：蔬菜类原则上可以放开，想吃多少吃多少；蛋白质的摄入要适量，不过量。如果对肉类和海鲜类一点也提不起兴趣，可以适当进食奶制品或蛋类；要

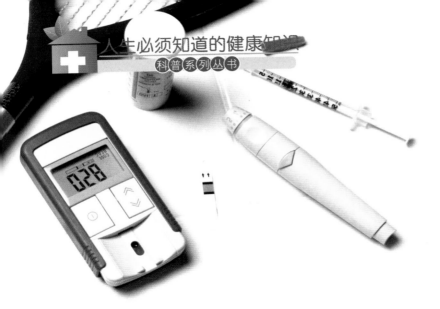

控制的主要是碳水化合物类，包括主食、点心和含糖分的饮料。

吃饭不要吃十分饱，八分饱就差不多了。为了减少饥饿感，改一日三餐为一日四餐，要少食多餐。最好能戒掉甜点和含糖饮料，水果也不能多吃，要吃的话尽量吃含糖量少的水果。

（2）迈开腿：除了控制饮食以外，最好还要能迈开腿，要保证每天一定的运动量。对于孕妇来讲，最简单、最安全的运动方式是走路，可三餐后分别走路15~30分钟，根据自身的情况逐步过渡到快步走，有效运动的标准是心跳要有明显加快的感觉，要有出汗的感觉。当然要以安全为前提，运动不要让自己不适，不要引起明显的宫缩。

（3）控制目标：通过运动和饮食控制，最好能做到三个达标：血糖达标、自身体重增加达标、胎儿体重增加达标。在妊娠中晚期，建议每周体重增加0.25千克，对于一些超重或肥胖的GDM妈妈，可能会要求每周体重增加不能超过0.25千克；孩子的出生体重最好能控制在3千克左右。

（4）饮食日记：对于自控能力比较差的GDM妈妈，或者是控制效果不太好的GDM妈妈，需要认真地每天写饮食日记。也就是说，要把你每天吃的每一口食物及饮料都要记录下来，并同时记录你的体重增加情况和血糖检查结果，便于分析比较进食量；还可以给医生，医生会根据你的情况给予科学合理的建议。

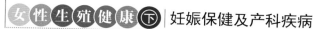

什么是GI和GL

GI（Glycemic Index）指的是"血糖生成指数"，是反映食物引起人体血糖升高程度的指标，简单来说，越容易使血糖快速上升的食物，其GI值就越高。例如，葡萄糖的GI值=100，GI>70的食物为高GI食物，GI<55的食物为低GI食物，一般GI值在40以下的食物，是GDM患者可放心吃的食物。

GI高的食物由于进入肠道后消化快、吸收好，葡萄糖能够迅速进入血液，所以很容易导致血糖的升高。GI高的食物主要有蛋糕、饼干、甜点、薯类（水多、糊化的）、精致食物、精加工且含糖量高的即食食品等。

而GI低的食物由于进入肠道后停留的时间长，释放缓慢，葡萄糖进入血液后峰值较低，引起餐后血糖反应较小，可以避免血糖的剧烈波动，既可以防止高血糖也可以防止低血糖。GI低的食物主要有粗粮、豆类、乳类、薯类（生的或是冷处理的）、含果酸较多的水果（苹果、樱桃、猕猴桃等）、全麦或高纤食品等。每样食物的GI都可以在网上查到。

GL（Glycemic Load）指的是"血糖负荷"。GL将食物中碳水化合物的数量和质量结合起来，表示一定重量的食物对人体血糖影响程度的大小，每份食物的GL=食物GI×交换份重（g）×食物碳水化合物百分含量/100，它综合考虑了食物的"质"与"量"对血糖的影响，是糖尿病饮食比较好的计算方法。

GI和GL是很好的参考工具，但是在具体饮食控制过程中并不需要我们那么精确地去计算。

糖尿病妈妈对子宫内的胎儿有哪些影响

据资料统计，糖尿病母亲产下的婴儿，先天性畸形的发病率最多达6%~12%，而正常非糖尿病妇女生产婴儿的先天性畸形发病率为2%。糖化血红蛋白高的糖尿病孕妇产出畸形胎儿的概率更大。

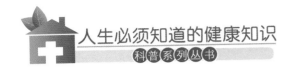
糖尿病妇女生产的婴儿先天畸形主要有：尾骨退化、无脑儿、脊柱裂、脑积水及其他神经中枢缺损、心脏畸形（大动脉移位、室间隔缺损、房间隔缺损）、肛门闭锁、肾脏畸形（发育不全、肾囊肿、双输尿管）、内脏转位等。而其发生的时间多在胚胎发育期的5~8周。由此看来，妊娠最早期（最后一次月经后5~8周）介入各类干预措施是最佳的减少胎儿先天畸形的时机。

血糖控制不佳，巨大胎儿及宫内生长过缓儿的发病概率增加，妊娠晚期可出现羊水过多并可导致早产、胎儿缺氧及窒息：当孕妇餐前血糖超过150毫克/分升时，要仔细检查胎儿的情况以预防死产；巨大胎儿可导致产道损伤及剖宫产增加；若糖尿病孕妇有血管并发症或出现持续低血糖症，还可使胎儿在宫内发育停滞；呼吸窘迫症、低血糖、高胆红素血症、低钙血症以及喂养不良也是可导致新生儿发生危险的几大因素。这些并发症多见于出生第一天，此后婴儿也可能发育正常。

但是尽管有这些合并症，如果孕妇遵守糖尿病的治疗和监测规则，97%~98%的孕妇是可以生产出正常胎儿的。

糖尿病筛查怎样进行呢

在孕妇第一次产前检查时就应进行GDM的危险评估：孕妇有GDM高危因素应尽快测血糖，如果FPG≥126毫克/分升（7.0毫摩尔/升）或任意血糖≥200毫克/分升（11.1毫摩尔/升），需尽快重复检查以确定诊断，除非病人已有明显的高血糖症状。第一次检查排除GDM需在孕24~28周间进行75克OGTT，其正常上限为空腹血糖5.1毫摩尔/升，1小时血糖10.0毫摩尔/升，2小时血糖8.5毫摩尔/升。

GDM的高危人群有哪些

（1）体重明显过重的孕妇。

（2）家族史里面，明显有糖尿病遗传倾向者（家里面有很多人有糖尿病患者）。

（3）之前怀孕就有过妊娠糖尿病。

（4）产检一直有尿糖的情况。

（5）高龄产妇。

（6）之前生过巨婴或之前有怀孕末期不明原因胎死腹中者。

（7）产检时预估宝宝体重太大或羊水过多等，均应该进行糖尿病筛查。

妊娠期糖尿病患者饮食管理需要注意哪些

孕妇的饮食控制不宜过严，热量30~35千卡/千克/天，其中碳水化合物占50%~60%，蛋白质占20%~25%，脂肪25%~30%，并应补充元素钙400毫克/天，元素铁30~60毫克/天，叶酸400~800微克/天及多种维生素。并建议少量多餐及睡前加餐。

硒作为人体必不可少的微量元素，重要的生物学功能是抗氧化，消除自由基，补充适当的硒有助于改善胰岛素自由基防御系统和内分泌细胞的代谢功能，这为预防糖尿病并发症发生提供了新依据。另外，硒也可以通过改善糖尿病血液黏滞性增高状态，延缓糖尿病并发症发生，改善糖尿病预后。硒是构成谷胱甘肽过氧化物酶的活性成分，它能防止胰岛β细胞氧化破坏，使其功能正常，促进糖分代谢、降低血糖和尿糖。此外，硒除了产生胰岛素样作用以外，还有与胰岛素协同的作用，这使得硒在糖尿病发病机制中的作用更为引人注目。因此，糖尿病人日常补硒可以多吃一些富含硒的食物，如鱼、香菇、芝麻、大蒜、芥菜等。

怀孕篇

221

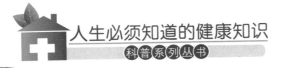

妊娠糖尿病的妈妈如何进行血糖监测

对于糖尿病合并糖尿病患者而言，妊娠前后需要进行分阶段的护理。其中，以餐前血糖PPBG为主要监测项目，并持续到产后。孕期PPBG≤3.3~5.3毫摩尔/升，还应监测酮症的发生，在早期可减少造成流产和畸形危险；中晚期可减少产出巨大儿的危险，此期还需同时监测亮氨酸、β羟丁氨酸、游离脂肪酸及总葡萄糖值；晚期可减少呼吸窘迫综合征的危险和死胎的危险，此时也需监测血酮体；产后PPBG≤5.6毫摩尔/升。

研究表明，妊娠妇女空腹血糖3.3~5.3毫摩尔/升，餐后血糖4.4~6.7毫摩尔/升就可以维持正常的胎儿生长。用胰岛素治疗的妊娠期糖尿病患者需要根据病情、孕期进展及血糖值加以调整，根据动态变化来相应调整胰岛素的用量，因此，需要每天多次测定血糖（外周血）。运动时血糖值<5.5毫摩尔/升时，应补充糖至5.5毫摩尔/升以上，根据餐前血糖及餐后血糖的测定值来调整胰岛素的用量。

妊娠期糖尿病的药物治疗

妊娠期的药物治疗以胰岛素为主，暂时尽可能避免使用一切口服降糖药。胰岛素运用于妊娠期血糖控制不佳者。一般妊娠早期胰岛素需要量较妊娠前约减少1/3，妊娠中期胰岛素需要量逐渐增多，到妊娠后期用量可较妊娠前增加2/3以上。胰岛素剂型可用短效中效或短长效混合注射，每天分2~3次注射。控制指标为：FBG为3.3~5.5毫摩尔/升，尿糖阴性或阳性，无低血糖及酮症酸中毒。

门冬胰岛素、正规及中效的混合胰岛素均可以应用于妊娠期糖尿病。中效胰岛素开始应用时可在早餐前注射整日用量的2/3，晚餐前注射1/3。多数患者可将晚餐前注射中效胰岛素移到睡前注射，这种方法可以预防夜间低血糖，同时调节黎明现象。有一部分患者需要每日3~5次注射胰岛素或用胰岛素泵连续进行皮下滴注才能把血糖控制到正常。因此，在实际的治疗中也不可千篇一律，要充分注意到患者之间的个体差异。

妊娠期糖尿病的监测内容有哪些

早期筛选糖尿病孕妇，重点管理监护，及时正确处理，是减少糖尿病孕产妇及围产儿死亡的重要措施，对优生优育亦具有重要意义。

（1）了解胎儿生长发育情况：通过测量子宫底高度、B超检查，分析妊娠图，连续观察对比，可以了解胎儿的生长发育情况。

（2）胎儿成熟度测定：详见早产篇。

（3）胎盘功能测定：详见过期怀孕篇。

（4）胎儿宫内情况的监护：有胎动计数胎动及胎儿监护等。

（5）羊膜镜检查：已成为围产医学中的一种检查方法。在消毒条件下，通过羊膜镜直接窥视羊膜腔内羊水性状，用以判断胎儿宫内情况有一定参考价值。禁忌证：产前出血、阴道、宫颈、宫腔感染、先兆早产、羊水过多等。判断标准：正常羊水见透明淡青色或乳白色，透过胎膜可见胎发及飘动的胎脂碎片；胎粪污染时，羊水呈黄色、黄绿色，甚至草绿色；Rh或ABO血型不合病人，羊水呈黄绿色或金黄色；胎盘早剥患者羊水可呈血色。

妊娠期糖尿病如何自我护理

（1）学会自己调整胰岛素及饮食数量。在应急时增加胰岛素剂量，在病情好转时又要及时减少胰岛素剂量。

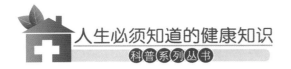
（2）要学会自行监测。患者出现头晕、恶心及心慌时，要区别是低血糖还是高血糖，是吃糖还是不吃糖，此时用尿糖试纸检查尿液，便可对症治疗。还可用酮体粉检查尿酮体。

（3）多学习、了解糖尿病基本知识，应用胰岛素和口服降糖药物治疗孕妇糖尿病，极易发生低血糖反应，来势很快，需要立即抢救，轻者可口服糖水，10分钟后症状即可消失，较重者再吃些水果、饼干或馒头等。神志不清者要从口颊和牙齿之间流入糖粉使其溶化咽下；昏迷患者应避免喂食，以防食物被吸入肺内而引起肺炎。如服糖10分钟后仍未清醒，应立即送医院抢救。

（4）生活要有规律饮食：糖尿病孕妇合理控制饮食意义重大。专家认为，糖尿病孕妇最合适的体重增加量为6~8千克。因此，在接受控制饮食时，应将所摄取的热量限制在此范围内。所有妊娠期合并糖尿病的孕妇均需要控制饮食，因为空腹时极易出现饥饿感，故可将全日食物量分为4~6次吃，临睡前必须进餐1次。合理安排饮食，避免高糖食品，采取少食多餐，多食蔬菜、富含纤维素的食品，注意维生素、铁、钙补充。水果的补充最好是在两餐之间，并且在选择水果时应尽量选择含糖量低的水果，或以蔬菜代替，如番茄、黄瓜等，千万不要无限量吃西瓜等高糖分水果。

（5）特别注意清洁卫生。要养成饭前便后洗手的习惯，最好不到拥挤的公共厕所，预防各种感染。

"糖妈妈"对胎儿的影响

造成妊娠糖尿病高发的原因主要与孕妇过多摄入高糖分的水果有关。很多缺乏胃口的孕妇每天以水果度日，有的最多一天能吃7~8个水蜜桃和2个大西瓜等来解渴消暑，摄入大量的糖分；又因妊娠期妇女进食增多、运动减少、体重增加，再加上孕期的生理变化导致糖代谢紊乱，所以极容易发生糖尿病。

胎儿主要靠孕妇血中的葡萄糖等营养物质生活，患糖尿病的孕妇血液中含糖量很高,造成胎儿营养过剩,常常超过4千克。这类胎儿容易死在子宫里,产妇分娩的时候也比较困难,常造成产伤。

如果你的糖尿病较重或用药物控制不好,建议最好暂时不要怀孕,否则宝宝易患各种疾病,甚至造成一生残废。

"糖"妈妈怎样适当运动

饮食治疗、药物治疗、运动治疗、血糖监测和糖尿病教育,被称作治疗糖尿病的"五驾马车"。运动治疗作为糖尿病患者控制血糖的一种重要方式,不仅可以改善糖尿病患者的血糖水平,还有利于减轻体重、控制血脂和血压、减少并发症。孕期运动需要注意哪些细节呢?

(1)运动时间和频率:不建议选择在清晨时空腹锻炼,因为机体维持血糖的能力有限,易诱发低血塘,尤其是正使用降糖药物的患者;清晨的血液黏度高,血栓形成的危险性增加,也是心脏病发作的高峰期。所以,清晨空腹运动是误区。进食后1小时左右血糖相对较高,不易发生低血糖,因此在餐后1小时进行(从第一口饭开始计时)运动为宜。

刚开始运动治疗时,可每次5~10分钟,随机体对运动的适应,逐渐延长至每次20~30分钟。每次运动前应进行5~10分钟的准备活动,运动后进行至少5分钟的放松活动。建议肥胖患者每次运动30分钟/次,消瘦、妊娠糖尿病患者运动20~30分钟/次。

同时,运动应该持之以恒。如果运动间歇超过3~4天,运动效果及积累作用就减少。如果每次的运动量较大,可间隔1~2天,但不要超过3天;如果每次运动量较小且身体允许,则每天运动1次最理想。

(2)运动强度有"度"可循:强度较低的运动,以消耗脂肪为主;强度中等的运动,则有明显的降低血糖的作用。中等强度运动最适宜2型糖尿病患者及妊娠

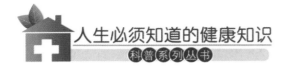

期女性。

（3）运动方式多样化：运动时，当氧气的供给与需求处于平衡状态，称为有氧运动。大多数中等强度运动属于有氧运动，如慢跑、散步、骑自行车、游泳等。

（4）注意运动安全：糖尿病患者运动治疗时可能发生低血糖、心脏病恶化、肾病患者蛋白尿增加、糖尿病视网膜病变者视网膜脱离等，这是忽略运动安全造成的，尤其是妊娠期女性，在早中期往往合并血压偏低，不合理运动可能导致晕厥；妊娠晚期，因为体型改变、重心不稳，容易增加伤害。

怎样衡量运动的度

衡量中等强度运动有3个度：① 运动时呼吸不急促；② 能持续运动10~30分钟，微微出汗，稍感累但能坚持；③ 第2天起床无疲劳感。

中等强度运动通常包括散步、快走、骑自行车、游泳、太极拳等。其中，步行应作为孕妇首选，游泳、孕妇瑜伽也是一项合适的运动。

另外，运动时的心率也是衡量的度：用170减去年龄，常作为运动中的适宜心率，运动时的心率最好达到或接近此心率。例如，患者年龄30岁，运动适宜心率为170−30=140次/分钟，如果运动时心率达148次/分钟，同时伴呼吸急促、疲劳感强，所以这样运动对于她属"过度"运动。

怎样保障运动的安全

为确保安全，下列情况应暂时停止运动：① 空腹或餐后血糖>14毫摩尔/升、明显的低血糖症或者糖尿病酮症酸中毒；② 有活动性眼底出血的糖尿病视网膜病变患者；IV期及以上的糖尿病肾病患者；③ 心、肺功能不全的糖尿病患者；④ 下肢坏疽或有溃破感染的糖尿病患者。

上述运动的禁忌证，应在运动前得到重视并在医师指导下评估；运动过程中及

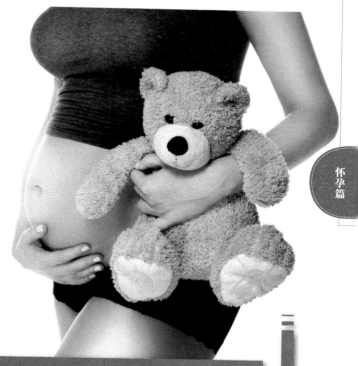

运动后，还需注意有无乏力、出汗等低血糖症状，血糖值<5.5毫摩尔/升时应补充糖至5.5毫摩尔/升以上。运动前后，应检视是否有足部水泡或损伤。合并糖尿病视网膜病变患者，抗阻运动负荷不能过大，避免低头、憋气、游泳等。运动时最好结伴而行，随身携带糖果、饼干等食物，以及糖尿病卡，卡上注明姓名、年龄、主要疾病、住址、联系电话等，以备不时之需。

怀孕篇

"糖"妈妈什么情况下应该终止妊娠

（1）孕妇糖尿病经及时治疗仍不能有效地控制其进展的。

（2）同时发生有重症妊娠高血压综合征、羊水过多、眼底动脉硬化及严重的肝肾功能损害。

（3）合并子痫及高血糖酮症酸中毒。

（4）合并低血糖昏迷时间较长，危及母子安全。

（5）胎儿宫内发育停滞及胎儿畸形。

（6）母体患有营养不良、动脉硬化性心脏病及恶性进展性增殖性视网膜病变。

（7）孕妇合并严重的呼吸道、皮肤、泌尿系统感染。

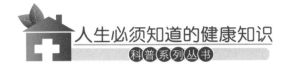
妊娠糖尿病的预防方法，"糖"妈妈的医学预防措施有哪些

有糖尿病家族史、肥胖、过去有不明原因的死胎或新生儿死亡、前胎有巨婴症、羊水过多症或年龄超过30岁的孕妇更应重视妊娠期间糖尿病的筛检。高龄妊娠是妊娠期糖尿病的主要危险因素！40岁以上的二胎妈妈发生妊娠期糖尿病的危险是20~30岁孕妇的8.2倍。怎么办？别慌张，妊娠期糖尿病不可怕，无知才最可怕！合理生活方式干预、健康饮食和运动、积极接受胰岛素治疗……

（1）初次就诊时，应准确评估糖尿病孕妇的血压、肝肾心功能、视网膜病变及胎儿健康情况，最好在怀孕前即已开始。怀孕前有效控制糖尿病因为胎儿最严重的畸形是发生在孕早期6~7周内。在怀孕第18周和第32周到医院仔细排查胎儿畸形。孕期严密监测自己的血压、肝肾心功能、视网膜病变及胎儿健康情况。

（2）合理用药，遵照医生嘱咐控制饮食，定期检查血糖和尿糖，尤其是妊娠后期。避免酮症的发生，主食每日应吃250~400克，分5~6次吃。

（3）妊娠期糖尿病应勤查血糖，及时增减胰岛素用量。

（4）密切监测胎儿大小及有无畸形，定期查胎心及胎动。胎儿有危险信号出现，应立即住院由医生决定引产或剖宫产。

妊娠糖尿病食谱及膳食指导

（1）食物烹饪中避免油炸、煎、熏等，饮食清淡（全天色拉油25克、盐4克）。

（2）汤以素汤为主，少食排骨、骨头汤。

（3）忌动物性脂肪油（奶油、猪油、黄油等）。

（4）少食多餐，控制甜食、水果及脂肪量高的食品摄入量。

（5）适当参加室外活动，尤其是餐后散步。

（6）少食或忌食食物：精致糖类、甜食类、高淀粉食物、油脂类、熬煮时间过长或过细的淀粉类食物。

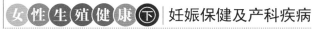

女性生殖健康(下) 妊娠保健及产科疾病

妊娠合并甲状腺疾病

妊娠期为什么要进行甲状腺疾病的筛查

　　国内外数据显示,有2%~3%的妊娠女性在常规筛查时血清促甲状腺素(TSH)水平出现升高,其中0.3%~0.5%会发生甲状腺功能减退(简称甲减),2%~2.5%患有亚临床甲减。甲减和亚临床甲减的发病率随患者年龄升高而增加,同时碘缺乏地区人群发病率有升高趋势。妊娠女性甲状腺功能亢进(甲亢)较为少见,发病率为0.1%~0.4%。未予诊断和治疗的明显甲状腺功能紊乱(包括甲减和甲亢)可对妊娠母体和胎儿造成多种严重的不良影响。但值得注意的是,妊娠期亚临床甲亢并不对母体和胎儿造成不良影响。

怀孕篇

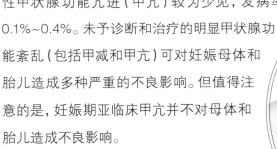

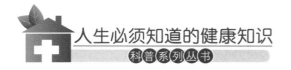
甲状腺功能紊乱与流产、早产有何关系

　　甲状腺功能紊乱与较高的流产率相关。一项前瞻性观察性研究显示：与甲状腺抗体阴性的妊娠女性相比，甲状腺抗体（包括TPOAb和甲状腺球蛋白抗体TRAb）阳性的患者流产风险增高2倍。习惯性流产原因众多，内分泌原因导致的习惯性流产只占15%~20%。还有研究显示：TPOAb或TRAb阳性的孕妇早产发生率明显高于对照（16%对8%）。

不同妊娠时期甲状腺相关激素的水平如何变化

　　为了适应妊娠的需要，甲状腺激素的分泌及其在下丘脑-垂体-甲状腺轴的调节作用都发生相应变化。这就需要确定不同妊娠期各种甲状腺功能实验室检查指标参考范围，特别是最为广泛使用的促甲状腺素（TSH）和游离甲状腺素4（FT4）。

　　绒毛膜促性腺激素（hCG）的促甲状腺作用可使妊娠女性在血清TSH水平持续低于非妊娠女性的正常参考范围。因此，妊娠期TSH的参考值范围要适量降低，与非孕女性正常血清TSH参考范围（0.4~4.0毫国际单位/升）相比，妊娠女性TSH正常低限和正常高限分别下降0.1~0.2毫国际单位/升和1.0毫国际单位/升。血清TSH值的最大下降出现于妊娠早期，并且其水平和变化趋势是与hCG水平（妊娠早期最高）密切相关的。相对于妊娠早期，血清TSH值及其参考范围在妊娠中晚期有所升高，但值得注意的是参考范围仍然低于非妊娠期女性。因多胎妊娠女性血hCG水平高于单胎妊娠女性，因此TSH的下调程度在多胎妊娠女性要更大。

　　妊娠后，血清总甲状腺素（TT4）和T4结合球蛋白（TBG）浓度会在6~8周升高，并维持高水平直至分娩。研究报道，血清FT4随妊娠进程下降。因妊娠期TBG的增加和白蛋白水平降低，免疫测定妊娠女性血清FT4水平的可靠性会受到影响。

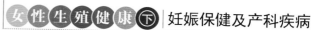

碘与甲状腺疾病相关吗

碘与甲状腺疾病息息相关，碘缺乏和过多均可导致甲状腺疾病的发生。与非妊娠女性相比，碘富足地区妊娠女性的甲状腺体积可增加10%，而碘缺乏地区则增加20%~40%。妊娠期甲状腺激素（T4和T3）的分泌量增加50%，随之而来的是碘需求量增加50%。该生理变化可导致碘缺乏的女性在妊娠早期甲状腺功能正常，但妊娠晚期出现甲状腺功能减退。因此，生育期女性在妊娠之前和妊娠期应该有适当的碘摄入，以确保甲状腺内有足够的碘存储量以面对妊娠期甲状腺激素需求量的增加。哺乳期女性因需要通过乳汁提供给婴儿所需要的碘，同样也要增加碘摄入量。

妊娠女性严重碘缺乏可影响妊娠女性和胎儿甲状腺激素合成。血清甲状腺素水平降低可刺激垂体分泌促甲状腺激素（TSH），导致妊娠女性和胎儿发生甲状腺肿。严重碘缺乏可导致妊娠女性流产率、死产率及围产期婴儿死亡率升高。由于甲状腺激素水平正常是确保胎儿大脑神经元迁移和髓鞘形成的基础，虽然在整个妊娠期胎儿都需要获得足够的甲状腺激素，但在妊娠的第3~5个月尤其重要。妊娠女性严重碘缺乏可导致其后代的认知功能下降，出现克汀病。

孕期及哺乳期怎样补充碘营养

碘是合成甲状腺激素所必需的基础营养物质，80%~90%来自食物，美国医学研究所（IOM）推荐准备妊娠女性每日碘的总摄入量（包括饮食和营养补充剂）为150微克/天，妊娠女性为220微克/天，哺乳期为290微克/天。世界卫生组织（WHO）则推荐妊娠和哺乳期女性均为250微克/天。

从饮食中获得的碘存在明显的地区差异。在世界许多地区，尤其是碘缺乏地区主要依赖食用碘化食盐。WHO推荐每天的食盐摄入量是6克，但中国国民普遍超过20克/天，因而增加碘摄入过量的危险。由于难以确定每个妊娠女性或哺乳期女性每日究竟摄入了多少碘，美国甲状腺学会（ATA）推荐妊娠或哺乳期女性每日至少应该摄入250微克碘。

由于机体存在自我平衡机制（Wolff-Chaikoff效应），大多数人能够耐受饮食中慢性过量碘摄入，从而不会对甲状腺激素的产生造成影响。胎儿直到孕36周前，Wolff-Chaikoff效应都没有发育成熟，因此，没有从高碘环境中逸脱的能力。因此，临床医生在给妊娠期女性用药时要仔细权衡所用诊断与治疗药物的利弊，以免造成高碘暴露。考虑到发生胎儿甲减的潜在可能性，要避免从饮食和营养补充剂中持续过量摄入碘。海洋生物的含碘量很高，如海带、紫菜、鲜带鱼等等。在摄入时要避免过量、长期摄入。

如何对妊娠期甲状腺功能异常者进行产科随诊

妊娠甲减： 妊娠甲减与妊娠期并发症风险升高相关，同时也与胎儿的神经认知功能发育不良相关。胎儿死亡的风险约为60%，该类女性妊娠期高血压风险高达22%，较甲状腺功能正常及亚临床甲减的妊娠期女性高。妊娠甲减，血清TSH高于妊娠期参考指标，同时FT4降低的妊娠女性和血清TSH浓度高于10毫国际单位/升（不考虑FT4水平）的女性均需要接受治疗。妊娠甲减的推荐治疗为口服左甲状腺素（LT4）。建议不要使用其他甲状腺制剂如T3或干甲状腺。治疗目标为使妊娠女性血清TSH恢复至妊娠期特异性参考指标范围内。

妊娠亚临床甲减： 亚临床甲减与妊娠期并发症和胎儿的神经认知缺陷风险升高相关。有研究显示，甲状腺过氧化酶抗体（TPOAb）阳性的妊娠期亚临床甲减女性的妊娠并发症风险显著升高，并有研究显示未经治疗甲减女性的后代智商低于

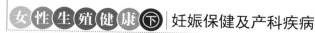

正常女性后代，但母体亚临床甲减对胎儿神经认知功能发育的影响目前并未定论。因缺乏随机对照研究，目前没有足够的证据推荐或反对甲状腺素抗体（TAb）阴性的妊娠期亚临床甲减女性普遍使用LT4进行治疗。未经治疗的妊娠期亚临床甲减女性应每4周检测血清TSH和FT4水平直至孕16~20周，并在孕26~32周至少检测1次以监测甲减进展。

　　妊娠甲亢：促甲状腺素受体抗体TRAb阳性、未控制的甲亢可危及胎儿宫内安全。定期超声检查评估胎儿宫内状况、胎儿发育情况、羊水量以及胎儿心律和胎儿甲状腺肿。使用丙硫氧嘧啶作为孕早期甲状腺功能亢进的一线治疗药物，并建议哺乳女性每天摄入250mcg碘，以确保通过母乳每日为婴儿提供100mcg碘。以下征兆提示胎儿甲亢：胎儿心动过速、宫内生长受限、甲状腺肿（胎儿甲状腺功能紊乱的早期征象）、骨加速成熟、充血性心力衰竭征象以及胎儿水肿。

哪些孕妇适宜进行甲状腺功能筛查

　　临床医生应在产前和围产期对高危女性进行筛查。这些女性包括：年龄>30岁且具有自身免疫性甲状腺疾病或甲状腺功能减退家族史；甲状腺肿大；甲状腺抗体，主要是甲状腺过氧化物酶抗体；提示甲状腺功能减退症的症状或临床体征；1型糖尿病，或其他自身免疫性疾病；不孕；既往早产史；既往头部或颈部放射治疗或既往甲状腺手术；目前正在接受左甲状腺素替代治疗。

　　建议测定22周胎龄前的甲状腺受体抗体（TRAb）。这些女性包括目前患有Graves病、妊娠前有Graves病和131-I（放射性碘）治疗或甲状腺切除术史、前一胎患有Graves病或既往TRAb水平升高的女性。因为TRAb可自由通过胎盘，并能刺激或抑制胎儿甲状腺。TRAb阴性且不需抗甲状腺药物治疗的女性的胎儿或新生儿发生甲状腺功能障碍的风险极低。

　　2012年临床实践指南（CPG）推荐，在高危妊娠人群中筛查，有30%~80%的甲

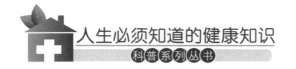
亢、亚临床甲亢或甲减、亚临床甲减漏诊（推荐级别A）。成本效益分析显示，筛查整个妊娠人群优于不筛查（推荐级别B）。因此，鉴于我国国情，指南支持国内有条件的医院和妇幼保健部门对妊娠早期女性开展甲状腺病筛查。筛查指标选择血清TSH、FT4、TPOAb。筛查时机选择在妊娠8周以前，最好在妊娠前筛查（推荐级别B）。

亚临床甲减、TPOAb阳性者需治疗吗

对于妊娠期亚临床甲减是否应该治疗，临床医生较为困惑。指南指出，妊娠亚临床甲减可增加不良妊娠结局和后代神经智力发育损害的风险。但由于循证医学的证据不足，对于甲状腺过氧化物酶抗体（TPOAb）阳性者，不予反对也不予支持给予

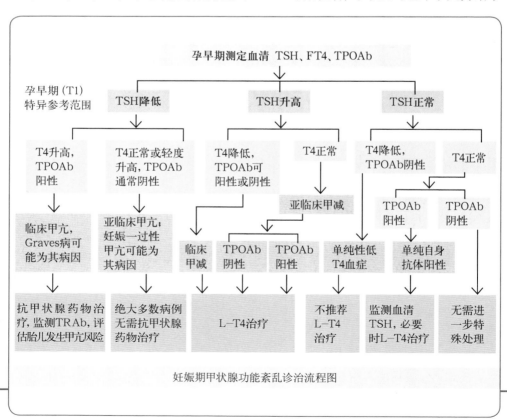

妊娠期甲状腺功能紊乱诊治流程图

左甲状腺素（L-T4）治疗（推荐级别I）。但对于TPOAb阳性者需要定期检测甲状腺功能，以及时发现发生随着妊娠月份的增加甲状腺功能恶化的可能。

对于TPOAb阳性者，推荐给予L-T4治疗（推荐级别B）。妊娠期亚临床甲减的治疗方法、治疗目标和监测频度与临床甲减相同。具体血清TSH治疗目标：T1期0.1~2.5毫国际单位/升，T2期0.2~3.0毫国际单位/升，T3期0.3~3.0毫国际单位/升。一旦确定临床甲减，立即开始治疗，尽早达到上述治疗目标（推荐级别A）。监测频度：临床甲减孕妇妊娠前半期（1~20周）甲状腺功能的监测频度是1次/4周。在妊娠26~32周应当检测一次血清甲状腺功能指标（推荐级别B）。

具体根据TSH升高程度，给予不同剂量L-T4治疗（推荐级别B）。当TSH>妊娠特异参考值上限，L-T4起始剂量为50微克/天；TSH>8.0毫国际单位/升，起始剂量为75微克/天；TSH>10毫国际单位/升，起始剂量为100微克/天。同时，可根据TSH的治疗目标来调整L-T4剂量。

怀孕篇

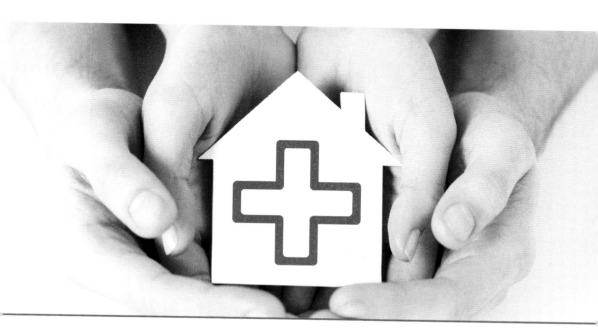

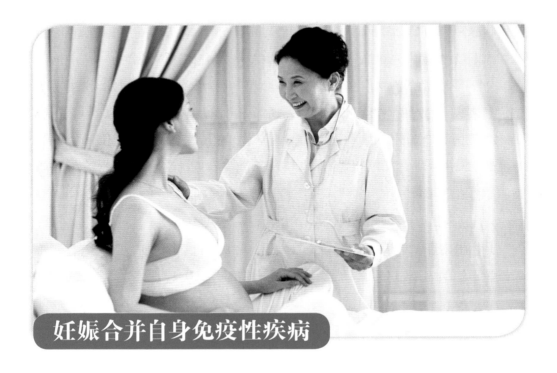

妊娠合并自身免疫性疾病

妊娠相关且常见的自身免疫性疾病有哪些

　　自身免疫性疾病AID是机体免疫系统呈现出的各种疾病状态, 共同特征是存在一种或多种自身免疫抗体 (AAB) , 可单独存在, 常为多种AID合并存在。分为系统性和器官特异性AID, 前者也称为自身免疫性结缔组织病 (autoimmune connective tissue disease, ACTD) 。ACTD的特点是: 以血管和结缔组织慢性炎症病理改变为基础, 病变可累及多个系统。

　　产科常见的AID包括: 系统性红斑狼疮 (SLE) 、未分化结缔组织病 (UCTD) 、抗磷脂综合征 (APS) 、多发性肌炎–皮肌炎 (PM/DM) 、干燥综合征 (SS) 、系统性硬化症 (SSc) 、类风湿性关节炎 (RA) 、特发性血小板减少性紫癜 (ITP) 等。另外, 桥本甲状腺炎 (HT) 、甲状腺功能亢进症 (Graves病) 、1型糖尿病 (DM) 等为器官特异性AID。关于混合性结缔组织病 (MCTD) 是一种综合征, 可有SLE、PM/DM、

SSc等临床表现和高效价的抗核糖核蛋白（RNP）抗体，被认为是某种疾病的中间过程或亚型，为有特色的未分化类型。而UCTD虽有较少的多个AID临床和免疫学特点，但不能满足任何一种疾病特定标准，属于全身性自身免疫病。对于非妊娠期女性来说，血清AAB阳性而无临床症状者，不足以诊断某种AID，也无须干预。但在妊娠期可影响胎盘发育，进而导致胎盘性相关的母胎并发症。无论是MCTD还是UCTD，都可相关于各种妊娠并发症。

AID相关免疫学指标有哪些

了解AID相关免疫学和生物化学指标有助于围孕期和孕期主动、及时查找和识别AID。

（1）非特异性自身免疫抗体：可作为AID的筛选试验。

（2）常见特异性自身免疫抗体：① SLE；② 抗心磷脂抗体（ACA）；③ 狼疮抗凝物（LA）；④ 抗β_2-糖蛋白1抗体（抗β_2-GP1抗体）。

（3）PM/DM相关特异性抗体抗Jo-1（抗合成酶抗体）：阳性率为20%~40%。

（4）SS相关特异性抗体抗SSA（Ro）抗体：在SLE中的阳性率为25%~60%。

（5）SSc相关特异性抗体抗：Scl-70（抗DNA拓扑异构酶Ⅰ抗体）是特异性抗体之一，阳性率为28%~40%，与皮肤弥漫性、系统性硬化症密切相关。

（6）RA相关特异性抗体抗CCP抗体（抗环瓜氨酸肽抗体）：具有较高的敏感度和特异度，是RA新的血清标志物，即使是早期患者，敏感度也为40%~60%。

（7）ITP相关特异性抗体：抗血小板相关抗体（PAIgA、PAIgG、PAIgM）是诊断血小板减少性紫癜的指标之一。

（8）AITD相关特异性抗体：抗甲状腺抗体（ATA）是诊断AITD的特异性指标。

（9）1型DM常见相关抗体：包括胞质胰岛细胞抗体（ICA）、胰岛素抗体（IA）、谷氨酸脱羧酶抗体（GADA）及部分蛋白酪氨酸磷酸酶胞内抗体（IA-2A），可通过胎盘传给胎儿。

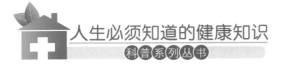

孕前和孕期 AID筛查和识别

　　单纯AAB阳性而无临床症状者，不足以诊断某种AID，但由AAB导致的免疫紊乱对生殖及妊娠的危害不容忽视。在孕前和孕期筛查和识别AID，有益于早期启动防范措施。监察要点：① 对孕前即已确诊的AID患者在孕前和孕期进行定期AAB监测并行多学科管理和病情评估。② 病史警示信息：对妊娠丢失，尤其反复妊娠丢失史、早产、早发FGR或PE-E病史的高危人群需孕前咨询或孕早期初诊时进行相关的AAB筛查。③ 本次妊娠警示信息：妊娠绒毛膜下出血、早发FGR或羊水过少以及早发PE或HELLP综合征等高危人群警惕AID，必要时筛查AAB。④ 对存在糖代谢、脂代谢异常或甲状腺自身抗体阳性及既往血栓史等高危人群进行必要的筛查。⑤ 对血小板降低者不能局限在血液科检查范围，注意AID的存在。⑥ 注意望诊，及早发现AID患者：中医学理论认为SS，包括继发于SLE、PM/DM、SSc等的继发性SS，属"燥症"，见皮肤和黏膜等干燥及面部皮肤的斑性损害。

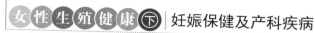

妊娠合并AID孕期母体-胎盘-胎儿监测

合并AID主要影响包括疾病的加重及出现母体并发症、胎盘功能障碍和胎儿受累及。对母体进行病情监测和并发症监测，包括产科个体化产前检查模式制定以及相关多学科随诊。

实验室检查包括血常规、肝肾功能、糖代谢和脂代谢指标、血沉（ESR）、C反应蛋白（CRP）、凝血功能和血液流变学指标，以及AAB谱和补体免疫系统监测。对1型DM患者孕前和孕期注意ATA及甲状腺功能检测，及早发现甲状腺相关疾病并给予及时干预和治疗。

源于妊娠早期胎盘形成及发育过程中受到的免疫损害，致使胎盘功能低下，进而影响胎儿正常发育及羊水形成。对胎盘-胎儿监测包括超声多普勒子宫-胎盘血流改变、胎盘回声变化、羊水量变化以及临床检查与超声检查的胎儿生长发育评估。妊娠合并AID或AAB阳性者，易出现FGR和小于胎龄儿（SGA）及羊水过少等并发症。脐血流阻力增加、舒张期血流消失甚至反向等不同程度的异常，都是胎盘功能不足与胎儿缺氧的征象。

对临床和超声影像学出现胎盘-胎儿功能和发育异常现象时注意母体自身潜在疾病的查找，警惕和筛查母体AID，避免仅仅从胎儿或胎盘单方面因素考虑。

妊娠合并AID孕期处理注意事项

（1）妊娠合并AID属高危妊娠关键是要及时发现隐匿的AID妊娠妇女，给予及时的干预措施：应避免劳累，避免高盐、高脂及高糖饮食摄入，注意营养及优质蛋白质补充，教育孕妇学会自我平衡饮食和环境调节，学会胎动监测，强化依从性以及围孕期和孕期的多学科管理。

（2）AID患者实行计划性妊娠病情稳定至少半年以上再妊娠：孕前即改用对胚胎和胎儿影响小的药物维持治疗。对于SLE患者，在无重要器官损害、病情稳定1年或以上，细胞毒免疫抑制剂如环磷酰胺（CTX）、甲氨蝶呤（MTX）等停药半年。激素仅用小剂量（≤10毫克/天）维持时方可妊娠。对孕前即患有PM/DM者，如合并肺纤维化、肺动脉高压（PAH），一般不主张妊娠，若妊娠应考虑及时终止；SSc者合并PAH者也不宜妊娠，50%产妇死亡与其相关。孕前应筛查PAH，孕期诊断PAH者应终止妊娠。RA患者在妊娠前需达到病情的显著缓解或改善，应用在妊娠期安全无害的药物控制病情。在妊娠前停用有潜在致畸作用以及尚无可靠证据显示对胎儿无危害的药物，如CTX、MTX及麦考酚酸吗乙酯等。注意补充叶酸。意外暴露于致畸药物，应对胎儿状况进行详细评估，依据孕妇本人及家属意愿，最终决定是否终止妊娠。

（3）强化产前检查：传统产前保健模式往往偏重孕晚期阶段，但对于存在母体AID基础状况者，妊娠早中期是关键时期，制定个体的产前检查计划，避免各种早发的妊娠并发症，加强监察和监控。

（4）早预警、早筛查、早干预对AID合并妊娠应预防妊娠并发症：对母体-胎盘-胎儿任何一方有异常征象注意三方面因素查找。综合性评估各项实验室指标。针对前面所述预警信息深度追查。注意调整糖脂代谢和甲状腺功能。应用激素治疗者注意补钙。及时给予针对性和选择性的抗凝剂和抗氧化剂的干预。维护胎盘灌注，注意体液量补充。对反复中晚期流产、早产或诊断为宫颈机能不全者，注意AID的筛查，并进行多重监测和管理，注意AID的对症治疗，而不仅仅局限依赖在宫颈环扎术方面。这也是此类患者获得成功妊娠的关键。

（5）AID合并妊娠的药物应用可以说药物应用在AID合并妊娠中有预防和治疗双重性：针对妊娠并发症可规划在预防范畴，而针对AID本身可在治疗范畴。对于AID孕妇抗凝药有针对不同视点的预防和治疗的双重性。小剂量阿司匹林和低分子肝素已经在较普遍的应用，但应注意目前存在的滥用性、无选择性和无指征性的盲目应用。虽未被证实，阿司匹林对早期妊娠可能有胎儿心脏致畸作用。关于抗凝药在妊娠期的启用及停用时间和剂量主要依据母体AID病情和胎儿胎盘的受累临床表现。应注意，针对AID孕妇，抗凝药超乎预防范畴，起始和停用时间均不同于预防方法，例如，对于特殊病例如存在灾难性APS且伴有严重HELLP综合征或早发子痫前期者，必要时在同时加强预防出血措施下，在术后12小时恢复足量抗凝药物应用。免疫抑制剂可降低ACL滴度，AID患者妊娠期可使用的免疫抑制剂有糖皮质激素、羟氯喹（HCQ）及硫唑嘌呤（AZA）。糖皮质激素广泛用于AID合并妊娠的治疗，出现病情活动时，可根据病情需要加大剂量。氢化可的松、泼尼松和甲基泼尼松龙等短效剂型可通过胎盘屏障，但胎盘产生的11−β脱氢酶可使其转化为无活性的可的松。糖皮质激素有可能在妊娠早期影响胎儿硬腭形成。普通孕妇后代唇腭裂发生率为1/1000，应用糖皮质激素者发生率为3/1000。应该衡量母体疾病对治疗的需求及影响，孕前1个月及妊娠早期最好避免大剂量使用和滥用。抗疟药4−氨基喹啉类药物，可抑制抗原提呈、淋巴因子活化，是一种改善AID病情的有效药物。HCQ广泛用于治疗SLE、APS、RA等ACTD，虽可通过胎盘，脐血药物浓度与母体相当，目前，尚未发现对胎儿产生相关的毒性，也很少引起母体眼损害。早孕期HCQ 200~400mg/d暴露不增加先天性畸形或心脏导管异常发病率。哺乳期使用HCQ也较安全。AZA可通过胎盘，虽尚未发现此药对人类有致畸作用，但通常仅用于孕期病情严重，单用皮质激素不能控制时。

总之，在妊娠期与多学科专家共同管理已经明确诊断的AID患者并不难。如何在孕前识别高危人群或潜在发病者、如何在孕期发现发病者以及对已确诊AID患者进行恰当的病情评估及管理，是产科及风湿免疫科等多学科共同关注、共同管理的首要问题。需要在孕前、在妊娠期从高危抑或低风险人群中及时发现、识别以及查找和处理临床不典型的潜在各类AID；妊娠期注意对潜在和存在的AID原发疾病治疗和妊娠相关母胎并发症预防、监控和处理；不断评价抗免疫药物适应证和药物选择，注意抗凝药物应用时机、疗程和剂量；避免药物应用的过渡性和滥用性，权衡利弊使之恰到好处，防止疾病和药物对母体−胎盘−胎儿造成的进一步损害。

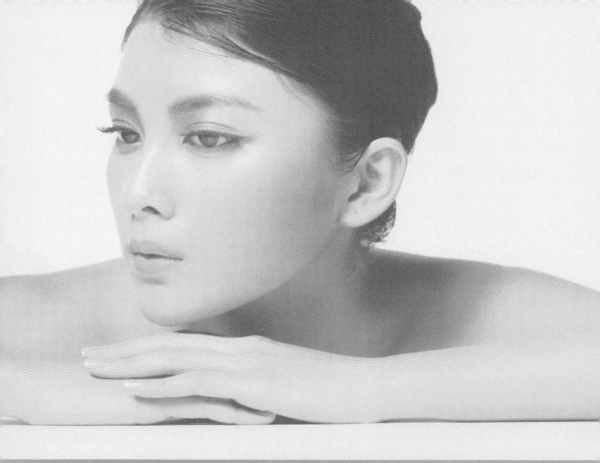

FENMIAN PIAN

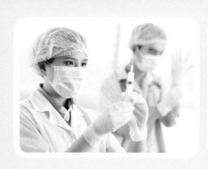
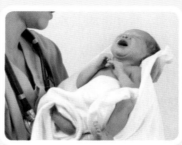
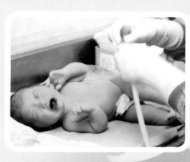

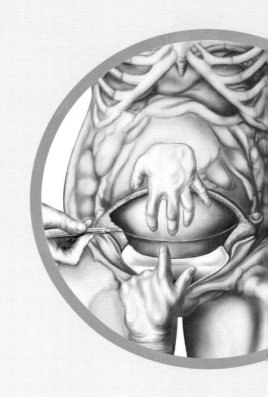

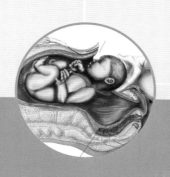

分娩篇

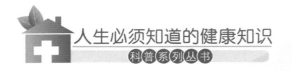
什么时候做入院准备，应该准备哪些用品

以月经周期为准，怀孕40周、280天是所谓的预产期。然而，若是月经周期不准，或是超声波显示的怀孕周数与预计的周数相差5天以上，医师会参考超声为准结果，校正怀孕周数及预产期。一般而言，生产的时间都是在预产期的前后2周之内；所以孕38周后，孕妇要更加注意身体各种改变所透露出来的讯息，以掌握到医院生产的时间；一旦逾预产期1周还没有生产征兆，为避免过期妊娠，也应该住院引产了；而高危妊娠者，如果没有危及母婴安全的紧急因素，一般单胎妊娠选择39~40周入院；双胎或多胎妊娠则根据绒毛膜性、是否合并其他并发症来决定入院分娩终止妊娠的时间。

一般来说，在孕期36周后，当准妈妈即可开始为自己和宝宝准备一些入院和出院用品，以方便生产住院时使用。一般来说，应该准备以下物品：① 1~2套日常换洗衣物，如睡衣、出院衣着、哺乳胸衣、袜子等；② 洗刷用具及其他用品，如牙膏、牙刷、梳子、毛巾、拖鞋、卫生纸、产褥垫、个人保养品等；③ 宝宝出院时的衣物一套，包括包巾、手套、袜子、帽子、娃娃服等。

临产前，产妇应做哪些准备呢

临产前，由于胎先露部下降进入骨盆（第一胎孕妇在36~37周时，第二胎以上孕妇经常至产痛开始胎头才下降），子宫底也随之下降，呼吸更顺畅、胃部较不易发胀、感觉较轻松，但因压迫了膀胱，使膀胱储尿量减少，小便次数就增加了。怎样应对呢？

（1）思想放松，精神愉快；注意休息，适当活动；勤排小便。

（2）采取最佳体位：除非是医生认为有必要，不要采取特定的体位。只要能使你感觉减轻阵痛，就是最佳体位。

（3）另外，产妇要乘机补充营养和水分，尽量吃些高热量的食物，以保证有足够的精力来承担分娩重任。

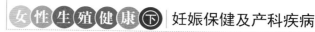

（4）出现临产征兆：规律或欠规律的子宫收缩，表现为腹痛、痉挛或后背疼。同样要注意适当休息，避免过度疲劳，适当进食，保存体力。

如果选择丈夫陪产，有哪些建议

对女人来说，如果孩子的爸爸能够在身边陪产，无疑是一件更加鼓舞人心的事情。当然，前提是这个准爸爸已经了解了足够的分娩知识，能够带给准妈妈更多的正能量。以下建议，准爸爸在进产房之前一定要先看看。

（1）你要了解分娩：在孕期，学习并不仅是准妈妈一个人的事情，准爸爸也应该阅读相关的书籍，或查阅分娩课程笔记。如果能够安排出时间，准爸爸陪着妻子一起参加孕妇学校，在那里你可以了解到有关生产的各种可靠的基础知识。

在你对分娩过程有一个基本了解之后，你会发现，准妈妈在进入医院之前，产程就已经开始几个小时了。因此，当准妈妈出现宫缩现象准备待产了，你需要暂时放下手头哪怕再紧急的工作，撇开家务琐事，专心地陪妻子度过这段独特的待产时光，培养等待的耐心。

不论是产前胎儿发育，还是生产过程中的各种意见，准爸爸都应该积极准备问题多向专业医生请教。

（2）你要了解准妈妈：在生产之前，医生一般会根据准妈妈的身体状况和胎儿的发育状况来确定宝宝的分娩方案。因此，在宝宝出生之前，准爸爸就应该找个时间和妻子好好讨论一下她的各种期望和想法。等分娩来临时，你就可以按照妻子的心愿主动去执行这些措施了。

在分娩过程中，准妈妈感受到了疼痛是男人永远无法理解的痛楚。生产是一个漫长而艰辛的过程，有些准妈妈靠自己鼓励自己来对付临产的剧痛。有时，准妈妈也可能会变得急躁易怒，变化无常。所以，在多变的情绪下，准妈妈的某些拒绝可能并非是内心真实的想法，所以要别在意妻子的"拒绝"。

一般情况下，准妈妈都会在产前准备好生产所需的东西。作为准爸爸，你也有

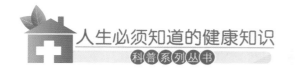
可能需要在医院过夜，陪伴妻子。所以，别忘了给自己准备一些要用的东西。

（3）你要清楚你能做什么：① 帮助妻子放松：准妈妈进入产房之后，所有人都会紧张，而准爸爸的工作就是帮助准妈妈放松。只有你和你的妻子最清楚你们自己的需要，但你的妻子此刻显然不适合做出各种决策。如有必要，准爸爸要随时做好一切准备：你可能要去叫医生、护士来查看妻子的情况，要去办理各种手续，或者去打壶开水。② 随时待命解决问题：在准妈妈有任何需要的时候，准爸爸能够在第一时间帮助她采取各种减痛措施，别忘了利用那些在孕妇学校所学到的知识。比如，建议妻子换个姿势，或帮助她寻找一种宫缩时能让转移注意力的方法，比如和她一起调整呼吸，说些安慰的话等。③ 明白你需要做什么：忙碌起来的时候，准爸爸难免会手忙脚乱的。但准爸爸千万要记得，哪些事情是自己可以做的，而哪些事情则是应该让医护人员处理的。千万不要大惊小怪，或者在旁边指手画脚，放心地让医护人员开展他们的工作，你只需要集中精力安抚准妈妈的情绪就好了。④ 只要你在场：对于生产中的准妈妈来说，你不仅仅是她的丈夫，还是肚子里的宝宝的爸爸。你能够"在场"，就已经是准妈妈的最大的正能量了。准爸爸应该多给准妈妈鼓励，或者可以在准妈妈旁边说一些动人的情话，这样可以让产房更加温馨哦。

丈夫在分娩时陪伴的作用有哪些

孕育宝宝是两个人的事情，宝宝是夫妻的爱情见证。在产程中丈夫的陪伴与鼓励，会给妻子最大的安慰，并能达到加快产程进展的目的，丈夫的角色无人能替代。而且经历分娩的过程，丈夫会更加疼爱、体贴妻子，珍惜家庭，使家庭生活更幸福、美满。

（1）由于产妇丈夫对分娩知识了解有限，因此面对妻子痛苦的表情、异常的身体变化时可变得焦虑不安，无所适从，无法以平静的态度去安慰、帮助产妇，并感到无助和窘迫。为了弥补产妇丈夫陪伴分娩的不足，使产妇在分娩过程中不仅得到丈夫的亲密无间的关爱与体贴，而且能消除其紧张恐惧感，树立其自然分娩的信心，因此，在产妇分娩前，丈夫应与妻子一起参加孕妇学校，了解一些有关分娩方面的知识。

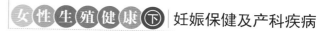

（2）丈夫在临产开始前即对分娩的知识要有所了解，并与妻子一起观察和讨论，协助妻子记录胎动和宫缩情况。

（3）产妇丈夫可以带一些妻子喜欢的音乐进入由医院准备的家庭化的待产室，舒缓的音乐可以缓解她的紧张情绪。在产程中丈夫的抚慰是非常有帮助的。在每次宫缩时，应给妻子安慰和支持。要用赞扬的话语去鼓励她，可以采用耳语，以双方熟悉的手势握住她的手，抚慰她、亲吻她，给她擦汗、整理散乱的头发，或按摩产妇的背部和四肢来缓解产痛。使用在孕妇学校学过的呼吸技巧来调节呼吸，稳定产妇的情绪。协助助产人员提醒产妇定时排空膀胱，在她起床活动时，守候在她的身旁。在产妇丈夫的帮助下可采取行走、站立、半坐等体位，最好不要平躺。和妻子一起向助产人员咨询、讨论各种镇痛的措施及监护手段以便知情选择。如果产程中产妇出现疲劳，医师给她注射了镇静药以后，最好按照医师的指导，让产妇进入睡眠状态，而不是和她说话，干扰她的休息。随时了解产程的进展和胎儿的宫内状况。

（4）当产妇宫口开全进入第二产程以后，产妇丈夫最好站在产床头侧，和助产人员一起指导产妇正确使用腹压，并适时给予产妇鼓励和照顾（如宫缩间歇时擦汗、喂水）。当遇至产程进展不顺利或出现胎儿窘迫、妻子因为产痛情绪激动等情况时，产妇丈夫首先应当镇静、沉着，与助产人员一起安慰产妇，稳定她的情绪。而不是斥责埋怨产妇，或对助产人员发火和指责。产妇丈夫不要因为妻子有产痛而要求医师行剖宫产术，产痛是可以通过许多方法缓解的。

（5）孩子出生以后，产妇因体力消耗很大会感到疲惫，需要更多的休息。有些妻子会有些委屈感，丈夫可以对她进行夸奖和安慰。

在分娩期，丈夫的参与是其他人所不能取代的。大多数的产妇在医院分娩时都能从她们的丈夫那里获得勇气。丈夫自然是产妇的分娩助手，他甚至可以成为最富爱心和观察最仔细的"助产士"。对于增进夫妻感情，稳定家庭有积极的作用。分娩是人生中非常重要的阶段，对孕妇来说，也是一段非常艰难的过程，如果有丈夫的积极支持和陪伴，这个艰难的过程将会变得非常的幸福、难忘，一个新的生命将在夫妻的浓浓情爱中诞生延续。

分娩篇

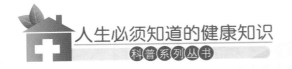
什么孕周分娩最佳呢

怀孕的喜悦，最怕就是婴儿未足月就呱呱坠地，导致身体不健康。近期研究指出，未满39周就出生的早产儿在学习能力上可能会大打折扣，以8~10岁的孩童为例，早产儿在阅读理解和算术能力出现障碍者，分娩的分水岭就落在怀孕的第39周，早于39周就算是早产，怀孕的第37~39周为胎儿脑部发展的关键期。虽然怀孕满37周后胎儿的生理机能已经发展完全，但脑部发展却尚未完备。一项数据显示，满41周出生的婴儿，脑中的灰质（或脑神经数）整整比满37周的婴儿多出50%，这意味着智商、理解力、认知力等表现皆明显突出。但要注意的是，如果超过41周肚子还没动静，胎儿可能因为胎盘的老化而承受负面影响，这时可能进行必要的医疗干预以引产或剖宫产的方式将宝宝取出了。

哪些情况预示着即将分娩

（1）阴道出血：通常在子宫开始收缩前24~48小时，孕妇就会发现有混杂着血的黏稠状分泌物出现，这是因为子宫颈变软、变薄时，子宫颈黏液流出所致，是即将分娩的征兆之一，也称作"见红"。虽然少量的出血不代表马上就要生产，但若是出血量多或是流出鲜红的血，则要立即入院。

（2）破水：所谓的破水是指包围胎儿的羊膜破裂、羊水流出，是产兆之一。一般而言，破水的状况是产妇突然感到有大量的水由阴道流出；感觉像尿失禁且无法控制。然而，怀孕后期由于分泌物变多，有另一种可能是，羊水并非一次大量流出，而是慢慢渗出；如不注意，准妈妈可能因为分不清楚究竟是羊水渗出或是分泌物流出，而忽略了这项产兆；导致胎儿遭受感染的机会增加。

依据：如果观察到小便的pH测试颜色成了蓝绿色，或是渗出的液体感觉像尿失禁、无法控制，或是有液体流到了大腿上，或者量已经达到弄湿了床单的地步；准妈妈都该怀疑是否破水，应尽速到医院检查。

（3）规则阵痛：阵痛是真正进入产程的开始。真正阵痛的特征是：疼痛的强度越来越强、阵痛的时间越来越密集、收缩的时间越来越久，并且，真的阵痛不会因为走动而减轻。每个人对痛的忍受程度都不一样，有些孕妇会出现腰酸的感觉，只要是规则性的阵痛（第一胎，出现3~5分钟1次、每次达20秒以上，或者在10分钟内阵痛3次、每次30~40秒，这样的情况持续了2~3个小时；第二胎，每10分钟阵痛1次就可以到医院待产了）。

分娩篇

临产与产兆有什么区别

临产与产兆是两个性质不同的概念，它们之间有质的区别。

所谓产兆就是即将生产的征兆，是指分娩发动前出现的一些预示症状，提示不久将临产。有的孕妇于生产前3~4周开始发生，无规则性，因为走动会改善疼痛的感觉，痛发生部位限下腹及腹股沟，很少伸展至背的周围，子宫颈没有扩张。产兆包括三个方面，见红、不规律阵痛及胎头下降。三者只要出现其一，就代表快要临产了，宝宝要出来了，应该为去医院做好准备。见红一般在生产前1~2天开始出现。

而临产是分娩的开始，它的重要标志是有规律且逐渐增强的子宫收缩，特点是疼痛的间隔时间越来越短、持续的时间越来越长、疼痛的强度越来越强。产兆的疼痛往往持续20秒以下，如果持续30秒以上、间隔5~6分钟，或10分钟出现3次疼痛，持续存在2小时以上，可能就是临产，可以去医院，让医生根据诊断宫颈管是否消失、宫口扩张和胎头下降程度确定是否临产。

顺产的痛感到底从哪儿来

各种影视剧中，对于自然分娩中的新妈咪的特写都是"汗流浃背""痛哭涕零"，在这样的心理暗示下，很多准妈咪选择了剖宫产。那么，顺产的痛感来自哪里呢？我们一起来了解自然分娩痛感到底从哪儿来？

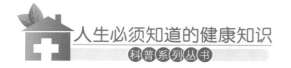

（1）与"切肤之痛"完全不同

人类总是对于未知的东西感觉到害怕，这是因为不知道疼痛的底线在哪里。比如幼儿园的宝宝，第一次打针的时候，会对长长的针头感到恐惧，但打完针之后，知道不过就像被蚊子咬一口的感觉，于是，在之后的打针里就不会再惧怕这种疼痛了。女人生孩子也是一样的感觉。在准妈咪还没有分娩之前，各种疼痛都只是准妈咪们自己的想象而已。尤其是加上过来人绘声绘色的描述，让准妈咪对于自然分娩愈加地恐惧了。

从客观上来说，分娩肯定是有痛觉的，因为在分娩过程中，会牵扯子宫邻近的某些组织器官，产生局部痛感。但在分娩过程中，由于体内支配子宫的神经感觉纤维数目已很少了，一般不会产生强烈的痛觉，而应该是一种由于子宫肌肉收缩而带来的阵痛，也可以说产痛只是一种巨大的不适，与想象中那种被利器划破皮肤的"切肤之痛"完全不同。

（2）分娩更像是在"拉粑粑"

当然，每个人对于痛觉的感受也是因人而异的。相对而言，各种体力劳动女性由于平时活动量大，分娩时也会比较顺利，痛感自然也相应减轻。但若是平日里缺乏锻炼、常驻空调房的女性来说，更容易因紧张和恐惧而加剧疼痛。

宝宝已经7个月的晓君现在回忆起自己分娩的过程，还是一脸的不敢置信。晓君发现自己要生的时候，自己还去浴室洗澡，然后准备好自己的待产包，最后才叫救护车到医院。而整个过程，几乎没有太大的痛感，只能说肚子除了宫缩带来的阵痛之外，感觉跟平时想要拉粑粑时的感觉相近，下腹坠胀。等到宝宝生下来，晓君自然也就浑身轻松了。晓君的这种案例并不少见，甚至有新妈咪告诉我们，当时并不知道要生了，就是想排大便的感觉，到厕所里蹲了一会，直到感觉到宝宝的头都出来了，才知道自己真的要生了。整个过程，几乎也没有太大的痛觉。

（3）过于紧张会增加痛感

其实，晓君这一类的案例都告诉我们，很多时候，对未知疼痛的恐惧心理也是

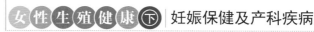

造成疼痛感增强的原因。大部分的准妈咪对于顺产疼痛的恐惧心理,也是来源于自身的心理暗示,感觉一定会很疼,从而对分娩产生异常恐惧。再加上,也有一些准妈咪平时就对疼痛很敏感,在轻信某些经产妇添油加醋的描述之后,便想象着分娩时如何疼痛,这些因素势必也会造成极大的心理压力。

其实,分娩是人类的一种本能,在过去技术不如现在发达的年代,几乎所有人都是自然分娩的。由此可见,分娩的疼痛并非无法忍受。待产的准妈咪们一定要对自己有信心,轻松面对顺产。

（4）分娩前先了解产程

除了过分的紧张之外,很多准妈咪由于对产程的不了解,也会对顺产产生误解。比如准妈咪若是不了解产程中的各个步骤,在分娩过程中难免会陷入恐慌,担心自己是否能够顺利娩出宝宝。过度的担心之下,自然会让准妈咪对疼痛的感觉越加敏感。另一方面,由于女性体内雌激素水平增高,也会提高子宫肌肉对催产素及其他刺激子宫收缩物质的敏感性,加上宫内局部压力的增加,促使子宫产生强有力的宫缩。

因此,准妈咪在选择自然分娩之后,一定要加强与医生的沟通,了解产程的各个步骤,积极配合医生,才能在最小的疼痛下让宝宝顺利地娩出。

阴道流液就是胎膜早破吗

胎膜早破是指在临产前胎膜自然破裂,俗称破水。围生期最常见的并发症,可以对孕产妇、胎儿和新生儿造成严重不良后果。胎膜早破可导致早产率升高,围生儿病死率增加,宫内感染率及产褥感染率均升高。胎膜早破的原因有:创伤,宫颈内口松弛,生殖道病原微生物上行性感染,羊膜腔压力增高,胎儿先露部与骨盆入口衔接不好,胎膜发育不良,孕妇缺乏铜、锌微量元素。妊娠满37周后胎膜早破率10%,妊娠不满37周的胎膜早破率为2.0%~3.5%,发生率占分娩总数的6%~12%。

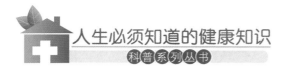
胎膜早破的病因有哪些

（1）胎膜发育不良：除胎膜本身因素外，孕早期孕妇维生素C缺乏、铜缺乏和孕妇吸烟等因素与胎膜发育不良有关。

（2）感染：近些年已经普遍认识到感染和胎膜早破互为因果关系，而且感染是胎膜早破的最重要原因。

（3）子宫颈功能不全。

（4）宫腔内压力异常：宫腔内压力不均常见于头盆不称和胎位异常；宫腔内压力过大常见于双胎妊娠、羊水过多、剧烈咳嗽和排便困难等。

（5）创伤和机械性刺激：主要分为医源性和非医源性2类。非医源性常见的为妊娠晚期的性交活动；医源性的包括多次羊膜腔穿刺、多次阴道检查和剥膜引产等。

（6）细胞因子IL-6、IL-8等升高，可激活溶酶体酶，破坏羊膜组织导致胎膜早破。

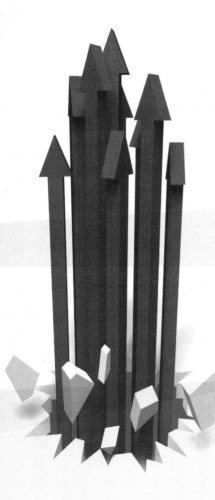

胎膜早破诊断方法有哪些

（1）阴道液酸碱度检查：平时阴道液pH值为4.5~5.5，羊水pH值为7.0~7.5，尿液为5.5~6.5。以pH试纸测试，pH值≥7.0时，视为阳性，倾向于羊水，胎膜早破的可能性大。

（2）阴道液涂片检查：检查有羊齿状结晶出现为羊水。涂片用0.5‰美兰染色可见淡黄色或不着色胎儿皮肤上皮及毳毛；用苏丹Ⅲ染色见橘黄色脂肪小粒，用0.5%硫

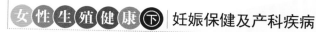

酸尼罗蓝染色可见黄色胎儿上皮细胞,结果比用试纸测定pH值可靠,可确定为羊水。

(3)羊膜镜检查:可以直视胎先露出部位,看不到前羊膜囊。

注意事项:典型的胎膜早破很容易诊断,但非典型的胎膜早破往往因为延误诊断而造成严重的后果。临床常见的情景是孕妇自觉少量阴道流液,但到达医院后流液停止,检查者未见到液体流出,同时PH试纸检测阴道口液体,pH值<7.0,除外胎膜早破而未予处理或严密观察,如此反复发生,最后直到出现羊膜腔感染才意识到胎膜早破。此处强调的是对于正常孕妇阴道排液的感觉的准确性和重要性,同时强调各种检查方法,特别是试纸法检测阴道口而非阴道内液体的酸碱度方法的错误性和结果的假阴性。

分娩篇

胎膜早破怎么办

处理原则:胎膜早破一旦确诊,需要根据病人的特点制订治疗方案,决定治疗方案的因素很多,如孕周、是否合并感染、有无胎儿窘迫、有无羊水过少等,其中最重要的是孕周、是否合并羊膜腔感染。具体如下:

(1)胎膜早破发生在28周前,由于胎龄过小,根据目前中国多数医疗单位的医疗水平,胎儿生存率依然很低,而且易发生难以处理的合并症,从优生角度看,应终止妊娠,不宜采取保守治疗。

(2)胎膜早破发生在28~35孕周,随孕周的增加出生婴儿的病死率呈显著递减趋势,故提倡采取期待疗法,延长孕龄、促进肺成熟,一旦胎肺成熟,应尽早终止妊娠;破膜后12~24小时仍不临产者应予以引产;胎膜早破合并羊膜腔感染是终止妊娠的指征。

一般治疗措施:包括绝对卧床休息,平卧位或侧卧位抬高床尾,保持外阴清洁,避免不必要的阴道检查和肛查等。密切观察产妇体温、心率、宫缩、阴道流液性状和血白细胞计数。

在期待治疗过程中完成促进胎肺成熟及抑制宫缩。

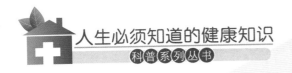

胎膜早破对母儿有哪些影响

感染与胎膜早破互为因果关系。胎膜早破引起的感染指胎膜破裂后寄生于子宫颈管和阴道的致病菌上行通过胎膜破裂部位引起的胎儿、妊娠组织（脐带、胎膜和胎盘）、子宫乃至盆腹腔和全身感染。胎儿感染常见肺感染、败血症和小肠结肠炎，孕妇感染主要指分娩前的羊膜腔感染综合征和产后的产褥感染。胎膜早破所引起的孕妇和胎儿的感染随时间延长而增加。胎膜早破所引起的感染可能是新发感染，也可能是原有感染加重或合并新的感染。

胎膜早破可引起脐带脱垂和脐带受压。脐带脱垂常见于胎膜早破合并头盆不称胎位异常，羊水过多等。脐带受压主要是随着羊水不断流出，导致羊水过少，在胎儿静止、运动和子宫收缩等各种条件下均可以导致脐带受压，严重者造成胎儿窘迫，临产后前羊水囊扩张子宫颈的作用消失，胎膜早破后前羊水囊消失，造成难产；同时，后羊水减少或消失合并感染等因素，同样可以造成难产。

引起胎儿畸形主要见于破膜时孕龄较小，保守治疗时间较长，羊水较少等情况，常见的畸形包括肢体、面部器官和呼吸系统畸形。

胎膜早破早产占所有早产的40%，胎膜早破的早产儿的病死率成倍增高，死亡的主要原因是新生儿肺透明膜病。

胎膜早破的预防措施有哪些

针对胎膜早破的常见并发症（早产、感染及脐带脱垂）采取防治措施。

加强围生期卫生宣传与指导，妊娠后期禁止性生活，避免突然腹压增加。积极预防与治疗下生殖道感染及牙周炎。补充足量的维生素钙、锌、铜等；宫颈内口松弛者，于妊娠14~16周行宫颈环扎术并卧床休息。

孕妇为顺产爬楼梯有用吗

答案是：爬楼梯不能帮助顺产，勤爬楼梯可能危害母婴。

（1）爬楼梯有摔跤的风险。万一孕妇一脚踏空，后果不堪设想。

（2）爬楼梯对于孕妇来说不是合适的运动。首先，上楼、下楼时，人的膝盖弯曲，承受的压力是正常行走的3倍，孕妇自身的体重也较重，对膝关节不好；其次，为了保持平衡，孕妇身体会微倾，腰椎和腹部的压力会增大，既给自己的身体增加负担，又给胎儿造成压力。

（3）可是如果孕妇住的地方没有电梯，只能走楼梯呢？这种情况下，孕妇多是孕前就每天上下楼，上下楼对她来说是日常生活，注意安全就不碍事。

什么运动能帮助孕妇顺产

最适合孕妇的就是平地散步、快走和孕妇瑜伽。值得注意的是，不同孕期的孕妇运动幅度是不一样的。孕早期的运动幅度要小，以免运动量太大，造成流产；孕中期身体状态相对比较稳定，可适当加大运动幅度，增加运动时间；孕后期体重增加，运动量也应该适当变少。专家特别强调：孕妇每运动30分钟就应该休息一下，以免造成疲劳。

很多孕妇认为家务劳动，比如拖地、扫地等也能起到运动的作用，就用它来替代散步，但这种做法专家认为不可取：拖地、扫地等家务劳动，有很多弯腰的动作，对于孕后期的孕妇来说不合适，而且家务劳动属于疲劳运动。孕妇可以做家务，但是要以轻松、不劳累、无负担为基准。

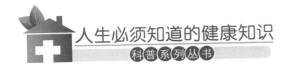
什么是临产

临产的主要标志是规律的子宫收缩。而子宫口开大的速度与宫缩的强弱有很大的关系。如果出现规律的并且逐渐增强的子宫收缩，持续30秒或以上，间歇5~6分钟，上腹部较前舒服，进食量明显增多，呼吸较前轻快，少量阴道流血，都是分娩前的先兆。初产妇整个产程需12~18小时，有些产妇因为某些原因时间甚至会更长。因此，应特别注意分娩是一个需要等待的过程。而宫缩为缩短这个等待的过程起到了关键作用。

随着子宫收缩的加强，一方面能促进宫口的扩张，加快产程的进展；另一方面也给产妇带来了下腹部或腰骶部坠胀痛、酸痛或撕裂样痛。要知道每一次的宫缩都会伴随着宫口开大和宝宝的下降，只是这些都进展得十分缓慢而已。一般宫口开大到6厘米前时间比较漫长，一旦达到6厘米后产程的进展就要迅速多了。所以，只要产妇有信心，并尽最大努力发挥自身潜力，在助产人员的指导下能够很顺利地完成整个分娩过程。

临产时的饮食营养应该注意哪些问题

临产后，由于宫缩阵痛，有的产妇不够安静，而且又不吃东西，甚至连水也不喝。这是不科学的，临产相当于一次重体力劳动，产妇必须有足够的能量供给，才能有良好的子宫收缩力，宫颈口开全才有体力把孩子生出。不好好进食、饮水就会造成脱水引起全身循环血容量不足，当然供给胎盘的血量也会减少，引起胎儿在宫内缺氧。因此，临产时产妇应进食高能量易消化的食物，如牛奶、巧克力糖及自己喜欢的饭菜。如果实在因宫缩太紧，很不舒服不能进食时，也可通过输入葡萄糖、维生素来补充能量。尤其在炎热的夏天，临产时出汗多，再不好好进食、喝水，更容易引起脱水情况的发生，为了孩子及产妇自己的健康临产时注意饮食是很必要的。

真正临产后怎么办

（1）及时赶到医院，由医生、护士进行必要的检查：血压、脉搏、体重、内诊、听胎心、测量子宫高度……

（2）你可以根据自己的身体情况和医生的建议，选择最适合自己的分娩方式。

（3）随时向医生汇报身体状况。

（4）阵痛时如果非常难受，可以自己寻找使身体感觉舒服的呼吸法或按摩以缓解疼痛。

（5）当子宫颈全开，羊水破裂，感觉胎头压迫骨盆，阵痛时有排便感。此时，医护人员会安排上产台。

（6）上产台后通常还要经过一段时间的用力，在医护人员指导下开始吸气、吐气、吸气、憋气、用力。

（7）阵痛时，应根据医生的口令，进行呼吸和用力。

分娩篇

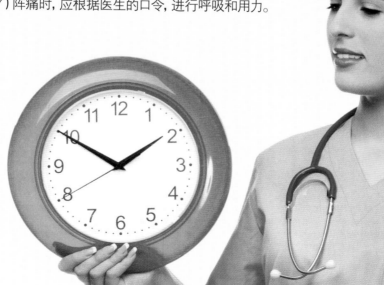

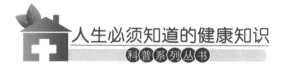
分娩的全过程是怎样的

分娩分为四个产程：

第一产程：从规律宫缩到宫口开全。这个产程个体差异很大，平均8~12小时，可能更长，初/经产妇达到20/14小时。

第二产程：从宫口开全到胎儿娩出，一般初产妇3小时、经产妇2小时之内都算正常，有、无痛分娩者分别为4和3小时。

第三产程：胎盘娩出的时间，一般是5~15分钟，最长30分钟。

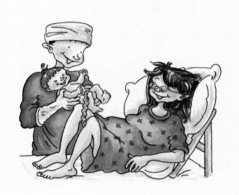

第四产程：从胎盘娩出到胎后2小时之内算，观察阴道出血、血压、病人的一般状态，这个产程是产后出血的高发期。

第一产程究竟有多长，怎样应对

第一产程是指阵痛开始至子宫颈全开的过程，初产妇8~20小时，经产妇6~14小时。0~6厘米开启阶段称为潜伏期，进展速度较慢，此阶段产妇还可以吃一点食物或洗个澡，以储备体力。进入6厘米之后产程就进入了活跃期。阵痛频率随着产程的进行，会越来越密集，等到子宫颈全开时，就准备进入产程第二阶段。此阶段，如果产妇觉得非常疼痛，可在评估临产后施行无痛分娩。

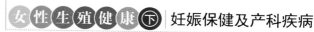

第二产程的过程是怎样的

第二产程是指子宫颈全开至胎儿娩出的过程。当子宫颈全开,胎头下降往往比较明显,孕妇会感觉胎头压迫到骨盆,而不由自主地想用力排便。此时,医护人员就会安排妈妈准备上产台。经1~2个小时,胎儿从完全开大的子宫口娩出。

产妇要注意随着宫缩用力。当宫缩时,两手紧握床旁把手,先吸一口气憋住,接着向下用力。经过一段时间的用力(吸气、吐气、憋气、用力),才会将宝宝生出来。宫缩间隙,要休息,放松,喝点水,准备下次用力。当胎头即将娩出时,产妇要密切配合接生人员,合理用力,避免造成会阴严重裂伤。

这期间医师可能会施以会阴部神经丛麻醉、会阴保护或会阴切开术,以减少不规则的撕裂伤。

第三产程的详细过程是怎样的

第三产程是指胎儿娩出至胎盘娩出的过程,初产妇需要1~2个小时,经产妇10~15分钟。如超过30分钟胎盘不下,则应听医生安排,由医生帮助娩出胎盘。

在第三产程,产妇要保持情绪平稳。医师会继续等待胎盘娩出,胎盘必须完全娩出,生产步骤才算完成。如果胎盘超过30分钟还没有娩出,医师必要时须以手伸进子宫内把胎盘慢慢剥出来。如果既往有反复流产、刮宫时,怀疑有植入性胎盘时,胎盘娩出可能要周折了。

分娩结束后2小时内,产妇应卧床休息,进食半流质饮食补充消耗的能量。一般产后不会马上排便,如果产妇感觉肛门坠胀,有排大便之感,要及时告诉医生,医生要排除软产道血肿的可能。如有头晕、眼花或胸闷等症状,也要及时告诉医生,以及早发现异常并给予处理。

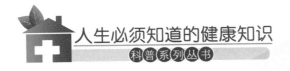

何谓无痛分娩

分娩是一个正常的生理过程，不是病理的，产妇也不是病人，同时也是非常痛苦的一个过程。

无痛分娩，由麻醉医师在产房提供全方位的产科麻醉服务，助产士根据无痛分娩的需要建立静脉通道，分娩镇痛前后连续30~45分钟床前监护。同时，需要有快速反应团队进行宫内胎儿复苏、即刻剖宫产等，实施多学科分娩镇痛管理。

在产妇自愿进行无痛分娩的情况下，由医生交代麻醉风险及并发症，产妇签订同意书；掌握适应证和严格无菌操作；准备监测、抢救设备及急救药品；24小时专人操作及管理；操作完毕观察30分钟；要全程监控产妇宫缩强度、胎心变化、产程进展等；麻醉师填写无痛分娩记录单。

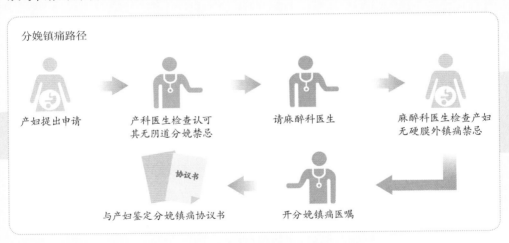

分娩镇痛路径

产妇提出申请 → 产科医生检查认可其无阴道分娩禁忌 → 请麻醉科医生 → 麻醉科医生检查产妇无硬膜外镇痛禁忌

与产妇鉴定分娩镇痛协议书 ← 开分娩镇痛医嘱 ←

无痛分娩对产妇的好处有哪些

"无痛分娩"顾名思义，其最大的特点就是降低产妇分娩时的痛苦或不适，让产妇轻松做妈妈。这是一项简单易行、安全成熟的技术，准妈妈可以放心享用无痛分娩。那么，无痛分娩对产妇的好处有哪些？

（1）方便：一旦真正临产，即可通过已经放置的药管给药，分娩妈妈带着药管可以到处活动，因此很方便。

（2）安全：无痛分娩采用硬膜外麻醉，医生在分娩妈妈的腰部硬膜外腔放置药管，这药管中麻醉药的浓度大约相当于剖宫产的1/5，是很安全的。

（3）药效持久：大约在给药10分钟后，分娩的妈妈就感觉不到宫缩的强烈阵痛了，能感觉到的疼痛就好似是来月经时的稍微腹痛。可持续给药直至分娩结束。

（4）不用进手术室：无痛分娩的全过程是由麻醉医生和产科医生合作完成的，在产房中即可进行，无须进手术室操纵。

分娩篇

什么是剖宫产，
阴道分娩方式好，还是剖宫产好呢

这是许多准妈妈关注的话题。

剖宫产就是在麻醉情况下切开产妇的腹壁及子宫壁，从子宫中取出胎儿及胎儿附属物，然后将子宫壁及腹壁各层组织缝合的一种手术。

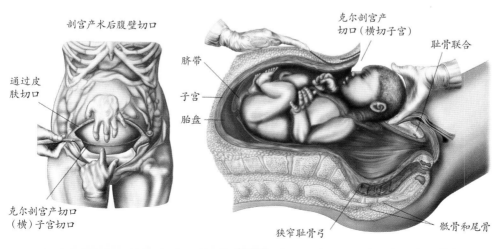

剖宫产术后腹壁切口

通过皮肤切口

克尔剖宫产切口（横）子宫切口

克尔剖宫产切口（横切子宫）

耻骨联合

脐带

子宫

胎盘

狭窄耻骨弓

骶骨和尾骨

剖宫产

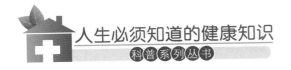
自然分娩是人类繁衍过程中的一个正常生理过程,也是人类的一种本能行为。这一过程并非只有痛苦,而是具有良好的优生作用。产妇和婴儿都具有潜力主动参与并完成分娩过程。分娩的过程中子宫有规律的收缩能使胎儿肺脏得到锻炼,肺泡扩张促进胎儿肺成熟,小儿生后很少发生肺透明膜病。同时,有规律的子宫收缩及经过产道时的挤压作用,可将胎儿呼吸道内的羊水和黏液排挤出来,新生儿的吸入性肺炎的发生可大大地减少。经阴道分娩时,胎头受子宫收缩和产道挤压,头部充血可提高脑部呼吸中枢的兴奋性,有利于新生儿出生后迅速建立正常呼吸,是有利于优生的过程。分娩时腹部的阵痛使孕妇大脑中产生内啡肽,这是一种比吗啡作用更强的化学物质,可给产妇带来强烈的欣快感。另外,产妇的垂体还会分泌一种叫催产素的激素,这种激素不但能促进产程的进展,还能促进母亲产后乳汁的分泌,甚至在促进母儿感情中也发挥一定的积极作用。

由此可见,孕妇在妊娠后应有充分的思想及心理准备,如果没有异常的情况或医生的建议,为了母婴的安康与优生,应尽量采取阴道分娩。已有证据表明,正常阴道分娩对母婴短期和长期都更为安全,并且剖宫产无论近期还是远期都会消耗更多的卫生资源。剖宫产毕竟是一种外科干预,必定会产生一些手术并发症。如出血、器官损伤、麻醉意外、伤口愈合不良、剖宫产儿综合征、湿肺等等。剖宫产术后避孕方法的选择也会受到限制,甚至会浪费大量的卫生资源。因而,选择剖宫产一定要有医学指征。

剖宫产手术什么时间做好

　　女性朋友首先应该了解，剖宫产是一种重要的手术助产方法，适合不能顺利生产的妈妈们，以保证母子平安。那么剖宫产手术什么时间做好呢？

　　健康单胎孕妇选择剖宫产时间最好是怀孕第39周后，因为此时胎儿器官原则上已经成熟，而且遇到阵痛、破水等紧急剖腹往往带来不良预后。但是特殊情况，如疾病原因或意外情况，根据母婴具体情况再定，原则上尽力保障母婴安全。

分娩篇

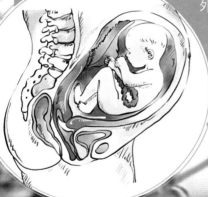

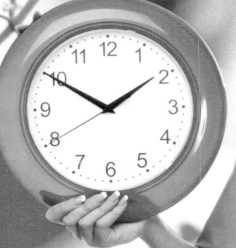

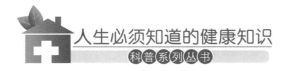

什么是会阴切开术，是不是每个阴道分娩的孕妇都需要行会阴侧切术

会阴指的是阴道与肛门之间的软组织。会阴切开术则是，在婴儿的头快露出阴道口时，在会阴附近施以局部麻醉，然后用剪刀剪开会阴，使产道口变宽，以便利胎儿的产出。

在决定阴道试产前，医师会根据临床测量数据判断宝宝大小，看到胎头快露出阴道口时，再次评估会不会造成会阴严重撕裂、是否存在胎儿窘迫、是否需要尽快结束分娩过程等因素，然后再决定要不要施行会阴切开术；如果医师判断产程很顺利，即使不剪会阴，撕裂的伤口也不大时，就可避免手术。国内妇女骨盆腔小、外阴较紧，会阴切开术有助于早点结束产程、预防自然撕裂的伤口不平整，在某些不顺利的生产过程中扮演了重要的辅助角色。

会阴切开术后如厕怎么办，多久才会恢复，何时拆线

如果没有造成严重撕裂伤，产妇可以正常如厕，只是前几天伤口会疼痛，要稍加忍耐，并且要留意清洁问题，以避免细菌感染。如果撕裂程度已经影响到尿道（伤口向上撕裂），或造成排尿上的不便，就可能需要导尿。

一般不严重的伤口3~4天就不会痛了，而且外阴、阴道附近供血充足，只要没有被细菌感染，大约1星期左右伤口就可以愈合了。目前，会阴修补手术利用的是可被人体吸收的缝线，所以没有拆线的问题，但缝线被人体吸收的速度有很大个体差异性。

会阴切开术会导致产后尿失禁吗，对日后性生活及再次分娩有影响吗

无论生产时会阴是否切开，宝宝同样都会经过产道，至于会不会影响产后尿失禁的问题，其实和产妇的骨盆大小、宝宝大小、产程快慢等因素有关。如果生产过程长，宝宝待在产道的时间久，阴道被撑开的时间也久，就比较容易导致产后尿失禁的发生，这和会阴切开与否没有绝对的关系。

会阴部位的血液循环很好，血流量很充足，会阴切开或撕裂的伤口较平整，愈合的能力非常好，对将来性生活没有影响，也不至于影响到第二胎的生产。

分娩篇

会阴切开术后需要注意哪些问题

（1）饮食：多摄取高纤食物，以避免便秘。如果妇女产后便秘，在解便时太过用力容易造成伤口再度裂伤。养成规律的排便习惯。多补充水分，2000毫升/日。

（2）自我照顾：妇女生产完，大小便之后都应该用水冲洗会阴，要由前往后冲洗，才能避免细菌感染；保持伤口干燥；切忌用力用力解便，以避免缝补的伤口再裂开；产后1个月内勿提重物，也不要做任何耗费体力的家事和运动；产后6周内，避免性行为；裂伤较严重且伤口肿痛者，可以在水中加入碘伏坐浴，或用烤灯加快复原速度（碘伏可以杀菌，温水和烤灯则以高温促进血液循环）。

阴道松弛与分娩方式有关吗

阴道松弛是指盆腔肌肉群的张力下降，造成阴道周围肌肉松弛、阴道变宽。原因有很多，胎儿过大（头部过大），在自然分娩时造成了产伤；数次分娩；产后缺乏运动；产褥期恢复盲目减肥，不注意营养或者过于劳累进而导致盆腔肌肉群恢复不良等。

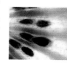

自然分娩的妈妈,因为胎儿是经过阴道娩出,一般出生的婴儿头部的直径约有10厘米,即分娩时阴道要扩张到10厘米(正常阴道直径为2.5厘米),经过出生孩子的挤压,阴道扩张明显,肌肉和处女膜痕受到破坏,弹性明显下降。尽管从阴道分娩胎儿的妈妈阴道发生了变化,会出现不同程度的阴道松弛现象。但并不代表自然分娩就是导致阴道松弛的罪魁祸首,因为妈妈在临产时盆腔的肌肉和韧带都会充分延伸,为宝宝的出生做好产道准备。所以,即使进行剖宫产的妈妈,其阴道也会有松弛现象。

阴道松弛会影响性生活吗, 阴道松弛可以改善吗

由于产后阴道会有不同程度的变化,使得性生活时摩擦力减弱,原有的阴道对阴茎的"紧握"能力下降,影响夫妻双方的性快感,对性生活的质量有一定的影响。但是影响性生活的原因是多方面的,除了生理上的原因,夫妻双方心理上的调适很重要,丈夫应对妻子体谅和包容。只要注意产后的恢复锻炼,一般产后3个月后,产后妈妈的阴道是可以恢复到以前的水平的。阴道本身有一定的修复功能,也可以通过一些锻炼来加强弹性的恢复,促进阴道紧实。

(1)在小便的过程中,有意识地屏住小便几秒钟,稍停后再继续排尿。如此反复,经过一段时间的锻炼后,可以提高阴道周围肌肉的张力。

(2)提肛运动:经常反复,可以很好地锻炼盆腔肌肉。

(3)收缩运动:仰卧放松身体,收缩、夹紧阴道,持续3秒钟后放松,反复重复几次。时间可以逐渐加长。

(4)走路时有意识地要绷紧大腿内侧及会阴部肌肉,后放松,重复练习。

经过这些日常的锻炼,可以大大改善盆腔肌肉的张力和阴道周围肌肉,帮助阴道弹性的恢复,对性生活有所帮助。除了恢复性的锻炼,产后妈妈还应该保证摄入

必需的营养,保证肌肉的恢复。当然,如果阴道已经严重松弛,影响到性生活的时候不妨尝试一下阴道的整形手术。

医生估计胎儿为巨大儿,怎么办?
必须剖宫产吗

医生根据病史(有巨大儿的分娩史或肥胖、糖尿病患者及过期妊娠者),腹部检查(妊娠图宫高在第90百分位以上,宫高>40厘米或宫高及腹围总和≥140厘米);结合B超(胎儿双顶径≥10厘米,胸径、肩径明显大于双顶径者)进一步判别是否有巨大儿可能及发生肩难产可能性。当孕期发现胎儿偏大应配合医生完善相关检查排除糖尿病,一经证实积极控血糖。

如估计非糖尿病孕妇胎儿体重≥4250克或糖尿病孕妇胎儿体重≥4000克,正常女性骨盆,为防止母儿产时损伤应行择期剖宫产结束分娩。阴道试产者,在分娩过程严密观察产程,持续监护,不宜试产过久。第一产程或第二产程延长,胎头停滞在中骨盆,第二产程胎头下降停滞在棘下2厘米以上,产瘤大应行剖宫产。先露在棘下3厘米,有阴道分娩可能,可行产钳助娩。要警惕肩难产。

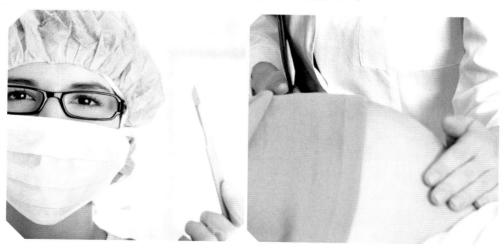

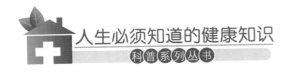

何为肩难产，分娩时发生怎么办

胎头娩出后，胎肩娩出困难，前肩被嵌顿在耻骨联合上方，为肩难产。发生肩难产时，由于胎儿胸部受压不能呼吸，需要正确而快速的处理，首先清理胎儿口腔及呼吸道黏液，快速查清肩难产的因素，做好抢救新生儿的准备，给氧气吸入复苏等，选两侧阻滞麻醉产道松弛，做足够大的会阴切开。产后注意预防出血与感染，常规详细检查产道有无损伤。肩难产时，产妇要与医生密切配合：

（1）屈曲大腿助产法：劝产妇保持镇静，尽量向上屈曲大腿，使双腿贴腹壁，双手抱腿或抱膝使腰骶段脊柱弯曲度缩小，缩小骨盆倾斜度，耻骨联合可升高数厘米，使嵌顿于耻联后的前肩自然松弛而娩出。

（2）压前肩法：助手在产妇耻联上方向于胎儿前肩稍加压（向后、向下），有助于嵌顿的前肩娩出。

（3）旋肩法（Wood法）：当后肩已入盆时，助产者伸手入阴道，放在胎肩峰与胎胛间，将后肩向侧上转动，助手协助将胎头同方向旋转，当后肩逐渐旋转至前肩位置时娩出。操作时，胎背在母体右侧用左手，胎背在母体左侧用右手。忌牵拉胎头过猛或旋转胎儿颈部以免臂丛神经损伤。

（4）牵后臂娩后肩法：助产者手顺骶骨进入阴道，以中、食二指压后肘窝，使胎儿屈前臂，握住一手臂，沿胎儿胸、面部滑出阴道而娩出胎儿后肩及上肢后，再将胎肩旋至骨盆斜径上，再牵引胎头使前肩入盆后娩出。

（5）以上处理无效时，可剪断胎儿锁骨，缩小肩径而娩出，勿伤及下方血管，娩出后缝合软组织，按锁骨骨折处理（术前要同家属说清情况，征得家属同意）。

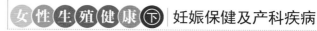

为什么有的孕妇必须剖宫产

经过10小时阵痛，医生告诉必须立即剖宫产终止妊娠，为什么？剖宫产是解除孕妇及胎儿危急状态的有效方法之一。

（1）难产性因素：① 头盆不称：包括骨盆狭窄、畸形、胎儿过大、胎儿大小与骨盆不适应。② 骨盆入口不称：扁平骨盆、胎儿偏大，需严格试产，失败后才行剖宫产。③ 中骨盆不称：坐骨棘间径<9.5厘米，宫口开8~9厘米，先露停滞在坐骨棘下2厘米以上或宫口开全先露仍不下降。

（2）骨盆出口不称：骶尾关节固定，尾骨向前翘起，出口前后径短。

（3）胎头位置异常：高直后位，前不均倾位、额后位、颏后位为绝对手术指征，还有持续性枕后位、枕横位，胎头下降停滞等。

（4）胎位异常：不能纠正的横位、臀位足先露。

（5）软产道疤痕、畸形；宫颈癌、肌瘤，卵巢囊肿，阻碍先露下降。

（6）产力异常；经处理无效。

（7）非难产性因素：① 胎儿窘迫；② 产前出血，前置胎盘，胎盘早剥，短期内不能从阴道分娩者；③ 重度妊高征，经治疗效果不好者；④ 过期妊娠，引产失败，NST无反应，OCT提示异常；⑤ 羊水过少；⑥ 心脏病心功能三级以上者；⑦ 疤痕子宫无试产条件者。

有人说剖宫产一点儿都不痛，医生说很可怕，谁是真的呢

随着医学技术的发展，剖宫产手术已比以前有了很大的提高。不但麻醉方法已从以前单一的全身麻醉发展到现在的腰硬联合麻醉、单纯硬膜外麻醉及静脉复合麻醉等，使病人减轻了痛苦，而且手术时间也由以前的1~2小时缩短到现在的几十分

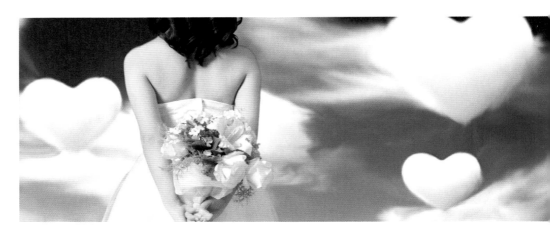

钟；手术切口由以前的纵切口进步为横切口，美观、愈合也很快，有些先进的医疗机构应用美容缝合，甚至应用美肤拉链（不缝合表皮层）等。因此，进行剖宫产的高危产妇不需要太多顾虑。手术中肯定没有疼痛的感觉，术后也可以通过止痛泵减轻切口的疼痛，宫缩痛也会依然存在的，所以还是需要有一定心理准备的。当然，某些紧急情况下，比如严重胎儿窘迫、无法选择其他有效麻醉、只能在局部浸润麻醉下进行手术时，医生可能会选择纵切口，以保证母婴安全为主。但不管剖宫产如何先进，妊娠分娩还是选择自然分娩最为妥当，母婴最安全，损伤最小，如今进步的医学已经发明了产科镇痛、水中分娩等有效缓解分娩疼痛的办法。

剖宫产有哪些不良后果

在危急情况下剖宫产能挽救胎婴儿生命，同时带来的负面作用也很多。

首先，较正常分娩的孕妇来说，出血较多，术后恢复也较慢，产后乳汁分泌也会减少。其次，术后可能引发泌尿、心血管和呼吸系统的综合征，也可能引发子宫等生殖器官的多种病变，如子宫切口愈合不良、子宫内膜异位等。再次，对于再次分娩也会有不利的影响。

剖宫产的新生儿易增加患病风险。研究表明，自然分娩的胎儿其IgG与母体水

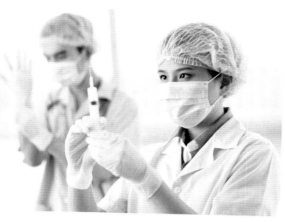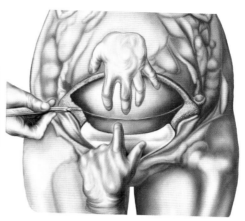

平相当，而剖宫产的新生儿脐血中缺乏IgG，机体抵抗能力必然下降，增加了患病的概率；剖宫产的新生儿易发生呼吸窘迫综合征。因为胎儿在母体中时，肺中有一定的羊水存在。经阴道分娩，由挤压作用被排出呼吸道。对于剖宫产，胎儿在数秒之内即被取出，胎体得不到挤压，故羊水仍滞留在肺和呼吸道中。此时，易引发新生儿的呼吸不畅，及至更严重的后果。

以下情况下的剖宫产手术可能需要行子宫切除术：① 重度胎盘早剥致子宫卒中，经处理无效。② 产后大出血，经多种处理无效者。③ 经产妇宫腔严重感染者。

早产分娩时期注意事项有哪些

大部分早产儿可经阴道分娩，重点在于避免创伤性分娩、新生儿窒息以及为出生后的复苏与保暖做好充分准备。对于早产胎位异常者，在权衡新生儿存活利弊基础上，可以考虑剖宫产。

（1）吸氧。

（2）第一产程中使临产妇取左侧卧位以增加胎盘灌注量。

（3）临产后尽可能避免应用吗啡、哌替啶等镇静剂和镇痛剂。

（4）肌内注射维生素K1以降低新生儿颅内出血发生率。

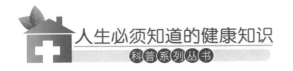
（5）进入第二产程后，适时在阴部神经阻滞麻醉，以减少盆底组织对胎头的阻力，必要时施行会阴切开术或产钳助产术，但操作须轻柔，以防损伤胎头。

早产儿出生后有哪些注意事项

（1）体位：为防新生儿的血液向胎盘逆流，娩出后使其躯体低于胎盘水平；为促使咽喉部的黏液、血液和羊水排出，先使新生儿面朝下或取头偏向一侧的仰卧位，用盐水纱布轻轻挤捏鼻腔及揩拭口腔。

（2）清理呼吸道：在第一次呼吸前清除呼吸道内的黏液、血液和羊水至关重要。使新生儿的头部伸展，用电动负压或口衔导管吸净咽喉部液，尔后轻击足底，刺激啼哭。早产儿对子宫外生活环境的适应能力，因胎龄及出生体重而异：如出生前胎盘功能良好，出生时多数能适应新环境，而在娩出后1~2分钟开始自然呼吸；若出生时体重过低（＜2000克），则其延髓中的呼吸中枢对物理和化学刺激反应性弱。此外，早产儿在娩出过程中，脑部易受损伤，而发育不成熟、缺氧、颅内出血等均为呼吸中枢反应性迟钝的诱因；胸廓肌肉薄弱，又不能充分维持呼吸运动，以致出生后出现肺泡扩张不全、呈肺不张状态，往往发生呼吸障碍。呈苍白窒息者，应迅速气管插管，吸出气管内液后，加压输氧呼吸。出生后肺呼吸的转换越迟，以后遗留永久性中枢神经系统障碍的可能性越大。

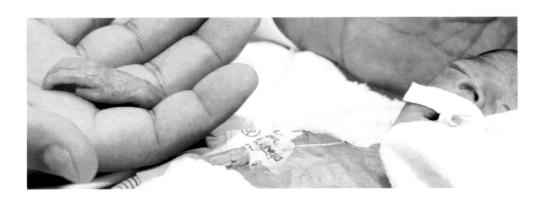

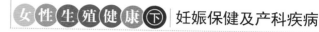

（3）断脐：在清理呼吸道复苏的同时，立即断脐，以减少高胆红素血症的发生而增加肝脏负担。

（4）保温：断脐后迅速擦干全身但不必擦去皮肤表面可起保温作用的胎脂，以暖干布包裹躯体避免散热过多。

过期妊娠分娩过程中怎么办，应该注意什么

仔细核对预产期，适时采取引产措施。如胎盘功能良好，宫颈条件不成熟的再促使宫颈成熟，成熟后可予人工破膜或继以催产素静脉滴注引产。宫颈已成熟者，B超提示"羊水平段>3.0厘米，内无细密光点（无污染），胎盘呈Ⅲ级回声、无老化征象"，可采用人工破膜加缩宫素点滴引产等。当出现宫颈已成熟，胎儿>4000克，每12小时内胎动计数<10或无负荷试验无反应，宫缩刺激试验阳性或可疑时，羊水黏稠有胎粪或羊水过少，有其他并发症，如妊高征、头盆不称、巨大儿、臀位伴骨盆轻度狭窄、妊娠已达43周、合并脐带缠绕（尤其是绕颈2周或3周，如脐带绕颈仅1周，但又并绕身上或肢体者），应考虑剖宫产终止妊娠。通常以B超扫描检测胎儿大小、估计胎儿体重及胎盘分级情况，当羊水过少时，过熟儿发生率明显增加，故了解羊水量尤为重要。亦可应用彩色多普勒血流显像了解胎盘功能、有无脐带绕颈等情况。做好阴道分娩和剖宫产准备工作，检查阴道拭子细菌培养，考虑是否能进行破膜引产或采取促宫颈成熟措施；完成各项常规术前化验，以备因引产失败而急诊剖宫产。

产时，产妇取左侧卧位以增加绒毛间隙血流量，积极配合医生治疗。严密观察宫缩、胎心音变化、产程进程，积极处理产程阻滞；充分给氧，以间接改善胎儿供氧情况，静脉点滴葡萄糖，保持足够热量及液体入量；做好新生儿抢救准备，新生儿胎头娩出后，胎肩娩出前即应清除鼻腔、咽部黏液和羊水，如羊水中包含有胎粪，应在喉镜直视下吸出气管内容物以防胎粪吸入综合征。出生后大多无须特殊处理，若

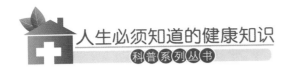
有饥饿表现在出生后4小时喂饲糖水，继以喂奶。过期儿的能量及营养的供应要较同体重高，曾经复苏的过期儿应保持呼吸道通畅、吸氧纠正酸中毒，使用足量广谱抗生素，预防感染并积极治疗并发症。

妊娠期糖尿病分娩期的注意事项

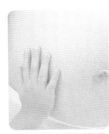
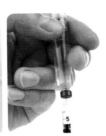
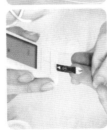
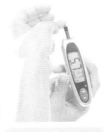
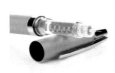

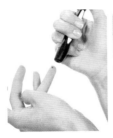
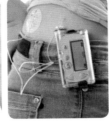

一般处理：注意休息、镇静，适当饮食，严密观察血糖、尿糖、酮体，及时调整胰岛素用量，加强胎儿监护。

分娩期胰岛素使用：阴道试产者，分娩日停止皮下注射胰岛素，仍采用糖尿病饮食或静脉滴注5%~10%葡萄糖溶液，每小时10~20克，使产妇的血糖保持稳定，以免发生新生儿低血糖。分娩过程中，孕前糖尿病患者持续静脉滴注0.9%氯化钠注射液+胰岛素（血糖>5.6毫摩尔/升，胰岛素1.25U/h；7.8~10.0毫摩尔/升，胰岛素1.5U/h；>10毫摩尔/升，胰岛素2U/h）；产程不宜过长，以免增加酮症酸中毒、胎儿缺氧和感染的机会。剖宫产前1天停用晚餐前的精蛋白胰岛素，手术日停皮下注射所有的胰岛素，术晨监测血糖及酮体，术中和术后必须随时监测血糖、尿糖、酮体，并调整糖和胰岛素的比例。术中可采用葡萄糖与胰岛素同时均匀滴注，病情轻者以糖和胰岛素3~4克与1单位的比例，按照

2~3U/h速度滴入,监测血糖1~2h/次,尽量使术中血糖维持在6.67~10.0毫摩尔/升。术后监测血糖2~4h/次,直至饮食恢复。

胎儿为了调节孕妇体内的高血糖,自己体内生成了很多降低血糖的胰岛素,出生后,妈妈所供应的血糖中断了,宝宝体内的高胰岛素血症就容易引起低血糖。严重而持久的低血糖可能损伤新生儿的大脑,使宝宝变傻。

妊娠期高血压分娩期需要注意些什么

终止妊娠的方式:① 引产:适用于宫颈条件成熟,行人工破膜后加用缩宫素静滴,或单用缩宫素静滴引产。② 剖宫产:适用于有产科指征;宫颈条件不成熟,短期不能经阴道分娩;引产失败;胎盘功能明显减退,已有胎儿窘迫征象。产后24~72小时仍需防止子痫的发生,继续给予镇静、降压、解痉治疗。

胎盘早剥时,怎样选择恰当的分娩方式

终止妊娠的方法根据胎次、早剥的严重程度,胎儿宫内状况及宫口开大等情况而定。

(1)经阴道分娩:经产妇一般情况较好,出血以显性为主,宫口已开大,估计短时间内能迅速分娩者,可经阴道分娩,先行破膜,使羊水缓慢流出,缩减子宫容积。破膜后用腹带包裹腹部,压迫胎盘使之不再继续剥离,并可促进子宫收缩,必要时配合静脉滴注催产素缩短产程。分娩过程中,密切观察患者的血压、脉搏、宫底高度、宫缩情况及胎心等的变化。有条件者可用胎儿电子监测仪进行监护,更能早期发现宫缩及胎心的异常情况。

(2)剖宫产:重型胎盘早剥,特别是初产妇不能在短时间内结束分娩者;胎盘早剥虽属轻型,但有胎儿窘迫征象,需抢救胎儿者;重型胎盘早剥,胎儿已死,产妇病情恶化,处于危险之中又不能立即分娩者;破膜引产后,产程无进展者,均应及时行

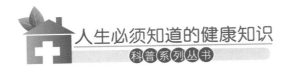

剖宫产术。术中取出胎儿、胎盘后，应及时行宫体肌注宫缩剂、按摩子宫，一般均可使子宫收缩良好，控制出血。若发现为子宫胎盘卒中，同样经注射宫缩剂及按摩等积极处理后，宫缩多可好转，出血亦可得到控制。若子宫仍不收缩，出血多且血液不凝，出血不能控制时，则应在输入新鲜血的同时行子宫切除术。

前置胎盘急性出血时，怎样选择分娩方式

终止妊娠的方式有二：

（1）剖宫产术：处理前置胎盘的主要手段。术前应积极纠正休克，输液、输血补充血容量，术中注意选择子宫切口位置，尽可能避开胎盘。

（2）阴道分娩：阴道分娩是利用胎先露部压迫胎盘达到止血目的，此法仅适用于边缘性前置胎盘而胎儿为头位，在临产后发生出血，但血量不多，产妇一般情况好，产程进展顺利，估计在短时间内可以结束分娩者。决定阴道分娩后，行手术破膜，破膜后胎头下降，压迫胎盘，达到止血，并可促进子宫收缩，加速分娩，此方法对经产妇的效果较好。

当遭遇凝血功能障碍，怎么办

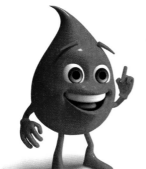

（1）输新鲜血：及时、足量输入新鲜血液是补充血容量及凝血因子的有效措施。库存血若超过4小时，血小板功能即受破坏，效果差。为纠正血小板减少，有条件的可输血小板浓缩液。

（2）输纤维蛋白原：若血纤维蛋白原低，同时伴有活动出血，且血不凝，经输入新鲜血等效果不佳时，可输纤维蛋白原3克，将纤维蛋白原溶于注射用水100毫升中静脉滴注。通常给予3~6克纤维蛋白原即可收到较好效果。每4克纤维蛋白原可提高血纤维蛋白原1克/升。

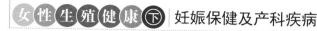

（3）输新鲜血浆：新鲜冰冻血浆疗效仅次于新鲜血，尽管缺少红细胞，但含有凝血因子，一般1升新鲜冰冻血浆中含纤维蛋白原3克，且可将Ⅴ、Ⅷ因子提高到最低有效水平。因此，在无法及时得到新鲜血时，可选用新鲜冰冻血浆做应急措施。

（4）肝素：肝素有较强的抗凝作用，适用于DIC高凝阶段及不能直接去除病因者。胎盘早剥患者DIC的处理主要是终止妊娠，以中断凝血活酶继续进入血内。对于处于凝血障碍的活动性出血阶段，应用肝素可加重出血，故一般不主张应用肝素治疗。

（5）抗纤溶剂：6–氨基己酸等能抑制纤溶系统的活动，若仍有进行性血管内凝血时，用此类药物可加重血管内凝血，故不宜使用。若病因已去除，DIC处于纤溶亢进阶段，出血不止时则可应用，如6–氨基己酸4~6克、氨甲环酸0.25~0.5克或对羧基苄胺0.1~0.2克溶于5%葡萄糖液100毫升内静脉滴注。

妊娠合并心脏病在分娩期有哪些注意事项

近年来，认为剖宫产时血流动力学的改变比阴道分娩小，心功能不好者可考虑在麻醉下行剖宫产，同时心脏监护，术后心脏情况可好转。对于阴道试产的孕妇，产程开始即应给抗生素，积极防治感染；应尽量缩短产程，可行会阴侧切术、产钳术等；严密观察心功能情况；因产程延长可加重心脏负担，故可适当放宽剖宫产指征。以硬膜外麻醉为宜。如发生心衰，须积极控制心衰后再行剖宫产术。

（1）第一产程：做好产妇的思想工作，稳定其情绪。患者可取半坐卧位，每半小时测血压、脉搏、呼吸1次。适当应用镇静剂，如杜冷丁、异丙嗪等，使获得精神安慰，消除恐惧紧张心情。如脉搏≥120次/分钟及呼吸≥28次/分钟者，表示有心衰先兆，应给氧及尽快给予强心药物等；有肺水肿时，可给予50%酒精氧气吸入20~30分钟，可消除肺与气管内泡沫，可与氧交替使用，呋塞米20~40毫克加入25%葡萄糖20毫升做静注，于注射后15分钟开始显效，1~2小时后达高峰。

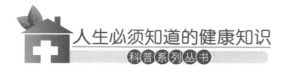

（2）第二产程：宫口开全后，用胎头吸引器或产钳助产，尽快结束分娩，以免产妇过度用力；臀位产必要时行臀牵引术。

（3）第三产程：注意防治产后出血。胎儿娩出后，腹部立即置放1~2千克重的沙袋（或用手按压），以防因腹压骤减致大量血液倾注内脏血管引起周围循环衰竭。皮下注射吗啡10毫克或盐酸哌替啶50~100毫克，使安静休息。如出血≥300毫升，可肌注催产素10~20单位。麦角新碱能增加静脉压，应尽可能避免使用。

多胎妊娠有可能顺产吗

双胎中很多是可以阴道分娩的，一般来说，只要是第一个宝宝是头位，就都可以试产。所以只要条件允许，我们建议双胎者应考虑阴道试产。当然，如果第一个宝宝是臀位，横位，那还是要剖宫产的。

而三胎以上的多胞胎因发生难产机会极高，大多数以剖宫产分娩。因胎儿较多，子宫撑得太大，多胞胎产妇容易发生产后出血，尤其是剖宫产过程中。

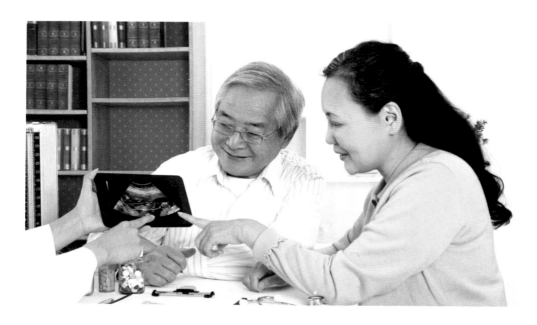

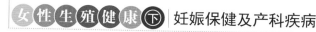

双胎之一宫内死亡,怎么办

要点在于监护活存胎儿的继续生长发育情况、羊水量、胎盘功能,以及监测母体凝血功能,主要是血浆纤维蛋白原浓度、凝血酶原时间、白陶土部分凝血活酶时间、血小板计数与纤维蛋白降解产物量,并发妊娠高血压综合征者尤需注意。倘若另一胎儿继续生长发育良好,孕母血浆纤维蛋白原水平稳定,可以继续观察。在这过程中,一旦血浆纤维蛋白原水平降至2.0克/升(200毫克/分升)或估计胎儿出生后可存活,应适时引产,终止妊娠。临产后应备鲜血、纤维蛋白原以防产后出血。如果胎龄<34周,为提高胎儿成活率,可考虑应用小剂量肝素治疗。肝素可对抗凝血活酶,妨碍凝血酶原变为凝血酶;可对抗凝血酶的作用;并能阻止血小板凝集和破坏。由于分子较大,肝素不能通过胎盘,故应用于孕妇不会影响活胎儿的凝血功能。一般剂量100毫克/24小时,静脉滴注,用药期间以试管凝血时间指标监护,维持在20分钟左右。通常应用肝素24~28小时后,足以使血浆纤维蛋白原水平回升,尔后酌情减量,适时引产。

羊水过多引产时应该注意什么

采用高位破膜器,自宫颈口沿胎膜向上送15~16厘米刺破胎膜,使羊水以500毫升/时的速度缓慢流出,以免宫腔内压力骤减引起胎盘早剥。破膜放羊水过程中注意血压、脉搏及阴道流血情况。放羊水后,腹部放置沙袋或加腹带包扎以防休克。破膜后12小时仍无宫缩,需用抗生素。若24小时仍无宫缩,适当应用药物促宫颈成熟,或用催产素、前列腺素等引产。或先经腹部穿刺放出部分羊水,使压力减低后再做人工破膜,可避免胎盘早剥。无论选用何种方式放羊水,均应从腹部固定胎儿为纵产式,严密观察宫缩,注意胎盘早剥症状与脐带脱垂的发生,并预防产后出血。

胎儿窘迫情况下分娩的新生儿怎样护理

（1）清理呼吸道：胎儿头娩出后，立即用挤压法清除鼻咽部黏液及羊水，断脐后将胎儿仰卧放于抢救台上，继续用吸痰管吸出呼吸道的羊水和黏液，若为重度窒息或羊水中混有胎便、黏稠者，可急行气管插管，直视下清理呼吸道。

（2）建立呼吸：在呼吸道通畅的基础上进行人工呼吸，吸入氧气。重度窒息者，经气管内插管吸净羊水、黏液后，加压给氧。

（3）恢复循环：新生儿若娩出后无心跳或心跳微弱，立即行胸外心脏按压，按压胸骨中部90次/分钟，每按压3次，正压通气1次。注意防止胎儿肋骨骨折。

（4）缓解酸中毒：新生儿有严重代谢性酸中毒的情况下，在气管插管的同时，行脐静脉注射，用5%碳酸氢钠10毫升经脐静脉缓缓注入，可以缓解胎儿代谢性酸中毒，促使胎儿呼吸恢复，必要时可用纳洛酮0.1毫克/千克缓缓注入。

（5）保温，胎儿娩出后，迅速擦干胎儿身上的羊水，减少体表散热，注意保温，室温控制在30~32℃。

个别孕妇为什么要催生

（1）过期妊娠：妊娠过期会使胎盘老化，供应给胎儿的氧气和营养物质减少，羊水量也会减少，严重时胎儿可因缺氧窒息而死亡。

（2）胎膜早破：破水可能会导致子宫腔的感染或胎儿缺氧。通常破水后会引起子宫收缩，如果胎儿已成熟，破水后24小时还没有阵痛，就需要催生了。

（3）胎儿过大：如果胎儿过大，容易发生难产、肩难产的情况，因此，最好催生。

（4）妊娠毒血症：往往有高血压合并水肿或蛋白尿，可能会造成母亲器官衰竭、FGR、胎儿窘迫甚至死亡；只有产后才能改善。

（5）孕妇要求：有些孕妈妈在怀孕后期非常不舒服而自己提出催生的要求。

是否需要催生，最终应该由医生来决定。而且，无论是因为那种情况需要催生，首先都必须要确定怀孕的周数和胎儿的发育程度。

最常见的药物催生需要注意的是什么呢

如果其他方法不能使孕妈妈提早感到阵痛，那么只好用药物催产了。在使用催产素催产前，孕妈妈必须要接受一系列的检查和监测，来评估胎儿状况和胎盘功能。医生则应该遵循孕妇药物催生的原则。

B超检查：了解胎盘成熟度、羊水量、胎儿大小、脐带血流速度。

产科检查：通过准妈妈宫颈指诊来评估子宫颈成熟度。

分娩篇

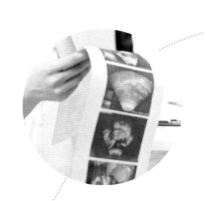

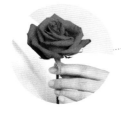

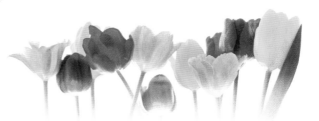

（本章编者：张咏梅 刘卫红 张颖莹 夏义欣）

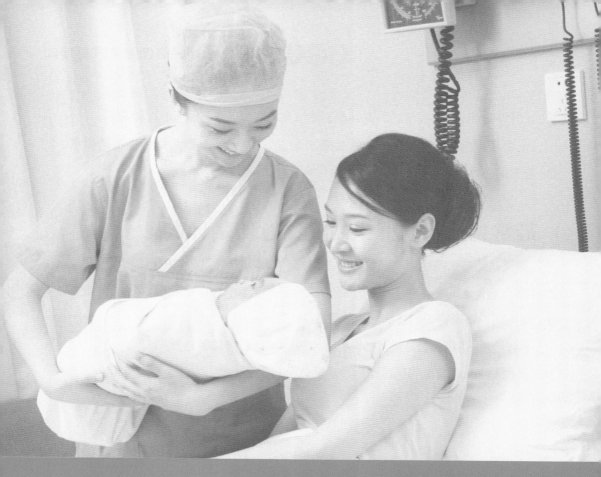

CHANHOU PIAN JI BURU PIAN

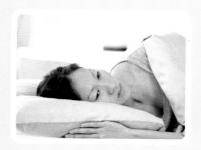
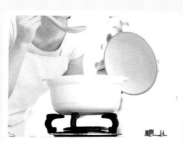
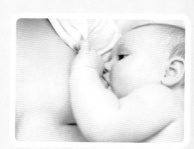

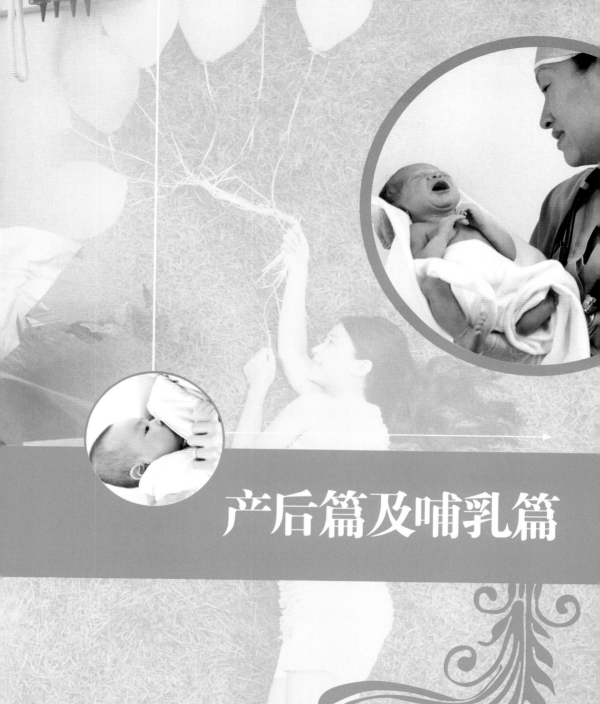

产后篇及哺乳篇

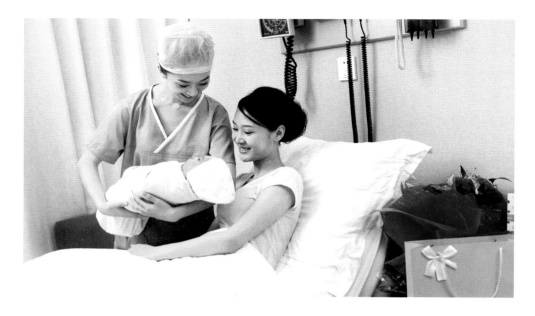

产后应怎样进行自我护理

（1）产后2小时内极易发生严重并发症，如产后出血、子痫、心力衰竭等，应该在产房严密观察，配合医护及时发现子宫收缩乏力、阴道出血或宫腔积血，或软产道血肿等。此期间，应完成首次哺乳。

（2）饮食起居：产后1小时可进食流食或清淡半流食，以后可进食普通饮食，保障蛋白质、热卡摄入，并适当补充维生素和铁剂，推荐补充铁剂3个月。排尿及排便：尽早自行排尿（4小时内），产后5日内尿量明显增多；因卧床、食物缺乏维生素、胃肠蠕动减慢，腹肌及盆底肌张力降低，容易发生便秘，适当增加蔬菜摄入及适当下床活动减少排便困难发生，必要时可口服缓泻剂。

（3）观察子宫复旧及恶露：观察宫底高度变化、恶露数量、颜色、气味，了解子宫复旧情况。

（4）会阴处理：保持清洁、干燥，会阴有水肿者可以50%硫酸镁湿热敷，产后24小时后可用红外线照射外阴。

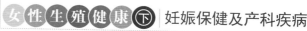

（5）避免产后抑郁：及时与医护、丈夫等护理人员进行沟通，并借助他们辅助完成新生儿的抚育。

（6）乳房护理：做到早接触、早吸吮，掌握正确的哺乳方法，按需哺乳，避免不恰当的催乳、奶胀、乳头皲裂等。

（7）适当活动及进行产后康复锻炼：阴道自然分娩者，产后6~12小时即可起床轻微活动，第二天可在室内随意走动；有侧切及剖宫产者，则应选择拆线后进行。适当运动有利于体力恢复、排便、排尿，减少静脉血栓的发生，恢复盆底。

（8）预防产褥中暑：避免受旧风俗的影响，健康坐月子，保持居室通风，避免室温过高。

（9）产后检查：分别于产后3天、14天和28天进行3次检查；产后6周到医院进行常规随诊。

产后恢复不好，可能遗留哪些后遗症

（1）产后腰腿痛：妊娠期间，胎儿的发育使子宫增大，同时腹部也变大，重量增加，变大的腹部向前突起，为适应这种生理改变，身体的重心就必然发生改变，腰背部的负重加大，所以孕妇的腰背部和腿部常常感到酸痛。

到了分娩的时候，现在产妇分娩时多采用仰卧截石位，产妇在产床上时间较长且不能自由活动，分娩时要消耗掉许多的体力和热量，致使腰部和腿部酸痛加剧。在产褥期和坐月子期间，有的产妇不注意科学的休养方法，活动锻炼不得法，有的产妇过早地参与劳动，还有的产妇产后睡弹簧床也不利于腰腿部的恢复，这种种情况都可以引起产妇在产后感到腰腿部疼痛较重。

产妇在产后感到腰腿痛一般说是属于生理性的变化，是可以恢复的，如果属于怀孕和分娩引起的疼痛，一般在产后1周后疼痛就会减轻。在坐月子期间注意劳逸结合，将会恢复得很好。如果疼痛不但不见减轻，相反逐渐加重，要请医生医治为好。

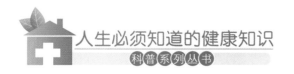

（2）产后抑郁症：从心理方面分析，妇女妊娠后，特别是第一次，精神上会有较大的压力，如分娩会疼吗？能否恢复到过去的状态？老公有否趁机出外拈花惹草？生男孩还是女孩、小孩会有毛病吗……产后，产妇从兴奋状态转入疲倦，情绪从高亢转入比较低落，部分产妇会出现感情脆弱、焦虑，有时候有失眠、头痛等。严重的，可能日日以泪洗面，甚至有自杀倾向。一般产后2~3天会出现上述症状，10天左右症状将自动减轻或消失。倘若症状持续恶化，需要注意是否患有产后忧郁症。

时 间	身体复原状况
产后第1天	①子宫高度平脐　　②体温在37℃左右　　③恶露呈血性黏液状，量多
产后第2天	①排出大量血性恶露　　②开始分泌乳汁（初乳）
产后第3~7天	①乳房发胀　　②恶露量多　　③恶露变为褐色，量开始减少　　④会阴缝合处有痛感　　⑤子宫底降至脐与耻骨的中间部位　　⑥褐色恶露持续，但量减少　　⑦腹部皮肤明显松弛　　⑧妊娠纹、静脉瘤颜色变淡
产后第2周	①子宫从腹部已触摸不到　　②乳汁分泌趋于正常　　③恶露由褐色变为黄色，呈奶油状
产后第3周	①恶露变黄色呈奶油状　　②阴道内的伤口大体痊愈　　③阴道及会阴部水肿，松弛基本好转
产后第4~5周	①恶露消失，变成白带　　②腹部收缩　　③耻骨松弛好转，性器官大体恢复
产后第6~8周	①阴道壁多少有些萎缩，容易受伤（第5~6周）　　②若复原不好，会出现发烧、疼痛、出血。此时应请医生检查　　③子宫内膜恢复

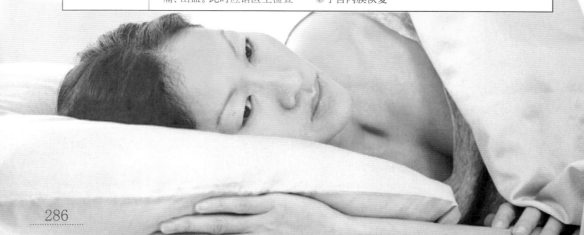

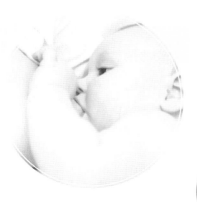

母乳喂养的好处有哪些

（1）对婴儿：①提供营养、促进发育，母乳中营养物质最适合婴儿的消化、吸收，生物利用度高；②提高免疫功能，抵御疾病；③有利于牙齿的发育和保护；④对婴儿建立和谐、健康的心理作用有重要作用。

（2）对母亲：①有助于防止产后出血；②哺乳期闭经，有利于产后恢复，延长生育间隔；③降低母亲患乳腺癌、卵巢癌的危险。

产后调养需要注意哪些

新妈产后因为气血亏损、体力透支、母乳喂养等要求，妈妈的饮食至关重要。产后为了从食物中获得各种营养素，增加食欲，使产妇身体恢复得快，奶水充足，饮食不仅应该营养丰富，而且应该多样化，最好是荤菜和素菜兼用，粗粮和细粮搭配，植物蛋白和动物蛋白混合着吃，还要多吃新鲜蔬菜和水果，不要偏食，更不要忌口。以下几点仅供参考：

（1）红糖吃半个月足矣：历来有产后吃红糖的习惯，因为红糖具有益气及化食之功，能健脾暖胃，散寒活血。此外，红糖还含有丰富的胡萝卜素及一些微量元素，这些都是新妈妈必不可少的营养。但是，无限制地食用红糖会适得其反，会造成慢性失血性贫血，反而影响子宫复原和妈妈的健康。所以，产后吃半个月左右的红糖最好。

（2）多吃蔬菜，适量吃水果：蔬菜想吃就吃，只要不是入口感觉特别冰凉的水果，就可以适当地吃。蔬菜中有大量的维生素，对于新妈妈的精神恢复是大有好处的。蔬菜中的水分和纤维素，水果中的果胶对防治产后便秘也是有利的。所以，产后仍应多吃蔬菜，适当地吃水果。在天气炎热的夏天，适量地吃水果还能防止中暑。

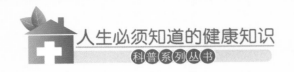

（3）不要吃得太油腻：喝汤时，应把上面的一层油撇掉，汤中的油多了，奶水中的脂肪量也会增加，新生儿的消化功能还不完备，奶中过多的脂肪有可能会使宝宝大便次数增多。如果在第一个月宝宝大便次数很多，且没有其他原因，多半是妈妈吃得太油了。

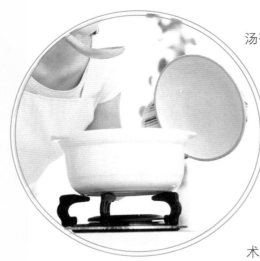

（4）喝催奶汤有讲究：鸡汤、排骨汤和猪蹄汤有利于泌乳，因为乳汁的主要构成成分是水，这些营养汤的作用就是提供营养的同时也提供足够的水分。同时，也要吃肉，以保证奶水的营养。但要注意，头三天不要喝大量的汤。因为此时乳腺管还未完全通畅，如果太急着喝催奶的汤，在产后前2~3天的涨奶期可能会痛得母亲想哭。

（5）食物宜富营养且消化：剖宫产的妈妈在术后6小时内应当禁食，6小时后宜服用一些排气类食物（如萝卜汤等），以增强肠蠕动，促进排气，并使大小便通畅。易发酵产气多的食物，如糖类、黄豆、豆浆、淀粉等食物，产妇也尽量少吃，以防腹胀。排气后，再由流质改为半流质，食物宜富有营养且消化，如蛋汤、烂粥、面条等，再逐渐恢复到正常。应禁忌过早食鸡汤、鲫鱼等油腻肉类汤和催乳食物，可在术后7~10天再食用。

（6）清淡为宜：顺产的妈妈出了产房，只要想吃就可以吃点东西，一开始以清淡为宜，等胃口恢复后想吃什么就吃什么，基本不用忌口。如果是母乳喂养的，多吃利乳通乳的食物，不要吃人参，人参会回奶。

（7）生冷还是要忌的：新妈妈由于分娩消耗大量体力，分娩后体内激素水平大大下降，新生儿和胎盘的娩出都使得代谢降低，体质大多从内热变为虚寒。因此，中医主张产后宜温，过于生冷的食物不宜多吃，如冷饮、冷菜、凉拌菜等。从冰箱里拿出的来水果和菜最好热过再吃。

新妈妈所需的多种多样的营养素可以从哪些食物中摄取

维生素A：鱼肝油、蛋、肝、乳都含有较多的维生素A。菠菜、蒿菜、胡萝卜、韭菜、苋菜和莴苣叶中含胡萝卜素量较多,胡萝卜素在人体内可以转分成维生素A。

B族维生素：小米、玉米、糙大米、标准面粉、豆类、肝和蛋中都含有大量的维生素B,青菜和水果中也富有。

维生素C：各种新鲜蔬菜、柑橘、橙柚、草莓、柠檬、葡萄、红果中都含有,尤以鲜枣中含量高。

维生素D：鱼肝油、蛋黄和乳类中含量丰富。

脂肪：肉类和动物油含有动物脂肪。豆类、花生仁、核桃仁、葵花籽、菜籽和芝麻中含有植物脂肪。

糖类：所有的谷物类、白薯、土豆、粟、莲子、藕、菱角、蜂蜜和食糖中都含有大量的糖类。

矿物质：油菜、菠菜、芹菜(尤其是芹菜叶)、盖菜、雪里蕻、莴苣和小白菜中含有铁和钙较多。猪肝、猪肾、鱼和豆芽菜中含磷量较高。海带、虾、鱼和紫菜等含碘量较高。

蛋白质：瘦肉、鱼、蛋、乳和禽类如鸡、鸭等都含有大量的动物蛋白质。花生、豆类和豆类制品如豆腐等含有大量的植物蛋白质。

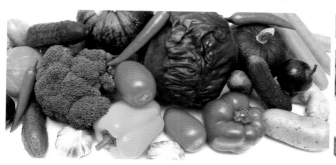
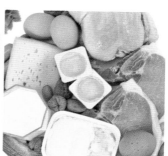

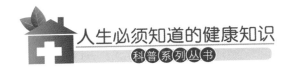
妊娠合并心脏病的产褥期怎么办

产后勿立即移动产妇，严密观察，2~4小时后情况稳定可送回病房。产后3天内，尤其是前24小时内必须加强观察，警惕发生心衰，并做好一切抢救准备。产后应卧床休息2周，有心衰者应酌情延长。心功能Ⅲ级以上，不哺乳为宜；无心衰者，可酌情哺乳。产后易并发感染及亚急性细菌性心内膜炎，可预防性应用抗生素。病情较轻者，应注意避孕；对不宜再生育者，应劝行绝育手术。手术可在产后1周左右进行，此时心脏情况已趋稳定，体力基本恢复，产后感染也已排除。有心衰者，先行控制后，再择期绝育。

妊娠期糖尿病的妈妈产后还需要监测血糖吗，怎样监测

妊娠期糖尿病GDM女性产后罹患2型糖尿病风险比普通女性增加8倍，产后第1年发病率为3%~24%，产后5年内发病率高达50%。因此，产后血糖监测便于早期发现糖尿病女性并及时指导和干预下一次妊娠。但调查显示仅23%~58%的GDM

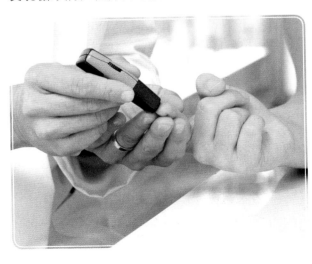

女性于产后行口服糖耐量试验（OGTT），这与产前GDM筛查（98%）形成鲜明对比。目前，大多国际指南推荐产后行OGTT。国外研究显示，未参与随访者患病风险因素更多，例如多产、吸烟、分娩巨大儿，此类女性往往血糖控制不佳，下次妊娠胰岛素使用率高，罹患

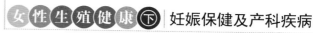

2型糖尿病的风险增高。

OGTT复杂性及时间问题是产后女性不持续监测血糖的主要原因，而空腹血糖测试简单易行，对于未能空腹者则行HbA1c检测。研究显示，HbA1c是较好的产后随访血糖预测糖尿病风险的指标。指南（ADA及NICE）推荐对于无症状的高风险女性行HbA1c监测，虽然HbA1c和OGTT对于糖尿病女性的检出率并不完全一致，但数据显示，空腹血糖和糖化血红蛋白在预测微血管病变方面更有优势。因此，产后随访空腹血糖和糖化血红蛋白优于OGTT。

NICE指南显示：产后13周的HbA1c波动于5.7%~6.4%者，产后罹患糖尿病的风险较高，应该予以积极生活方式干预。产后血糖监测的另一个意义在于下次妊娠前诊断女性是否患有糖尿病。研究显示，孕前HbA1c水平与胎儿畸形相关，所有GDM女性不论产后血糖控制如何，均应在妊娠早期行糖耐量试验。NICE推荐GDM女性产后随访HbA1c阈值为5.7%，一般人群为6.0%。OGTT对于高风险人群评估不足，需要重新评估其在GDM产后预测糖尿病风险的可行性，而糖化血红蛋白监测简便易行，结果稳定具有可比性，应该被推广使用。

糖尿病妈妈产前应用胰岛素，在产后视病情需要应继续应用胰岛素，不影响哺乳。

妊娠合并病毒性肝炎产后能哺乳吗，怎样降低母婴传播机会

产褥期转氨酶可短暂轻度升高，特别在分娩后5日内，是分娩损伤和产后哺乳所致。关于是否母乳喂养的问题，一直有争议。一般认为，新生儿经主、被动免疫后，母乳喂养是安全的。但乙肝表面抗原及e抗原均阳性的母亲，母乳喂养的安全性尚缺乏充分依据。产后应用对肝脏损害较小的广谱抗生素控制感染，回奶不能用对肝脏有损害的药物。

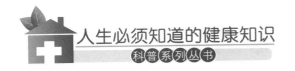

母亲乙型肝炎表面抗原阳性，新生儿出生24小时内联合使用乙型肝炎疫苗20微克和乙型肝炎免疫球蛋白100~200国际单位；在1个月和6个月时分别再次接种第二针及第三针乙肝疫苗，可显著提高阻断母婴传播的效果。在12月龄后，如果乙肝表面抗原阳性，通常提示存在感染。

新生儿要进行哪些检查

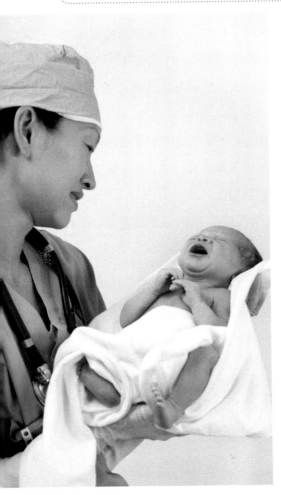

在宝宝出生后，新生儿科医生会为刚出生的宝宝做系列检查：

（1）新生儿在产房或手术室刚出生时，由复苏的医生负责评估其生命体征，判断是否需要复苏。生命体征包括肤色、呼吸、心率、肌张力和反应，称为Apgar评分，这个评分主要用于复苏时的判断。如果生命体征稳定不需要复苏，接生的护士或助产士会进行体重和身长测量，初步观察婴儿是否有显著的外观异常和指趾的异常、性别、肛门是否存在，是否有唇腭裂结膜炎等。

（2）新生儿出生后会暂时与母亲小别，护士会给婴儿复核体重，放在远红外暖床上保暖，进行心电监护，记录婴儿的一般生命体征和表现、注射维生素K1，并登记。新生儿科医生会给婴儿进行体检，包括孕期病史回顾。婴儿检查包括一般状态、姿态和活动、皮肤颜色、心肺听诊和呼吸观察、从头到脚的全身体

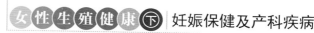

检，主要排查有无外观的异常、排查头颅血肿、锁骨骨折、内脏触诊、扪诊腹股沟动脉搏动、肛门是否存在、脊柱异常，髋关节是否异常，同时进行胎龄评估。观察没有问题，就会把宝宝送回妈妈身边，并鼓励母乳喂养。

（3）每日查房，医生还会询问生后24小时是否有大小便、喂养情况、哭声等一般项目，进行简单的体检，包括一般观察、心肺听诊和腹部触诊等，并回答家长的疑问，主要目的是为了排除隐藏的心肺疾病，排查消化道异常，了解黄疸是否超出生理范畴等。如果发现需要进一步检查的情况，则会转入新生儿科。

（4）出院前体检与每日查房并行，并告知家长出院后需要注意的事项。

（5）42天体检：包括再次体格测量判断、婴儿回家后的营养、生命体征的观察、一般项目的体检，回答家长的咨询。

新生儿在院期间能筛查出所有的疾病吗

不能！有些疾病出生时隐匿，然后逐渐表现出症状，包括一些严重的心肺、肾、神经和代谢性疾病。据世界卫生组织2010年统计，新生儿期死亡占5岁以下儿童死亡的40%，其中≥50%发生在生后1周内。通过普通检查能发现大多数患常见疾病的婴儿。但从大范围的人群中进行单个少见疾病的合理诊治，的确非常困难。举例说明如下：

（1）复杂型先天性心脏病：先天性心脏病的发生率大约2%~3%，其中复杂型占10%~15%。一般的体检加上心电监护能排查先天性心脏病的93.2%。如果给每一名新生的婴儿进行心脏超声检查，会大大增加绝大多数婴儿的不必要花费。而且，生后3天内做心脏超声会有超过50%的人发现存在卵圆孔未闭和/或动脉导管未闭，这两个在宫内正常的结构会在生后1个月左右关闭，最晚一般不超过1岁。过度的检查会增加家长的焦虑和带来不必要的后续诊治。

（2）先天性髋关节发育问题（DHH）：目前，国际通行的做法是先通过高危病史

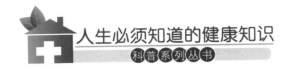
和体检发现疑似病例，然后选择性进行超声检查，可以排查绝大多数病例。调查显示，在生后3天内给所有出生的婴儿做髋关节超声，检出DHH阳性率30%~50%；如果在生后42天做，阳性率约10%，而DHH的发生率仅为2/1000~4/1000。所以，没有必要进行普查，合理的筛查非常必要。

（3）听力及代谢病筛查：是国家规定的普查项目，一般在出院前完成。第一次听力筛查大约10个婴儿中有2~3个没有通过，一般我们会安排42天复查；第二次也是大约10%不能通过，此时，需要到专科医院耳鼻喉科进行排查听力问题，而这些两次没有通过的婴儿中，大约40个婴儿会有1名确诊为听力丧失。新生儿代谢病筛查血标本会送到专门的机构进行监测，如果在生后2~3周没有接到关于这个项目的电话，说明是正常的。

"一孕傻三年"，产后抑郁

"不知道为什么，我就想哭"……刚做了妈妈，本该幸福满溢，很多女性却遭遇到产后抑郁的困扰，社会上也频频出现母亲产后抑郁后自杀的新闻。

事实上，作为女性精神障碍中最常见的疾病之一，产后抑郁离我们并不遥远。欧美调查显示，10%~15%的孕妇患抑郁症；我国70%~90%的孕妇受焦虑情绪困扰，20%~30%患有产前抑郁症；产后第一周，50%~75%的妈妈会出现轻度抑郁症状；产后6周内，20%会患上典型的产后抑郁症。近年发病率呈逐年增高趋势。

产妇分娩时经历的剧痛、过度疲劳，产后雌激素水平大幅下降、缺少睡眠等是其产生抑郁的生理原因。其次，怀孕生子是女性最重大的角色转变，如果夫妻双方没有做好充足的心理准备，妈妈们往往一时难以应对，面对照顾宝宝的疲惫、生疏等问题，容易产生"我怎么连自己的孩子都照顾不好；都是你打乱了我的生活"等负面思想。另外，国人普遍缺乏对心理健康的重视，家属往往觉得妈妈们喜怒无常只

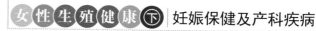

是"闹闹情绪",甚至将"一孕傻三年"等言语挂在嘴边,久而久之产妇也会怀疑自己,认为自己不够坚强,得不到理解等,使病情愈演愈烈。

哪些人群容易患产后抑郁呢,怎样及早发现产后抑郁

完美人格、缺少伴侣关怀、有抑郁症史或遗传史的女性较容易患产后抑郁。近些年来,产后抑郁人群还有高学历化趋势。除此之外,性格与心态也影响颇深。当孕产妇出现以下情况中的3~5条甚至更多时,家人及产妇就应当引起注意;产妇可对照自查,是否平时积累了过多压力、太过疲惫,试着放松自己。当出现5条以上症状时,就应主动向家人寻求支持,咨询心理医生:

① 情绪经常很低落;②精神常高度亢奋,易被激怒;③对周边事没兴趣或没愉悦感;④ 觉得生活无意义,有负罪感;⑤ 失眠或睡眠过度;⑥时常感觉疲惫、没有力气;⑦体重显著上升或下降;⑧思维力减退或注意力涣散;⑨反复出现想要自杀或杀婴想法。

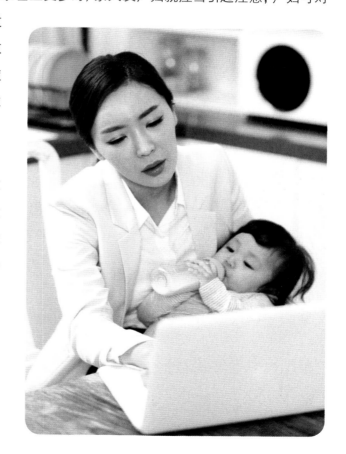

产后篇及哺乳篇

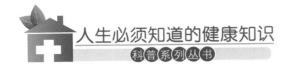
怎样赶走产后抑郁

现代快节奏的紧张工作、生活带给每一个人不同的压力,该如何应对产后抑郁呢?

(1)家人理解必不可少:产妇往往敏感多疑,对照顾宝宝不愿借助他人之手,而又常常自顾不暇。面对产妇的情绪变化,家人不能只沉浸在新生儿的喜悦中,应多关心产妇;认同她的感受,避免指责教育。如果发现产妇情绪不好,要多与她交流,尊重她调节情绪的方式,分担哄睡、洗澡、换尿布等琐事,为母婴创造安静的休息环境;以产妇为中心,家人和其他照顾者别把自己的建议强加给产妇。

(2)伴侣陪伴尤为重要:丈夫可与妻子分享初为人父的感受,减少妻子焦虑情绪;多分担家务,保证产妇休息;多些感谢,避免产妇产生"有了孩子,就不再关心我"的心理落差。

(3)自身的情绪是关键:生育前,女性应做到有备而孕,避免在新生儿降临时手忙脚乱。从怀孕起,多和宝宝聊天,尽早适应角色转变;孩子出生后,摆正心态,不给自己过大压力。遇到问题多通过网络或与过来人交流。饮食上多吃新鲜的蔬菜水果,多喝温开水,自内而外地调整身心状态。当发现自己不能控制情绪,经常失眠头痛等,应及时就医。

(4)最后,正确认识产后抑郁:全社会应增加对产后抑郁的认知,通过广泛宣传及讲座,让民众从心理上正视疾病、了解疾病、及时应对未知状况。

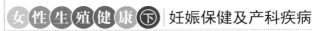

孕妇产后该如何消除负面情绪

产前过度紧张不利于生产,这种负面情绪还容易延续到产后。怎样消除呢?

(1)遇事保持豁达,不斤斤计较,遇到不顺心的事,也不要去钻牛角尖,丈夫和其他亲属应关心和照顾准妈妈,使准妈妈的心理保持在最佳状态。

(2)多与人倾诉:出现不良情绪时,及时向丈夫、家人、医生或朋友倾诉,让心情逐渐开朗。无论自己还是家人,要共同努力,保持好心情。

(3)保持心态平和:当遇到不尽如人意的事时,不要自怨自艾,以开朗、明快的心情面对问题,对家人要善解人意、心存宽容和谅解,不是很原则的事情就可以大事化小、小事化了,协调好家庭关系,好心情源于好的家庭氛围。

生个大胖小子,好吗

"孙大妈家生了一个大胖孙子,8斤多,好棒啊!"邻居家新添一丁,邻里间相互传闻着。生个大胖孙子,真的那么好吗?

当胎儿体重≥4000克(8斤)称为巨大胎儿。近年,因营养过剩而致巨大儿有增多趋势。国内发生率约7%,国外发生率为15.1%,男胎多于女胎。自然分娩时常发生困难,肩难产机会多,需手术助产,处理不当可发生软产道损伤或子宫破裂,胎儿及新生儿死亡率明显上升。

巨大胎儿可能与下列因素有关:① 遗传因素:父母身材高大者;产妇孕前体重>65千克以上;② 产次,临床统计发现,胎儿体重随孕妇胎次、孕龄有所增加;③ 营养:妊娠期营养过剩与胎儿体重有一定的关系;④ 糖尿病患者常可分娩巨大儿(发生率26%),而无糖尿病孕妇仅为5%~8%,胎儿软骨发育不良、甲状腺功能低下,也可致巨大儿、畸形儿;⑤ 少数过期妊娠胎盘功能良好,胎儿继续发育者可有巨大儿,较足月妊娠增加3~7倍;⑥ 羊水过多孕妇巨大胎儿发生率高。

产后篇及哺乳篇

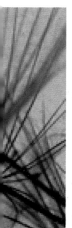
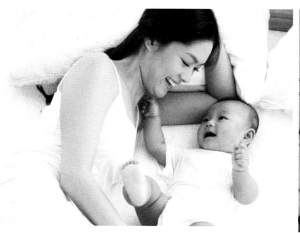
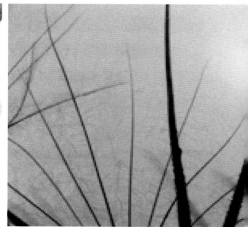

剖宫产妈咪的产后恢复和
自然产的妈咪有何不同

剖宫产毕竟是一个手术，与正常的阴道分娩相比，术中出血量增多，术后易发生感染。

剖宫产术后不能很快恢复进食，可能会使泌乳减少，使哺乳的时间推迟，不能及时给孩子喂奶。

剖宫产恢复起来没有阴道分娩那么快。通常自然分娩4天后即可以出院，但剖宫产6~7天伤口才能愈合、拆线。

选择剖宫产，孩子因为没有经过产道挤压的过程，并发症会比自然分娩的孩子高，尤其是新生儿湿肺等呼吸系统的疾病发生率增加。

至于生产对将来的夫妻生活，不论是剖宫产还是自然产，均不会造成影响。

虽然随着手术技术的不断提高，剖宫产的伤口愈合越来越好，但是它毕竟是一个手术，不可能不留下疤痕。至于伤口的大小，疤痕的深浅与手术当时的情况、胎儿的大小、产妇皮肤的素质等许多因素有关，不可一概而论。

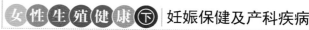

剖宫产后怎样让瘢痕可以长得更好

剖宫产术后的瘢痕能不能长得好，主要跟两个方面的因素有关，一个是张力，通俗一点地讲就是伤口上拉开的力量，这也跟产妇当时选择接受的缝合方式有关。一般来说，张力越大，皮肤就会启动修复、制造出越多的瘢痕组织来试图将这个裂开的部分连接起来，最后就形成了我们看到的又红又凸又硬的瘢痕。此外，瘢痕长得好不好，还跟个人的体质有关。对于一些瘢痕体质，或者有营养不良、贫血、糖尿病等不利于伤口愈合的人来说，她们日后伤口也会长得比普通人稍微差一点。剖宫产术后应该注意以下几点：

（1）首先是术后要保持伤口的清洁，避免感染。术后切勿急着做一些剧烈活动，避免身体过度地伸展或侧屈，睡觉时也要尽量采取侧卧微屈的体位，以减少腹壁的张力。对于有严重贫血的女性来说，同时还要积极纠正贫血。

（2）当瘢痕开始增生时，会出现痛痒感，千万不要去抓、用水去烫洗，以免刺激后使结缔组织发生炎性反应而进一步加剧刺痒感，可以在医生的指导下涂抹一些外用的药物，如多磺酸粘多糖乳膏、地塞米松等。

（3）当瘢痕结痂后，不要过早地去揭它，因为容易把还停留在修复阶段的表皮细胞也给带走了，甚至会撕脱真皮组织，刺激伤口而再次出现刺痒。应尽量避免阳光照射瘢痕，留下黑色素沉着。

（4）在饮食上要注意加强营养，多吃新鲜蔬菜、水果、蛋、奶、瘦肉等富含维生素C、维生素E和人体必需氨基酸的食物，以促进血液循环、改善表皮代谢功能，同时要尽量避免吃辛辣刺激的食物。

（5）借助整形美容的方式除去瘢痕，虽然是一种快捷方式，但是由于术后半年内形成的瘢痕尚处于不稳定期，所以一般还是不建议在这个时候就着急采用手术方式，而是应该先通过一些保守的方式（激光、弹力压迫、外用或局部注射药物等）来使得瘢痕尽量少长甚至不长。

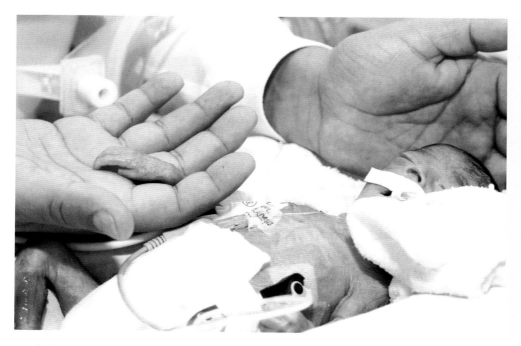

早产儿可能有哪些临床表现呢

（1）早产儿越早产则皮肤越薄嫩、组织含水量多、有凹陷性压痕、色红、皮下脂肪少、肌肉少、指甲短软，同时躯干部的胎毛越长、头部毛发则越少且短，头较大，囟门宽，耳壳平软与颅骨相贴，胸廓软，乳晕呈点状，边缘不突起，乳腺小或不能摸到。阴囊发育差。男性早产儿的睾丸常在外腹股沟中，在发育过程中渐降至阴囊内。女性越早产者则其小阴唇越分开而突出。手足底皱痕少。

（2）体温调节困难且不稳定，利用其产热的作用受到限制，肌肉少，张力低，不能改变姿态以缩小失热的面积。另一方面，由于汗腺发育不成熟，出汗功能不全，亦容易发生体温过高。

（3）抵抗力弱：对各种感染的抵抗力极弱，即使轻微的感染可酿成败血症等严重后果。

（4）早产儿的呼吸快而浅，并且常有不规则间歇呼吸或呼吸暂停。哭声很小，常

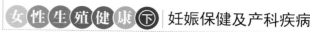

外观	早产儿	低体重儿	足月儿
体重（克）	小于 2500	小于 2500	大于 2500
皮下脂肪	薄	薄	厚
指甲	未达指尖	达指尖	达指尖
胎毛	多	少	少
毛发	细、少而短	粗黑、条理清	粗黑、条理清
耳壳	平软、与颅骨相贴	硬	硬
乳房发育	乳晕呈点状，边缘不突起，无乳腺结节	乳晕呈点状，边缘突起，可触乳腺结节	乳晕呈点状，边缘突起，可触乳腺结节
阴囊阴唇	睾丸未降，大阴唇不能包住小阴唇	睾丸已降，大阴唇可包住小阴唇	睾丸已降，大阴唇可包住小阴唇
手足底皱痕	少	多	少

早产儿的相关数据

见青紫。

（5）早产儿吮奶及吞咽能力均弱，贲门括约肌松弛，易致呛咳，吐、泻及腹胀。

（6）当外伤、缺氧、感染、凝血机转受碍，往往易出血而且较重。脑部血管尤易受伤而出血。有时亦可出现原因不明的肺出血。

（7）黄疸出现早，持续时间长，原因为：① 早产儿对胆红素的结合和排泄不好，其生理性黄疸维持的时间较足月儿为长，而且较重。② 由于早产儿的肝脏不成熟，肝功能不全，凝血酶原第Ⅴ因子、第Ⅶ因子、第Ⅹ因子等均较足月儿为低，故凝血机制不健全，容易出血。③ 铁及维生素A、维生素D的储存量减少，易得该种营养缺乏症。④ 使肝糖原转化成血糖的功能减低，因而在饥饿时血糖易于过低而发生休克。⑤ 合成蛋白质的功能不好，可因血浆蛋白低下而形成水肿。

（8）由于肾小球、肾小管不成熟，肾小球滤过率低，尿素、氯、钾、磷的清除率也低，蛋白尿较为多见。早产儿出生后体重下降较剧，并且易因感染、呕吐、腹泻和环

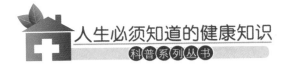
境温度的改变而导致酸碱平衡失调。

（9）中枢未成熟，哭声微弱，活动少，肌张力低下，神经反射也不明显，咳嗽、吮吸、吞咽等反射均差。

（10）早产儿体重增长的倍数较足月儿为大，1岁时足月儿的体重大致等于初生时的3倍，1501~2000克早产儿1岁时的体重可达初生时的5倍半，1001~1500克者可达7倍。

（11）早产儿通过母体胎盘来的IgG量少，自身细胞免疫及抗体IgA、D、E、G、M合成不足，补体水平低下，血清缺乏调理素，故对感染的抵抗力较弱，容易引起败血症。

早产儿出生后有哪些注意事项

（1）保暖：室温保持在24~26℃，相对湿度55%~65%。体重越轻，周围环境温度应越接近早产儿体温，体重<2000克的早产儿应置于暖箱内。体重1501~2000克者暖箱温度为30~32℃；体重1001~1500克者，暖箱温度为32~34℃。

（2）日常护理：除每日1次在固定时间（哺乳前）测1次体重外，喂奶、测体温、更换衣服与尿布等一切护理工作均在暖箱中完成，避免不必要的检查及移动。初起每2小时测腋下体温1次，于体温恒定后每4~6小时测体温1次。体温应保持在皮温36~37℃，肛温36.5~37.5℃。

（3）供氧：仅在发生青紫及呼吸困难时给予吸氧且不宜长期使用。氧浓度以30%~40%为宜，浓度过高吸氧时间过长，易引起眼晶体后纤维组织增生，导致视力障碍。

（4）防止低血糖：据统计，出生后1天内，约半数早产儿出现低血糖。如出生后血糖值2次低于2.2毫摩尔/升（39.5毫克/分升）即可诊断而须立即治疗。可静脉推注葡萄糖1克/千克，尔后以每分钟10毫克/千克的速度持续滴入待血糖稳定后再继续24小时,以后根据喂养情况逐渐减量。

(5)补充维生素及铁剂:早产儿体内各种维生素贮量少、生长快而需要多,易于缺乏,故出生后应给予维生素K1 1~3毫克和维生素C 50~100毫克肌内注射或静脉滴注,共2~3日。生后第3天起给口服复合维生素B半片和维生素C 50毫克,每日2次。生后第10天起予以浓鱼肝油滴剂,由每日1滴渐增至每日3~4滴,或维生素D$_3$ 15万~30万单位肌内注射1次。生后1月,给予铁剂(10%枸橼酸铁胺每日2毫升/千克)。出生体重<1500克者,生后第10天起给服维生素E每日30毫克,共2~3个月。

(6)喂养:出生后6小时开始母乳喂养喂奶前,先试喂糖水1~2次。体重过低或一般情况弱者适当推迟喂奶,给予静脉补液。吮吸力差者以胃管或肠管喂养。早产儿对热能及水分的需要量有较大个体差异。多数在出生后1周内热能可按每日502.32千焦/千克(120千卡/千克)计算,水分按每日60~80毫升/千克计算供应。

(7)预防感染:加强早产儿室内日常清洁消毒严格执行隔离制度。早产儿如有感染,及时治疗。

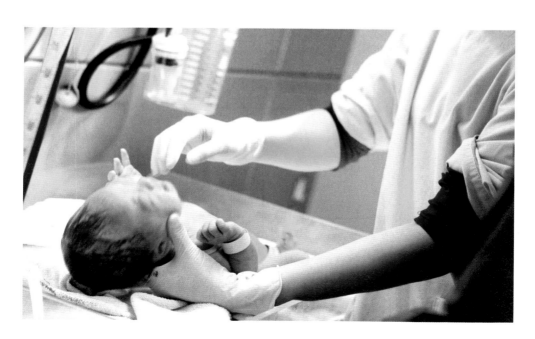

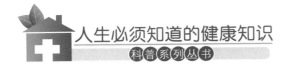

早产儿有哪些营养需求

一般认为，早产儿对热量的要求高于成熟儿，每日每千克体重需热卡110~150千卡。因早产儿安静代谢率，肺呼吸的做功比成熟儿大，但吸收能力低于成熟儿，所以热能的供给还是以稍低开始为宜，视情况逐步加多。

蛋白质：成熟儿从母乳中摄入的蛋白质占总热量的6%~7%，早产儿摄入的蛋白质占总热量的10.2%，高于正常儿。

氨基酸：正常儿必需氨基酸为9种，早产儿为11种，因早产儿缺乏有关的转化酶，不能将蛋氨酸转化成胱氨酸，苯丙氨酸转化成酪氨酸，因此胱氨酸、酪氨酸成为必需氨基酸，必须从食物中摄取。

矿物质：早产儿与成熟儿比较，需要的矿物质多，因为胎儿的最后阶段，是矿物质增加的阶段，如钙、磷、铁的需要都增加，不足月的，早产儿体内就会缺乏矿物质。

维生素：早产儿缺维生素E，易出现溶血性贫血，早产儿对脂肪的吸收率不如成熟儿，并可能缺乏脂溶性维生素及其他营养素。早产儿食配方食品好还是以母乳喂养好，待研究。总之，早产儿的营养应因人而异。因情况不同，个体差异，营养上应结合个体情况细致考虑。

目前，市场上有早产儿专用奶粉，是根据早产儿的需要配置的；当然，最好的还是母乳，更易于吸收、新生儿的生长发育、增强免疫力。

早产儿怎样才能坚持母乳喂养呢

首先，妈妈一定要有信心，相信自己的乳汁最适合喂养孩子，要想办法让孩子吃到母乳，或者想办法让孩子出院后吃到母乳。第二，尽可能地与早产儿接触，如果孩子住院的医院有母婴同室病房，妈妈一定要陪伴孩子住入母婴同室病房。第三，对不能吸吮或吸吮力弱的孩子，妈妈要按时挤奶（至少每3小时挤一次），然后将挤出来的奶喂婴儿。

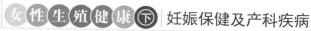

对于有吸吮能力的早产儿,可以直接地、尽早地让孩子吸吮母亲的乳头。喂奶时要注意正确的喂奶姿势,帮助孩子含吸住乳头及乳晕的大部分,这样可有效地刺激泌乳反射,使孩子能够较容易地吃到乳汁。

对于吸吮能力差的早产儿,应当把奶挤出来喂孩子。可用滴管或小匙喂给孩子。选用的滴管应到专门的医疗器械部门去购买。小匙应选用边缘钝的瓷匙或不锈钢匙为好。不管是选用滴管或瓷匙和不锈钢匙,都要将乳汁从早产儿的嘴边慢慢地喂入,切不可过于急躁而使乳汁吸入婴儿的气管中。

早产儿的吸吮力往往是不足的,每次的摄入量不会太多,所以要多给早产儿喂养,一天应给早产儿喂12次奶左右。

如果孩子住院暂时不能吃到母亲的乳汁,妈妈也要坚持挤奶,让孩子出院后能吃到母乳。这对早产儿来讲是十分重要的,因为早产儿的身体发育已经较足月的孩子落后了,需要有一个奋起直追的过程,母乳喂养是这个过程的有力保证。只要坚持给出院后的早产儿喂母乳,母乳喂养也一定会成功。

怎样判断我的早产儿
是否正常生长

从以下三个方面进行评估:

(1)能自己吸吮。

(2)在一般室温中体温稳定。

(3)体重增长速度稳定在10~30克/天。

当体重>2000克,已停止用药及吸氧一段时期(曾经吸氧治疗者),应眼底检查以排除晶体后纤维增生症,并常规进行血红蛋白检查,正常即可出院回家观察。

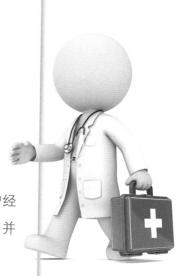

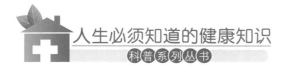

人生必须知道的健康知识
科普系列丛书

哺乳期妈咪需要补钙吗

哺乳期女性每天会分泌约700毫升的乳汁，这样平均每天将丢失钙近300毫克。若得不到及时补充，母体钙代谢就会出现负平衡，容易导致骨密度降低，长期这样会产生骨质疏松。所以哺乳期，妈咪每天补足钙质不仅靠食补，额外补充钙片也绝不能少。另外，还需同时补充维生素D_3，多进行一些户外运动，享受日光浴，促进身体对钙的吸收。同时，和孕期一样，注意补钙的方法、剂量和时间。

妊娠糖尿病孕期应用胰岛素者，产后还需要继续应用吗

产褥期胎盘排出后，体内抗胰岛素物质迅速减少，大部分GDM患者在分娩后不再需要使用胰岛素，仅少数患者仍需要继续胰岛素治疗，胰岛素剂量可减少到产前的1/2或1/3量，并根据产后空腹血糖值调整用量。多数在产后1~2周逐渐恢复至孕前水平。产后6~12周行OGTT检查，仍然异常者，可能为产前漏诊的糖尿病患者。

新生儿出生时应该留取脐血，完善血糖、胰岛素、胆红素、红细胞比容、血红蛋白、钙、磷、

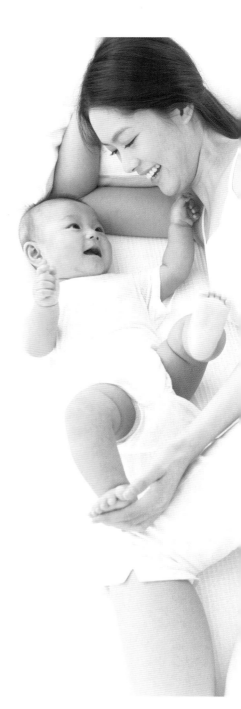

306

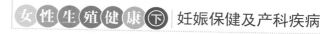

镁的测定，同时视为高危新生儿，给予监护，注意保暖、吸氧，防治新生儿低血糖。

产后42天内新妈咪有哪些变化，42天后需要完善哪些检查

分娩以后，除乳房外，产妇全身各器官和组织，尤其是生殖器官，都要恢复到妊娠前状态。这种变化相当缓慢，需要6~8个星期才能完成，这一段时间就叫做"产褥期"。产褥期虽然比妊娠期短得多，它的重要性并不不亚于妊娠期，产后康复的好坏关系终生。全身变化多端，再加上分娩时的体力消耗，使产妇的抵抗力大大降低，易于感受疾病。此外，子宫颈口尚未全闭，子宫内又留有胎盘剥离面创口，细菌很容易侵入而在恶露的培养下滋生繁殖，引起炎症。因此，产后需要进行复查，内容如下：

（1）询问生产史：医生会问新妈妈一些问题，如分娩时是否使用产钳或吸引器，分娩方式是剖宫产或自然分娩，或者是否患有某种疾病。

（2）检查：①首先是量体重。如果发现体重增加过快，就应适当调整饮食，减少主食和糖类，增加含蛋白质和维生素较丰富的食物。同时，体重增加过快的应该坚持锻炼，体重较产前偏低的则应加强营养；②其次是测血压。如果血压尚未恢复正常，应该及时查明原因，对症治疗；③对于有合并症的产妇，如患有肝病、心脏病、肾炎等，应该到内科检查（对于有妊娠高血压综合征的产妇，则需要了解血和尿是否异常，血压是否仍在继续升高；如有异常，应积极治疗，以防转为慢性高血压）；④对于产后无奶或奶少的产妇，应请医生进行饮食指导，或给她们以食物、药物治疗；⑤在妇产科检查方面需要检查盆腔器官，看子宫是否恢复正常、阴道分泌物的量和颜色是否正常、子宫颈有无糜烂、会阴和阴道的裂伤或缝合口是否愈合等。

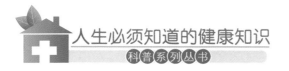
产后恢复不好，可能有哪些后遗症，怎么预防

（1）产后腰腿痛：妊娠期间，身体的重心就必然发生改变，腰背部的负重加大，所以孕妇的腰背部和腿部常常感到酸痛；分娩时多采用仰卧截石位，产妇在产床上时间较长，且要消耗掉许多的体力和热量，致使腰部和腿部酸痛加剧；在产褥期，不科学的休养方法、活动锻炼不得法（有的产妇过早地参与劳动，睡弹簧床），均可以引起产后腰腿部疼痛。

一般属于生理性的变化，分娩1周后疼痛就会减轻。坐月子期间注意劳逸结合，必要时请医生医治为好。

（2）产后抑郁症：妇女妊娠后精神上会有较大的压力；产后从兴奋状态转入疲倦，情绪从高亢转入比较低落，部分产妇会出现感情脆弱、焦虑，有时候有失眠、头痛等。严重的，可能日日以泪洗面，甚至有自杀倾向。一般产后2~3天会出现上述症状，10天左右症状将自动减轻或消失。倘若症状持续恶化，需要注意是否患有产后忧郁症。

如果真的患上此症，丈夫应该尽量陪伴，分担育婴责任，减轻产妇的劳累和心理负担；忍耐妻子的挑剔与野蛮。到孕妇学校听课使夫妻得到了足够的相关知识，减轻了产前的焦虑因素。产后由丰富经验的助产护士上门指导及时传授护理和育婴技巧，有利于帮助产妇度过产后的情感脆弱阶段。

产后可以洗头、洗澡、刷牙吗

可以。洗澡时不要采取盆浴，水温不要过热，也不要过冷，以适合体温的

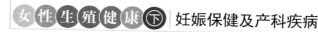

37~40℃即可;还应该按时刷牙。刷牙时选用细软一点的牙刷。刷牙对产妇来说除了清洁口腔外,还有两个方面的好处,一是可以按摩牙龈,二是可以刺激食欲。

清洗阴部时需不需要使用杀菌剂

不要过分使用杀菌剂,正常细菌是保健的屏障,使用杀菌剂会破坏人体原本的菌群平衡。如果下身没有伤口,可以用平常的清水,有伤口就要用沸水冷却到一定温度后使用。每天至少2次(分早晚)对阴部进行清洁,洗后用专用的小毛巾擦干。另外,大便后必须及时冲洗阴部及肛周,家里没有那种自动冲洗烘干的坐便器的话,平常家用浇花的小喷壶或者淋浴喷头也可以用。洗后用专用的小毛巾擦干即可。

使用厕纸时也要注意,大小便后厕纸必须从前往后擦,这样可以避免阴道口受到污染。

剖宫产的妈咪术后有哪些需要特别注意的呢

(1)少用止痛药物:剖宫术后麻醉药作用逐渐消退,在术后数小时,伤口开始出现疼痛。医生在手术当天或当天夜里会用一些止痛药物。在此之后最好不要再用止痛药物,因为它会影响影响肠蠕动功能的恢复。

(2)术后多翻身:术后会有不同程度的肠胀气,多做翻身动作,会使麻痹的肠肌蠕动功能恢复得更快,肠道内的气体就会尽早排出。

(3)宜取半卧位:利于恶露排出,促进子宫复旧。

(4)手术前后会放置导尿管,术后24~48小时拔掉。过长保留导尿管容易引起尿路感染,尿管拔出后争取尽早排尿。

(5)尽早下床活动,并逐渐增加活动量,可促进肠蠕动和子宫复旧,还可避免术后肠粘连及血栓性静脉炎形成。

剖宫产术后饮食、生活上应该注意哪些

术后第二天，妈咪可以吃清淡的流质食物，如蛋汤、米汤，切忌进牛奶、豆浆、大量蔗糖等胀气食品；排气后可进半流质食物，如稀粥、汤面、馄饨等；排便后恢复普通饮食。

剖宫产妈咪除了和自然分娩的产妇一样，要刷牙、洗脸、勤换衣，每天冲洗外阴1~2次以外，还要注意保持腹部切口的清洁。

在产褥期内，是绝对禁止房事的。产后42天后，产妇恶露已经干净，可以逐渐恢复性生活，但要采取适当的避孕措施，防止再次怀孕。常用的避孕方法可以是工具避孕。剖宫产后6个月可以考虑放置宫内节育环。对于避孕药物，如果妈咪尚在哺乳，要慎用，以免影响孩子，最好请教专业医生后再使用。

剖宫产术后可以做哪些运动帮助恢复

在术后10天左右，如果一切都正常，妈咪可以做如下运动：

（1）仰卧，两腿交替举起，先与身体垂直，然后慢慢放下来，分别各做5次。

（2）仰卧，两臂自然放在身体两侧。屈曲抬起右腿并使其大腿尽力靠近腹部而使腿跟尽力靠近臀部。左右腿交替，各做5次。

（3）仰卧，双膝屈曲，双臂交合抱在胸前，然后慢慢坐起呈半坐位，再恢复仰卧位。

（4）仰卧，双膝屈曲，双臂上举伸直，做仰卧起坐。

（5）俯位，两腿屈向胸部，大腿与床垂直，臀抬起，胸部与床紧贴。每次持续时间可从2~3分钟逐渐延长到10分钟，早、晚各做1次。

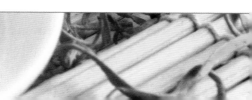

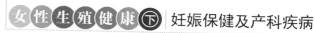

产妇一直睡觉正常吗，一天睡多少小时为够

产妇要保证充足睡眠。嗜睡是正常现象，每日大约需要8~10小时，因夜间哺乳影响睡眠的话也不必着急，可以选择在白天补睡。只要一天睡觉的总量达到就可以。另外，产妇的睡觉姿势也有讲究。因为生孩子后子宫韧带松弛，睡觉一直仰卧的话子宫容易后倾，中老年期易引起子宫脱垂。因此，最好一天之内早、晚两次各俯卧半小时，其余时间仰卧和侧卧交替。

产后多久之后可以活动

总的原则就是不要不运动，也不要激烈运动，量力而为，逐渐增加运动量。顺产的话产后24小时内注意休息，但不是绝对卧床，可以适量进行一些室内活动，2~3天可以在室内正常活动，但不包括家务劳动。剖宫产的产妇24小时内也要请他人帮助"被动运动"，术后6小时要翻身，早期活动有助血液循环，可以防止肠粘连和"股白症"（下肢深静脉栓塞）。

此外，产妇生产时比较疲劳，出血、出汗较多，饮食不足，产后第一次起床容易因为一过性脑贫血而头晕，所以最好先在床上坐一会儿，适应一下，或者请家人或者护士从旁协助，再慢慢起身。

外出活动的话像高热盛夏这种天气要慎重，最好不要急着出门；气温适宜、体力够，可在小区里活动没有问题，注意控制一下时间，20~30分钟起适量增加，注意不要过分久蹲、弯腰等。产妇在产后2个月内禁止游泳。

311

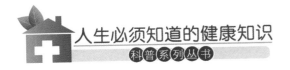
小心"月子"坐出静脉血栓

中国传统讲究"坐月子",关于"月子"如何坐也引发了很多争议。久坐久卧才要不得,会带来肥胖、腰背酸痛、痔疮、便秘等健康问题。"坐月子"要科学地"坐",适合产后新妈妈的简单运动也要学起来哟!

连续4个小时不动,就会增加患静脉血栓风险,而妊娠期妇女发生血栓的危险性比同龄女性要高5倍,女性在产后第二天就应该起来活动活动。

孕产期大量分泌的雌激素和孕激素,使血管张力下降,静脉血流动速度减慢,产后血液都处于高凝状态,若再卧床不动,血流不畅,更容易引发血栓。静脉是血液回流的通道,血栓形成后堵住了通道,血液不能回流只能囤积于下肢,导致下肢肿胀。若再按摩、挤压下肢,容易使血栓脱落,随血流流经心脏,最后"卡"在肺动脉里面,导致肺动脉的血流受阻,进而引发咳嗽、胸闷等症状,甚至窒息死亡,所以不可随意挤压、按摩下肢。

运动是预防静脉血栓最有效的方式,应多做小腿和足部的运动,如有意识地伸展下肢、做下蹲等动作,加快下肢血液流动,都能有效预防静脉血栓。

分娩后应视情况进行产后运动:①分娩较为顺利的自然分娩产妇,或是怀孕期间一直坚持系统运动的产妇,在自身感觉良好的前提下可以在产后较早时间进行运动锻炼。坚持坐月子的话,可以在床上积极翻身、抬胳膊、仰头、做保健操等都是合理的产后运动。产后2周可以简单做做家务,叠叠衣服,整理房间都有利于产后恢复。②如果产妇分娩方式是剖宫产则至少需要休息6周,进行了阴道修复手术或者分娩过程不够顺利,这些情况下能否进行运动,则需要接受医生的建议和指导。

产妇在怀孕期间如果有腰背疼痛或是骨盆疼痛的情况,应该在产后锻炼之前咨询医生或是健康顾问。另外,在怀孕期间或是产后存在尿失禁或者漏尿的情况,应该在改善这种情况之后开展运动锻炼。产后运动锻炼过程中,自身感到任何不适、疼痛都应该及时停止运动,积极与医生沟通。

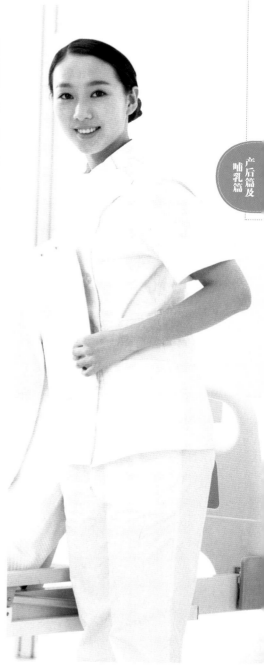

产妇有时大量出汗是不是表示身体"虚"了

产后7~10天胎盘剥落后，体内雌孕激素下降，孕期中机体过多储存的水、钠加速排出，产妇会有大量出汗的现象，这个属于正常现象，大部分人因此认为自己是身体"虚"而紧张。此时要注意皮肤保洁，多喝温开水，注意少量多次，不要等到口干了再喝。饭前1小时喝少量水不仅可以清洁肠道，也能够使胃液分泌增多，刺激食欲。

坐月子的时候可不可以化妆，产妇可以看电视和操作电脑吗

坐月子期间，脸部保养以清洁、护肤为主，不主张彩妆和染发，实在有需要的，只宜化淡妆。产妇可以看电视和操作电脑，但要注意控制时间。每隔1小时让眼睛休息一下，可以多听一些轻音乐，以静养为主。避免到一些公众场所去，一旦感染公共疾病容易传染到孩子。

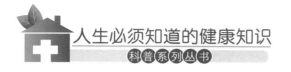

人生必须知道的健康知识
科普系列丛书

产后有哪些运动

　　产后妈咪们的身体还处于相对于虚弱的状态，如果这个时候为自己的健康考虑的话，可以适当多做一些适宜的产后运动，有利于预防或减轻因孕产造成的身体不适及功能失调，主要是协助恢复骨盆韧带排列，恢复腹部及骨盆肌肉群功能，并使骨盆腔内器官位置复原。

　　产后运动的注意事项是：排空膀胱；选择硬板床或榻榻米或地板上做；穿宽松或弹性好的衣裤；避免于饭前或饭后1小时内做；注意空气流通；运动后出汗，记得补充水分；所有运动请配合深呼吸，缓慢进行以增加耐力；每天早、晚各做15分钟，至少持续2个月；次数由少渐多，勿勉强或过累；若有恶露增多或疼痛增加需暂停，等恢复正常后再开始。

常见的产后运动有： ←

　　（1）头颈部运动：可以产后第二天开始做。平躺，头举起试着用下巴靠近胸部，保持身体其他各部位不动，再慢慢回原位。重复10次。

　　（2）腹式呼吸运动：可以从产后第一天开始做。平躺，闭口，用鼻深呼吸气使腹部凸起后，再慢慢吐气并松弛腹部肌肉，重复5~10次。

　　（3）会阴收缩运动：可以从产后第一天开始做。仰卧或侧卧吸气紧缩阴道周围及肛门口肌肉，闭气，持续1~3秒再慢慢放松吐气，重复5次。

　　（4）胸部运动：从产后第3天可开始做。平躺，手平放两侧，将两手向前直举，双臂向左右伸直平放，然后上举至两掌相遇，再将双臂向后伸直平放，再回前胸后复原，重复5~10次。

　　（5）腿部运动：可从产后第5天开始做。平躺，不用手帮助举右腿使腿与身体呈直角，然后慢慢将腿放下，左右交替同样动作，重复5~10次。

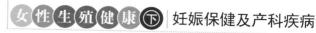

顺产后的运动健身操有哪些

（1）产后第1天

胸式及腹式深呼吸：相当于预备动作。每次10遍，每日2~3次。

脚部操：加速脚部血液循环，加强腹肌，有助子宫早日康复。

踝部操：双脚相互交错前后运动；脚趾伸屈运动；脚腕左右交替转动。每次各做10遍，每日2~3次。

抬头操：使头脑清醒。吸气慢慢抬头，抬头静止一会，呼气慢慢放下。不要使膝盖弯曲，每次10遍，每日3次。

骨盆倾斜操：使腰部变得苗条。做法：①仰卧，脊背贴紧床面，双手放在腰上。②右侧腰向上抬起，扭动左侧，停2秒钟再恢复原来状态，然后抬起左侧腰，左右交替进行，每次5遍，每日3次，注意不能屈膝。

（6）仰卧起坐运动：可从产后第14天起开始做。平躺，两手掌交叉托住脑后，用腰及腹部力量坐起，用手掌碰脚尖两下后再慢慢躺下，重复做5~10次，待体力增强可增至20次。

（7）臀部运动：可从产后第7天开始做。平躺，将左腿弯举至脚跟触及臀部，大腿靠近腹部，然后伸直放下，左右交替，同样动作5~10次。

（2）产后第2天

双臂操：解除肩部疲劳。①仰卧，手掌向上，双臂平展开，两肩成一线。②双掌向上抬，在胸前稍用力，两手掌合起，不能曲肘。每日3次，每次10遍。

下肢操：促进下肢血液循环，缓解下肢疲劳。仰卧，腿、胳膊自然伸直，然后两腿交替向上慢慢抬起，放下。每次5遍，每日3次，以不勉强为限。

（3）产后第3天

骨盆和肛门操：促进阴部和会阴的恢复。做法：仰卧，双腿曲起，双手放在

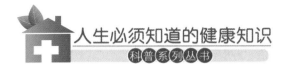

腹部。提肛然后放松,每次20遍,每日3次。

(4)产后第4~7天

腹肌操:收缩腹部肌肉。做法:仰卧,双腿曲起,双手放在背下,使后背拱起。轻轻用力收缩腹部肌肉,不要憋气,用力使身体恢复平直,每日数次。

俯卧操:在产后1周内采用这种姿势,为产褥期早日康复打好基础。早晚各做几十分钟,可以防止子宫后位,促使子宫回到正确的位置上。做法:俯卧,枕头放在腹部,脸侧向一边,保持自然呼吸。即使这样睡着也没关系。

(5)产后1周后

抬腰操:帮助减少腰部赘肉,恢复体力。①仰卧,双手放在脑后,双膝弯成直角。②用双手肘、双足支住身体,边抬腰,然后停住,随后边呼气边放下腰部,回到原来状态,每次5遍,每日3次。

下肢操:收缩腿部肌肉,加强腹肌力量。做法:①仰卧,双膝曲起,足底贴床。单腿抬起,大腿与床成直角,呼吸1次。②大腿曲向腹部。③腿与床成直角返回,同时绷直膝盖,呼吸,放下脚。左右腿交替进行,每次5遍,每日2次。

产后如何预防阴道松弛

做骨盆肌肉锻炼运动有助于锻炼阴道、肛门括约肌及盆底肌肉的收缩力。产后可每天做2~3次,每次以15分钟为宜。具体做法:深吸气,紧缩肛门10~15秒,然后深呼气,放松肛门,如此重复。

(1)靠床沿仰卧,臀部放在床沿,双腿挺直伸出悬空,不要着地。双手把住床沿,以防滑下。双腿合拢,慢慢向上举起,向上身靠拢,双膝伸直。当双腿举至身躯的上方时,双手扶住双腿,使之靠向腹部,双膝保持伸直。然后,慢慢地放下,双腿恢复原来姿势。

(2)仰卧于床上,将一个手指轻轻插入阴道,此时尽量将身体放松,然后再主动收缩肌肉夹紧手指，在收缩肌肉时吸气，你能够感到肌肉对手指的包裹力量。当放松肌肉时，呼气，并反复重复几次。每次肌肉持续收缩3秒钟，然后放松3秒钟。现在可以拿出手指，并且继续练习放松收缩肌肉。集中精力感受肌肉的收缩与放松。逐渐从紧缩肌肉5秒钟到收缩10秒钟，建议至少持续6周，最后收缩与放松自如，再进行从收缩到放松的快速转变练习，达到1秒钟内可以收缩、放松各1次。

（3）练习阴道肌肉向外下。刚开始练习时，可以仰卧在床上，身体放松，专注于提肛收缩的动作。特别要注意的是双腿、双臀、腹肌不能用力；体会骨盆底肌的收缩动作后，将收缩的动作专注在阴道、尿道上，持续重复着一缩一放的频率。每天做骨盆底肌运动1~2回，每回10分钟。当练习持续6~8周时，不但阴道肌肉会呈现较为紧绷的状态，对于阴道的敏感度也会有所增进。等到熟练之后，做此运动可以随时随地进行，坐、站或是躺着都可以。

已经出现阴道松弛的女性该如何进行盆腔肌肉锻炼呢

（1）我国传统的养生功法——收肛提气，能很好地锻炼盆腔肌肉。方法是：每天早晚在空气清新的地方，深吸气后闭气。同时如忍大、小便状收缩肛门，如此反复100次以上。当习惯了以后，平时生活中都可以进行，不在于次数的多少，有时间就可以进行上述锻炼。经过一定时间的训练，盆腔肌肉的张力就会大大改善，阴道周围肌肉也就变得丰实、有力，阴道松弛就可以不药而愈了。

（2）中断排尿法也可以提高阴道周围肌肉张力的：小便时进行排尿中断锻炼，排尿一半时忍着不排让尿液中断，稍停后再继续排尿。如此反复。经过一段时间的锻炼后，阴道周围肌肉张力提高，阴道就变窄了。

（3）走路训练法：行走时是需要绷紧大脚内侧及会阴部肌肉的，使得她们的肌肉经常得到锻炼，她们往往容易在性生活中得到满意的体验。

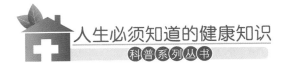

产后需要避孕吗

这是一个不可忽视的话题。很多新妈妈都会出现产后不久又怀孕，这种状况常有发生，说到底就是没有做好避孕措施。然而很多妈妈就会疑惑了，产后都还没有来月经呢？怎么就又会怀孕呢？很多产妇都会以为在来过月经之后才会开始排卵，那么在产后多久要避孕？

因为大部分的产妇都是首先恢复排卵功能之后才来第一次月经，而这也就是为什么很多新妈妈会在产后没有采取避孕措施导致怀孕的原因了。所以，产后避孕千万别等月经来了再避孕。研究指出，50%以上的女性在产后60天内可恢复排卵；排卵恢复时间最早为产后14天，而产后月经恢复时间平均为101天。因而，产后一旦恢复性生活应立即避孕。

产后怎么避孕呢

（1）放置宫内节育器，适宜产时、顺产后3个月、剖宫产后6个月，是一种长效、简单、一次放置于宫腔可避孕数年的方法，避孕效率高达98%以上，但部分女性会出现经量增多、痛经、腰酸腹坠、生殖道感染等情况。

产后即刻放置IUD：即胎盘娩出后10分钟内放置IUD。我国制定的计划生育手术技术操作规范中，已将产后即时放置IUD列入常规，但产后放置IUD脱落率相对较高。能够及时落实避孕措施，避免产妇往返不便，减少其再次手术的痛苦，减少女性哺乳期人流的危险。

（2）绝育术，适宜没有再生育要求的家庭，是一种效率高，但对女性生育功能不可恢复的措施。

（3）激素避孕，适宜哺乳结束后月经恢复正常的、身体健康的新妈妈们，成功率可高达99.9%，停药后女性生育能力可较快恢复，但部分女性会出现恶心、呕吐、食欲不振等反应，加大静脉血栓的风险。

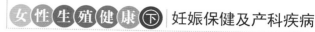

产后很快怀孕有哪些危害

　　新妈妈如果刚生完孩子就意外怀孕的话，那对于妈妈和宝宝来说都是一件很不利的事。首先，因为新妈妈的子宫还没有完全恢复过来，这个时候如果去做人流手术或药流的话，都会对孕妇的子宫内膜造成又一次损伤，而且人流手术也会增加新妈妈患上输卵管炎、盆腔炎、子宫内膜异位症等疾病的风险。

　　其次，新妈妈再次妊娠的话，压力也会很大，因为一边要照顾刚出生不久的孩子，一边又要开始孕育一个新生命，很容易会造成新妈妈过度疲劳和精神紧张。

　　对于剖宫产的新妈妈，意外怀孕更危险，人流或继续妊娠都会对子宫造成一定的压力。如果此次怀孕的胚胎刚好在上次剖宫产的伤口上着床的话，那么很有可能会引起子宫破裂、穿孔、出血等危险，甚至会危及妈妈的生命。

　　新妈妈一旦怀孕的话就会影响到乳汁的分泌，导致新生宝宝母乳不足或是没有母乳喂养。而且新妈妈这个时候要妊娠也没有更多的精力来照顾新生宝宝，也是不利于宝宝身心发育的。

产后篇及
哺乳篇

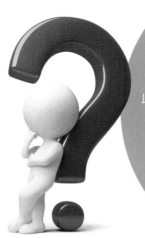

产后为什么容易患有急性乳腺炎

　　（1）妈妈在喂奶时用指头挤压乳房：如此反而会阻碍乳汁的流出。

　　（2）宝宝将乳头含破：常是因为吸吮姿势不对，宝宝在吸不到乳汁的情况下便会越吸越大力，会将妈妈的乳头咬破，进而造成细菌感染，使细菌进入乳房组织。

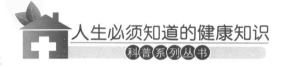

哺乳期患上急性乳腺炎能喂奶吗

急性乳腺炎是乳腺炎常见的一种,大多是在产后引起,是产后妇女的常见病,如果女性在哺乳期出现急性乳腺炎还可以喂奶吗?

产后乳腺炎是产褥期常见的一种疾病,多为急性乳腺炎,常发生于产后3~4周的哺乳期妇女,所以又称之为哺乳期乳腺炎,经乳头的裂口或血性感染所致。在初产妇中最为常见(因为对于初产妇来说,乳头易被吸破,病菌就易由此侵入乳房)。病后全身发热,乳房红、肿、疼痛,常引起化脓。

对于患上产后乳腺炎的新妈妈,可以采取冷敷、按摩等方法进行自我护理,去医院进行治疗一般1周左右就能痊愈。由于乳腺炎只感染乳房组织,与乳汁无关,因此不会传染给宝宝,可以继续喂奶。

若是只有局部红肿,妈妈可在喂奶前先冷敷红肿部位,并且将硬块揉散,哺喂后再冰敷。若是乳头感染、破皮,就该用奶水加以擦拭,或使用医师开的乳头药膏。为防止宝宝吃到药膏,选择哺喂后再上药,或是哺喂前先以清水清洁乳头。

宝宝吃饱了有哪些信号

(1)每天要吃8~12次母乳,每次吃完母乳后,妈妈至少有一侧乳房已排空。

(2)在吃母乳时,宝宝会发出有节律的吸吮声,并伴有听得见的吞咽声音。

(3)在宝宝出生后的头2天,至少排尿1~2次。从出生后第三天开始,每24小时排尿达到6~8次。

(4)每24小时至少排便3~4次,每次大便多于1大汤匙。出生第三天后,每天可排软黄便达4(量多)~10(量少)次。

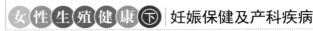

宝宝没吃饱有哪些信号

宝宝出生后,就开始张着小嘴嗷嗷待哺了。可是,母乳喂养的新妈妈因为看不见宝宝究竟吃了多少奶,总怀疑自己的奶水不足,宝宝没吃饱。因此,怎样通过观察判断宝宝是否吃饱了,是需要新妈妈尽快掌握的。

(1)出生3天后,每24小时排尿少于6次。

(2)出生3天后,仍然排黑色、绿色或棕色大便。

(3)出生后4天~4周,每天排便次数少于3次。

(4)母乳喂养次数在24小时内少于8次。或者虽然喂养次数不少,但宝宝总是哭闹和不安。

(5)宝宝表现得异常"乖",极少哭闹,连续睡眠超过4~6小时。

(6)虽然妈妈的乳房能分泌母乳,但宝宝在吸吮时听不到吞咽的声音。

(7)宝宝出生5天后,乳房仍不能很轻松地挤出乳汁。

(8)大多数时候,宝宝在吃奶时,妈妈都会感觉到乳头疼痛,而且乳头充血明显(喂养前乳头较硬,喂养后也不变软)。

(9)出生5天后,宝宝每天体重增长少于15克;出生后10天,宝宝的体重还不能恢复到出生时的水平。

喂养过程中应该注意哪些

(1)不要一哭就喂:宝宝一出生,就有了各种各样的需求,但表达各种需求的唯一方式就是哭。有些新妈妈认为宝宝一哭就是饿了,赶紧喂奶。其实,很多时候,宝宝是因为尿布湿了、需要爱抚、困了或不舒服而哭的。要先搞清楚宝宝究竟为什么哭,不能一哭就喂,否则很容易造成喂养过度。

(2)给乳房足够的刺激:宝宝出生24小时后,最好每隔2~3小时进行母乳喂养1次。否则,妈妈的乳房得不到足够的刺激,会影响乳汁的分泌。

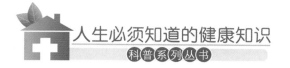

婴儿怎样补钙

婴幼儿补钙是一个常常谈到的话题。婴儿补钙的方法众多，怎么为婴儿补钙最合理？为什么说秋冬季节宝宝对钙的需求会更迫切？

一方面，随着气温下降，机体对钙的吸收和利用率都在提高，此时补钙可谓事半功倍。另一方面，秋冬日照时间较夏季明显缩短，孩子户外活动的时间大幅减少。晒太阳少了，易引起维生素D缺乏，影响骨骼生长。专家建议，在没风的天气，早晨9点后，不妨多带孩子到户外晒晒太阳，每天0.5~1小时即可。由于阳光中的紫外线大多不能穿透玻璃，所以隔着窗晒太阳影响效果。晒的时候，要尽量多露出皮肤，增加维生素D的合成。

人体不能自行合成钙，必须依靠外界供给，所以适当服用钙剂也是不错的选择。若宝宝被确诊缺钙，2岁以上的儿童则可选择含钙量较丰富的钙，如碳酸钙等。2岁以下儿童的胃酸浓度低，最好选择含淡奶味的钙剂。吃钙片的同时，应适当补充维生素D_3，促进吸收。专家建议，幼儿补钙最好能在医生指导下进行。

一般来讲，5个月内的婴儿，每日钙摄入量应该在300毫克；6个月~1岁者，每日钙摄入量为600毫克；4~10岁儿童的钙摄入量为800毫克。秋季，应该从增加户外活动、服用钙剂和增加饮食中钙摄入量三方面，保证幼儿钙摄入达标。

婴儿有哪些注意事项

（1）科学喝奶满足对钙需求：对于婴儿期的宝宝来说，奶类是他们的主要食物。0~5个月的婴儿每天对钙的摄取量为300毫克，只要每天母乳喂养或喂配方奶600~800毫升，就可满足身体对钙的需要。

（2）从5个月开始补充钙剂：4~6个月的宝宝开始添加辅食，随着辅食量的增加奶量逐渐减少，而5~11个月的婴儿对钙的摄取量每天增至400毫克，因此，从这时起应开始补充钙剂。

（3）1岁开始宝宝饮食过渡到以谷类为主：1~3岁时，宝宝对钙的摄取量每天增至600毫克。可他们的饮食是从以奶类为主，逐渐过渡到以谷类为主的。调查显示，我国1~3岁婴幼儿饮食中的钙仍达不到需要量。因此，每天还应为宝贝补钙150~300毫克，奶及奶制品也仍是饮食中不可缺少的成分。每天最好饮奶400毫升左右，同时注意安排奶制品、骨头汤、小虾皮、鱼类等富钙食物。

（4）按月龄补充维生素D：早产儿及双胞胎应在出生后1~2周开始补充维生素D，正常足月儿应在出生后2~4周开始补充。6个月以下婴儿每天补充400国际单位，6个月以上婴儿每天补充400~600国际单位。补充维生素D和钙剂应持续到2岁~2岁半。幼儿在2岁半后户外活动增加，饮食种类逐渐多样化，这时就不需要补充维生素D和钙剂了。

（5）多晒太阳是婴幼儿补钙的重要途径：引起宝宝缺钙的主要原因是维生素D摄取不足，而维生素D在食物中含量很少，加之婴幼儿食谱单调，所以只能从食物中摄取到很少的维生素D。晒太阳可促使皮肤中的一种物质转化为维生素D，这种补充途径最安全，不会发生维生素D中毒。

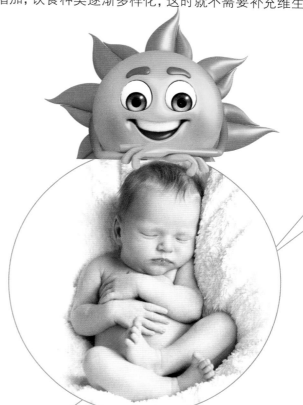

（本章编者：张咏梅 刘卫红）

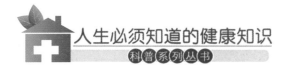

参考文献

[1] 谢幸, 苟文丽. 妇产科学 [M] 第八版. 北京: 人民卫生出版社, 2013.

[2] 张咏梅, 闫志凤. 备孕·妊娠·分娩全程指导. 北京: 中国妇女出版社, 2014.

[3] 同军, 张咏梅. 80后准爸准妈的第一本孕育书. 北京: 中国妇女出版社, 2015.

[4] 王红, 张咏梅. 280天全程好孕. 北京: 中国妇女出版社, 2015.

[5] 张咏梅, 姜淑芳. 月经病合理用药一册通晓. 北京: 人民军医出版社, 2011.

[6] 刘兴会, 漆洪波. 难产. 北京: 人民卫生出版社, 2015.

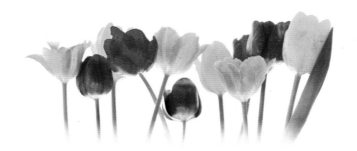